Christoph Kolbe, Helmut Dorra
Selbstsein und Mitsein

Therapie & Beratung

Christoph Kolbe, Helmut Dorra

Selbstsein und Mitsein

Existenzanalytische Grundlagen für Psychotherapie und Beratung

Mit einem Geleitwort von Jürgen Kriz

Psychosozial-Verlag

Bibliografische Information der Deutschen Nationalbibliothek
Die Deutsche Nationalbibliothek verzeichnet diese Publikation
in der Deutschen Nationalbibliografie; detaillierte bibliografische Daten
sind im Internet über http://dnb.d-nb.de abrufbar.

Originalausgabe

E-Mail: info@psychosozial-verlag.de
www.psychosozial-verlag.de

Umschlagabbildung: Paul Klee, *Zwei Köpfe*, 1932
Umschlaggestaltung und Innenlayout nach Entwürfen von Hanspeter Ludwig, Wetzlar
ISBN 978-3-8379-3021-4 (Print)
ISBN 978-3-8379-7713-4 (E-Book-PDF)

Inhalt

Zum Geleit

Wir leben in einer Zeit, in der die Psychotherapie – als Leitdisziplin psychosozialer Beratung und Begleitung – immer stärker den Strukturen eines medikalisierten Gesundheitssystems unterworfen wird. Was dem Menschen gut zu tun hat, wird da nicht selten mit der Elle neoliberaler Effektivität vermessen und verordnet. Hilfsangebote für Menschen in Not werden – wie auf einem Jahrmarkt – mit konkurrierendem Geschrei um beste Evidenz, geringste Kosten, schnellste Symptombeseitigung und dergleichen angepriesen.

In diesem Getümmel um die vermessene psychosoziale Gesundheit des Menschen kommt dieses Buch, wie auch die Existenzanalyse selbst, die darin vorgestellt wird, vergleichsweise leise und bedächtig daher. Auf den ersten Blick mag das so gar nicht zum Trend der Zeit passen. Und doch wissen nicht nur Professionelle im psychosozialen Bereich um die Sehnsucht sehr vieler Menschen, in dem, was sie persönlich bewegt und worunter sie leiden, gesehen, beachtet und verstanden zu werden. Sie wollen sich nicht in wenigen abstrakten Diagnoseklassen abgebildet finden, damit an ihnen die evidenzbasierten manualisierten Behandlungsprogramme durchgeführt werden können. Auch wenn es Kontexte und Bedingungen gibt, unter denen diese Art der Behandlungen angezeigt erscheint, finden sich viele Menschen jenseits der medizinisch-therapeutischen Standardprozeduren mit Beschwerden, Problemen und Fragen konfrontiert, die eines anderen Zugangs zum Verständnis von Krankheit und Gesundheit bedürfen.

Diesem Bedürfnis, nicht (nur) über objektiv beschreibbare Befunde, sondern auch als Subjekt mit seinen Befindlichkeiten wahrgenommen zu werden, kommt die Existenzanalyse, als Verfahren der Humanistischen Psychotherapie in Deutschland, entgegen. Komplementär zu den durchaus schätzenswerten Angeboten, die sich im Rahmen des medikalisierten Gesundheitssystems entwickelt haben, wird hier der Mensch vor allem dazu eingeladen, sich auf eine gemeinsam-dialogische Suche nach den Möglichkeiten eines sinnvollen, erfüllten und stimmigen Lebens zu begeben. Die Grundlagen hierfür werden in diesem Buch dargestellt und im Hinblick auf viele Themen und spezifische Anliegen entwickelt.

Wer zu sehr dem Sog täglicher Nachrichten und politischer Analysen verfallen ist, könnte den Buchtitel *Selbstsein und Mitsein* im Sinne der aktuellen gesellschaftlichen Alltagspathologien missverstehen: Finden wir doch an vielen Schaltstellen der Macht narzisstisch aufgeblähte Akteure, denen es nur um ihr eigenes Selbst geht. Gestützt werden diese Machtstrukturen durch unzählige Mitläufer, deren Mitsein darauf ausgerichtet ist, »etwas vom Kuchen abzubekommen«. Zu Recht dürfen wir aber bezweifeln, dass diese Menschen ein sinnvolles, erfülltes und stimmiges Leben führen; zu deutlich wird die Fragilität der Surrogate für ein wirklich glückliches Leben. »Selbstsein und Mitsein« meint daher im existenzanalytischen Sinne genau das Gegenteil solcher Missdeutungen. Vielmehr geht es um eine tragfähige, innerlich und äußerlich stimmige Verbindung von Autonomie und begegnungsfähiger Zugewandtheit, die gleichzeitig auch die Verbindung von Freiheit und Verantwortung umfasst, die schon das Werk von Viktor Frankl durchzieht.

Christoph Kolbe und Helmut Dorra, die seit Jahrzehnten zentrale Persönlichkeiten in der deutschsprachigen Existenzanalyse sind, laden in diesem Buch dazu ein, sich mit den Grundlagen dieses Ansatzes und seiner Implikationen auseinanderzusetzen. Die Texte sind somit Einführung und nachlesens- bzw. nachdenkenswerte Essays zugleich. Geht es doch immer bei grundlegenden Werken um ein Ringen, wie langjährige praktische Erfahrungen und tiefe theoretische bzw. philosophische Einsichten so zur Sprache gebracht werden können, dass Essenzielles nicht verloren geht, aber auch der Anschluss zu Menschen hergestellt wird, die (noch) nicht über diese Erfahrungen und Einsichten verfügen (aber eine Brücke zu ihren eigenen Erfahrungen und Einsichten finden möchten).

Dabei profitiert der erste Teil des Buches besonders von Christoph Kolbes Fähigkeit, geradezu unermüdlich die komplexen Bezüge existenzanalytischer Konzepte in ihren Verästelungen zu übersichtlichen Kategoriensystemen zu ordnen. Prägnant zusammengefasst wird so das Strukturmodell mit seinen vier existenziellen Grunddimensionen, als Daseinsthemen des Menschen zusammen mit den spezifisch personalen Fähigkeiten bzw. Aktivitäten; ebenso das Prozessmodell als phänomenologische Methode einer personalen Gesprächsführung. Auch die vier Konfliktthemen und die damit verbundenen Ängste und die sechs Aspekte, mit denen sich die Ich-Funktionen existenzanalytisch beschreiben lassen, bis hin zu den vier Phasen im phänomenologischen Prozessverlauf zum Erfassen des Wesentlichen werden hier übersichtlich beschrieben.

Diese stark systematische Darstellung wird bereichert durch die tief in der Philosophie und Theologie verwurzelte Herleitung und Begründung wesentlicher anthropologischer Theoreme durch Helmut Dorra im zweiten Teil des Buches. Hier bedarf es einer noch stärker entschleunigten Begegnung mit den Erwägungen des Autors und der Bereitschaft, sich auf ein Nachdenken und Nachspüren des Gesagten und Gemeinten im Gesamtkontext einzulassen. Fragen, wie in der existenziellen Begegnung das Selbstwerden am Anderen zu verstehen ist, werden auf viele Lebensthemen und Situationen hin – und gegen Ende auch auf die hilfreiche Begleitung in der letzte Lebensphase von Menschen – spezifiziert.

Insgesamt handelt es sich um ein lehrreiches und tiefgründiges Buch, das den verengten Blick auf Psychotherapie dahingehend erweitert, dass es nicht nur um medizinalisierte Pflichtleistungen für krankheitswertige Störungen gehen kann. Das aber darüber hinaus den Lesenden, die sich auf eine Begegnung einlassen, wertvolle Momente des Nachsinnens vermitteln kann. Mögen viele Menschen das Buch für diese gute Möglichkeit nutzen!

Jürgen Kriz
Osnabrück, im Juli 2020

Ein Einstieg

Als Existenzanalytiker ist uns daran gelegen, Einsichten und Erfahrungen zu vermitteln, wie menschliches Leben im Alltag der Welt und im Miteinander gelingen kann. Von dieser Zielbestimmung her ist die existenzanalytische Praxis methodisch-hermeneutisch durch eine dialogische Gesprächsführung geleitet, die den Menschen in seiner existenziellen Daseinsweise zu verstehen sucht und zu seinem je eigenen Selbstverständnis beitragen will. So sollen die in diesem Buch vereinten Beiträge die anthropologischen Grundlagen der Existenzanalyse erhellen und Hinweise darstellen, wie der Mensch zur freien Entfaltung seiner personalen Potenziale, zu eigenverantwortetem Handeln und einer selbstbestimmten Lebensgestaltung gelangt.

Im Zentrum der spezifischen Themenfelder steht die Person mit ihrem Existenzvollzug. Person wird hier als das Subjekt der Freiheit und der Eigentlichkeit des Menschen verstanden, die sich im Vollzug der Existenz zu sich selbst und ihrem Sein in der Welt verhält und immer wieder neu verhalten muss. In ihrem Selbstverhältnis ist sie auf Beziehung und die Begegnung mit anderen ausgerichtet. Hierbei ist sie immer eingebunden in den geschichtlichen Kontext politischer, sozialer, ökonomischer und kultureller Erscheinungen ihrer jeweiligen Gegenwart sowie ihrer faktischen Wirklichkeit.

Sich gegeben sein und gegenüber sein ist gleichursprünglich die der Person zugehörende Seinsweise, in der wir Menschen unser *Selbstsein* im *Mitsein* verwirklichen und bewähren.

Keiner lebt für sich allein. Allen unseren eigenen Anfängen und Vorhaben voraus befinden und erfahren wir uns in Beziehungen: im Umfeld der Familie, unter Freunden[1] und Vertrauten, und wo immer wir im alltäglichen Leben miteinander zu tun haben und zusammenwirken. So bleiben wir in allen praktischen Belangen und unserer persönlichen Entwicklung auf ein

1 Im gesamten Buch wird für eine bessere Lesbarkeit das generische Maskulinum verwendet.

Gegenüber angewiesen, das unser Selbstsein im Miteinander der Menschen fundiert.

Wir werden in diese Welt hineingeboren, und andere sind bereits da, unsere Ankunft zu umgeben: Mütter und Väter, die Eltern zunächst und zumeist, die uns in Empfang nehmen, die uns erwarten und im Leben willkommen heißen. Menschen haben uns gemeint und angenommen, sodass wir mit uns selbst vertraut geworden »Ich« sagen können. Diese frühen Beziehungserfahrungen begleiten jede weitere Entwicklung eines Menschen, und sie bereiten den Boden für ein gelingendes Leben.

Wir brauchen Freunde und Vertraute, denen wir uns zugehörig fühlen, bei denen wir Zustimmung finden, die empathisch und verstehend an unserem Erleben Anteil nehmen, und wir brauchen andere im Gegenüber, die uns mit einem »Du« anreden, die uns zu einer verbindlichen und eigenverantworteten Stellungnahme herausfordern im begegnenden Dialog. Hier ist der gute Grund gelegt, dass wir uns selbst verbunden bleiben und uns wiederum unserer Welt und Mitwelt zuwenden.

Die Autoren verbindet eine jahrzehntelange berufliche Zusammenarbeit, die ihre spezifische Charakteristik in einem systematischen Verstehen mit philosophischer Grundlegung begründet. Die Zusammenschau von *Grundgedanken und Prozessebenen in einer mehrdimensionalen Perspektive* (Christoph Kolbe in Teil 1) sowie die *Herleitung und Begründung wesentlicher anthropologischer Theoreme* (Helmut Dorra in Teil 2) sind Spezifika unserer Zugangsweise.

Wie auch mit unserer praktischen Arbeit und professionellen Begleitung in Psychotherapie, Beratung und Coaching wollen wir mit diesem Buch zur dialogischen Verständigung und zum Verstehen der Person anleiten. Deshalb fragen wir einerseits: Wie kann Dialog gelingen? Wie ist ein Dialog in unterschiedlichen Lebensbereichen zu führen? Und wie leitet der Dialog zu einem Verstehen dessen an, was dem Einzelnen in der Art seines In-der-Welt-Seins bedeutungsvoll ist? Andererseits reflektieren wir ein grundlegendes Verständnis von Personsein und Existenz. Denn: Jedwede Intervention, die in der professionellen Begegnung und Begleitung zur Anwendung kommt, ist geleitet von einem bewussten oder unbewussten Hintergrund zu Annahmen über das Personsein des Menschen. Deshalb ist es wesentlich, sich auch über das eigene diesbezügliche Verstehen Rechenschaft abzugeben.

Christoph Kolbe & Helmut Dorra
Hannover und Quickborn, im Juli 2020

Grundgedanken und Prozessebenen in mehrdimensionaler Perspektive

Christoph Kolbe

Mit Zustimmung leben

Einführung in Existenzanalyse und Logotherapie

Grundgedanke

Die *Existenzanalyse* (und die Logotherapie) ist eine phänomenologisch-personale Psychotherapiemethode, deren Ziel es ist, der Person angesichts krankheitswertiger Störungen »zu einem (geistig und emotional) freien Erleben, zu authentischen Stellungnahmen und zu eigenverantwortlichem Umgang mit ihrem Leben und mit ihrer Welt zu verhelfen« (Längle & Kolbe 2014, 149). Nach existenzanalytischer Auffassung geht es dem Menschen darum, ein sinnvolles, in Freiheit und Verantwortung gestaltetes Leben zu führen. Dieser Existenzvollzug gelingt dem Menschen dann, wenn er Werte verwirklicht, die er persönlich als bedeutsam empfindet. Auf diesem Weg gelangt er zur Erfahrung der Lebenserfüllung und Ganzheit: »Ganz ist der Mensch eigentlich nur dort, wo er ganz aufgeht in einer Sache, ganz hingegeben ist an eine andere Person« (Frankl 1982 [1946], 160). Somit erhellt die Existenzanalyse im Prozess der psychotherapeutischen Arbeit Lebensumstände auf lebenswerte Möglichkeiten hin und hilft, dass der Mensch mit innerer Zustimmung zum eigenen Handeln (Längle 2008) leben kann.

Geschichte und Menschenbild

Begründer der Existenzanalyse und Logotherapie ist der Wiener Psychiater Viktor E. Frankl, der diesen Ansatz in den 1920er und 30er Jahren entwickelte, der dann als »dritte Wiener Schule« (im Anschluss an Freud und Adler) bezeichnet wurde. Frankl sah seine psychotherapeutische Anthropologie, die er in der Existenzanalyse beschrieb, als Ergänzung zur herkömmlichen Psychotherapie, um deren Psychologismus zu korrigieren. Nicht nur physische und psychische Motive (also Grundbedürfnisse und Wohlbefinden sowie Spannungsfreiheit) leiten den Menschen in seinem Erleben und Handeln, sondern maßgeblich auch geistige Motive, die als existenzielle Strebungen der Person nach Sinn, Werten, Glaube, Liebe, Freiheit, Verantwortung etc. ihren Ausdruck finden: Wozu lebe ich? Will ich dafür gelebt haben? Mit welcher Perspektive kann ich angesichts schicksalhaft unabänderlicher Bedingungen mein Leben leben? Was ist richtig zu tun?

Diese geistige Dimension des Menschen bezeichnete Frankl als die spezifisch humane Dimension. So befasste er sich vorwiegend mit dem Leiden des Menschen am Sinnverlust. Besonderes Augenmerk legte er darauf, dass geistige Motive nicht zwangsläufig aus psychischen Motiven abzuleiten sind. Liebe ist beispielsweise eben mehr als die Beruhigung einer ängstlichen Stimmung oder die Befriedigung von triebhaften Grundbedürfnissen. Die methodische Anwendung dieser anthropologischen Kerngedanken beschrieb Frankl in der *Logotherapie*, die die therapeutische Begleitung und Hilfestellung im Prozess der Sinnfindung systematisiert. Sinn wird vom Menschen über die Verwirklichung personaler Werte erlebt und gefunden. Diese lassen sich als schöpferische Werte, Erlebnis- und Einstellungswerte kategorisieren.

Weiterentwicklung

Die Weiterentwicklung dieses Ansatzes in theoretischer, methodischer und klinisch-störungsspezifischer Hinsicht durch die Internationale Gesellschaft für Logotherapie und Existenzanalyse (GLE), maßgeblich durch Alfried Längle, führte dazu, dass die Existenzanalyse heute international als eigenständiges Verfahren in der Psychotherapie gilt (Längle 2013; Stumm & Wirth 1994) – in Deutschland als Methode der Humanistischen Psychotherapie. Ihre Vorgangsweise ist phänomenologisch, sie arbeitet prozessorientiert mit besonderem Fokus auf der Emotionalität und einem erlebnisbezogenen Vorgehen (Kolbe 2000). Die Weiterentwicklung führte zu einem Struktur- und einem Prozessmodell der neueren Existenzanalyse. Diese zwei Modelle bilden die Grundlagen der heutigen psychotherapeutischen Arbeit der Existenzanalyse im Verständnis der GLE. Auf ihnen fußen diverse spezifische Methoden.

Existenzielle Motivationslehre: Das Strukturmodell

Während von Frankl die Anwendung der Sinnthematik in der Logotherapie beschrieben wurde, sind in der Weiterentwicklung des Ansatzes diese Gedanken in eine umfassendere existenzielle Motivationslehre aufgenommen worden, die von *vier Grunddimensionen* der Existenz ausgeht, die sich motivational im Menschen spiegeln und deshalb in der Existenzanalyse als Grundmotivationen bezeichnet werden (Längle 2008). Diesen Grunddimensionen kann der Mensch nicht entkommen. Er ist ausgerichtet

1. darauf, *in der Welt sein und überleben zu können*. Hierbei ist er auf Schutz, Raum und Halt angewiesen, sodass sich Können, Vertrauen und Grundvertrauen entwickeln können. So lernt er, das annehmen und/oder aushalten zu können, was ist. Andernfalls sind Ängste die Folge.
2. auf *Verbundenheit*. Hierzu benötigt er Beziehung, Zeit und Nähe, um sich Wertvollem zuwenden zu können und Zugang zum Grundwert des Lebens zu haben. Dies spiegelt sich in dem Gefühl, dass es gut ist, da zu sein. Andernfalls sind depressive Verstimmungen und Störungen die Folge.
3. auf *Entfaltung seines Selbstseins*. Beachtung, Gerechtigkeit und Wertschätzung helfen ihm, sein Ich und seinen Selbstwert auszubilden, sodass es ihm möglich wird, authentisch zu leben, eine Identität zu entwickeln und ein eigenes Gespür für das ethisch Richtige zu finden. Defizite führen zum histrionischen Symptomkomplex.
4. auf *einen Kontext*. Als wertvoll empfundene Tätigkeiten, Möglichkeiten und Zusammenhänge lassen ihn erfahren, dass er mit seinem Dasein für etwas anderes gut ist. Hier helfen ontologisches und/oder existenzielles Sinnerleben. Suizidalität verweist auf entsprechende Defizite.

Diese Grunddimensionen verorten die Existenzanalyse als Ansatz der Humanistischen Psychotherapie.

Psychopathogenese

Die Auseinandersetzung des Menschen mit den beschriebenen existenziellen Gegebenheiten geschieht *dialogisch* – sowohl zwischen dem Eigenen und dem Anderen als auch zwischen dem Innen und Außen. Ist diese Fähigkeit zum Dialog, die der Mensch grundsätzlich besitzt, gestört, ist auch der personale Vollzug von Freiheit, Sinn und Authentizität beeinträchtigt. Psychodynamische Reaktionen und Schutzmechanismen sind in der Regel die Folge (bspw. das Ausweichen vor einer als bedrohlich erlebten Situation). Entweder gilt es dann, personale Ressourcen zu mobilisieren, um dem Menschen ein authentisches Umgehen mit seiner Lebenssituation zu ermöglichen (bspw. das Annehmen eines unabänderlichen Schicksalsschlags). Oder es wird an einer Restrukturierung der existenziellen Funktionen und Ich-Strukturen zu arbeiten sein (bspw. an der Fähigkeit, dem Gehaltensein in der Welt zu vertrauen, auch wenn zukünftige Ereignisse nicht vorhersehbar sind). Eine Störung der existenziellen Dimensionen des Menschen wird in der Existenzanalyse als Ursache der Psychopathologie verstanden. Die Existenzanalyse arbeitet somit an den personalen Voraussetzungen für eine sinnvolle Existenz, wenn diese durch psychische Störungen blockiert sind.

Personale Existenzanalyse: Das Prozessmodell

Die Personale Existenzanalyse (Längle 2000) ist eine phänomenologische Methode, die das Personsein des Menschen für die Psychotherapie operationalisiert. Der subjektiv erlebte Spielraum für die Möglichkeiten personaler Lebensgestaltung kann verloren gehen, wenn Mangelzustände, Konflikte, Leid oder Probleme den Menschen belasten. In der Regel führen diese Belastungen dazu, dass der Mensch in ein psychodynamisches Schutzverhalten ausweicht. In der Folge geht es um die bedeutsame Frage, wie er zu einem entschiedenen, verantwortlichen und an den existenziellen Beweggründen ansetzenden Handeln gelangen kann.

Die spezifischen Kräfte der Person, die mit diesem Ansatz der Humanistischen Psychotherapie ressourcenorientiert ins Zentrum der Arbeit gestellt werden, sind mit einem *Dreischritt* zu beschreiben.

1. Im ersten Schritt geht es um den *phänomenalen Gehalt einer Situation* auf der Eindrucksebene des Menschen.
2. Im zweiten Schritt geht es um die *Klärung einer Positionierung zur Bedeutung dieses Eindruckes.*
3. Im dritten Schritt geht es um die *Umsetzung dieser Position in konkretes und verantwortetes Handeln.*

Für eine personale Gesprächsführung ergibt sich daraus eine Abfolge von sechs Klärungen, die hier mit ihren Leitfragen abschließend dargelegt werden soll. Sie ist charakteristisch für eine existenzanalytische Gesprächsführung und Prozesssteuerung.

1. *Sachverhalt:* Was ist los? Worum geht es?
2. *Erleben zum Sachverhalt:* Wie geht es Dir damit? Wie ist das für Dich?
3. *Phänomenaler Gehalt:* Was ist es, was Dich so bewegt? Worum geht es Dir im Grunde?
4. *Primäre Position:* Was ist Deine Meinung bezogen auf diesen Dir wesentlichen Aspekt?
5. *Integrierte Position:* Welche Meinung hast Du, wenn Du diesen Aspekt bezogen auf alle wesentlichen Aspekte insgesamt bedenkst?
6. *Handlung:* Was willst Du tun? Was brauchst Du dazu?

Literatur

Frankl, V. E. (1982 [1946]). *Ärztliche Seelsorge*. Wien: Deuticke [ab (1987). Frankfurt/M.: Fischer].

Kolbe, C. (2000). Zur Entwicklung der Personalen Existenzanalyse. In A. Längle (Hrsg.), *Praxis der Personalen Existenzanalyse* (39–52). Wien: facultas.

Längle, A. (Hrsg.). (2000). *Praxis der Personalen Existenzanalyse*. Wien: facultas.

Längle, A. (2008). Existenzanalyse. In ders. & A. Holzhey-Kunz, *Existenzanalyse und Daseinsanalyse* (29–180). Wien: facultas.

Längle, A. (2013). *Lehrbuch zur Existenzanalyse – Grundlagen*. Wien: facultas.

Längle, A. & Kolbe, C. (2014). Existenzanalyse – Die Zustimmung zum Leben finden. In W. Eberwein & M. Thielen (Hrsg.), *Humanistische Psychotherapie. Theorien, Methoden, Wirksamkeit* (149–163). Gießen: Psychosozial-Verlag.

Stumm, G. & Wirth, B. (Hrsg.). (1994). *Psychotherapie. Schulen und Methoden. Eine Orientierungshilfe für Theorie und Praxis*. Wien: Falter.

Von der Kunst, erwachsen zu werden

Entwicklung durch Selbsterkenntnis

Wir alle kennen den Spruch des griechischen Lyrikers Pindar aus dem 5. Jahrhundert v.C.: »Werde, der du bist!« – Wie kann dieser Spruch verstanden werden? Es gibt manche Auslegungen dazu, drei sind besonders geläufig:

1. Werde, der du sein sollst. Finde hinein in die Mitgliedschaft der Gesellschaft – dorthin, wo deine Zugehörigkeit ist. Bilde dich, dass du dich dieser Zugehörigkeit als würdig erweist und dort zurechtkommst.
2. Entfalte deine Anlagen. Nutze deine Potenziale und entwickle das, was in dir ist. Bringe das in dir angelegte Sein bestmöglich zur Entfaltung.
3. Wie du dein Leben gestaltest, wofür du lebst und welche Entscheidungen du triffst – dies alles bist du dann. Dies ist dein persönliches Gesicht. Der du jetzt bist, ist Ergebnis deines Werdens, das nie abgeschlossen ist, solange du lebst. Durch jede Entscheidung, die du triffst, wirst du stetig auch ein anderer. Dein Sein ist im Werden.

Diese drei Auslegungen spiegeln Selbstverständnisse, die in unsere gesellschaftlichen Bildungsideale eingegangen und bis heute prägend sind. Und von dem jeweiligen Selbstverständnis leitet sich dann das Selbstverständnis für die Phänomene Entwicklung, Wachstum, Reife und Bildung ab. Das erklärt, warum diese inhaltlich häufig so unterschiedlich ausgeführt werden und manchmal auch so schwer zu fassen sind.

Im ersten Verständnis – *Werde, der du sein sollst!* – stehen Ideen im Vordergrund, zu denen der Mensch sich zu entwickeln hat; Ideen von Reife oder Ideale der Bildung, die der Mensch erwirbt, um ein geachtetes Mitglied der Gesellschaft zu sein. Eltern tragen diese Ideen in sich, wenn sie ihre Kinder erziehen, aber auch Pädagogen und möglicherweise auch Psychotherapeuten. Auch wenn es sich nicht schmeichelhaft anhört: Bildung, und diesem Gedanken folgt auch manches psychotherapeutische Selbstverständnis, wird hier als ein »Machen« verstanden (Bollnow 1984, 17), das heißt, der Erzieher oder eben Therapeut formt den Menschen nach dem Bilde seiner Ideen im Geiste der Aufklärung – ein mechanischer, kybernetischer Wachstumsgedanke. Wenn Eltern heute Ideen in sich tragen, was ihre Kinder erreichen sollten, um später einmal gesellschaftlich gut integriert und erfolgreich zu sein, dann fußt dies auch auf dem Denken des Machens. So werden die richtigen Schulen für die Kinder ausgesucht, die Förderung der Sprachenkompetenz geplant, ja das Wohnviertel für die Partizipation am gesellschaftlichen Status gewählt, damit der Mensch mit seiner erworbenen Bildung eine gute Teilhabe in dieser Welt haben kann.

Im zweiten Verständnis – *Bringe das in dir angelegte Sein bestmöglich zur Entfaltung!* – dominiert die der Romantik zugehörige Idee des organischen Wachstums. Bildung heißt, den Naturvorgang des Wachsenlassens nicht zu stören. Der Mensch »entfaltet sich von innen her nach dem ihm eigenen Gesetz zu dem in ihm selber angelegten Ziel« (ebd.). Eine Idee, die wir bis heute – inzwischen jedoch zumeist um die Idee der Relationalität erweitert – auch in der humanistischen Tradition finden, wenn sie dem substanziellen Aspekt eines Personbegriffs folgt. Häufig wird hier auch vom Wesenskern gesprochen, der zur Entfaltung kommen soll.

Für unser Nachdenken ist nun Folgendes wesentlich: Beiden Denkansätzen, so verschieden sie auch sind, liegt die Idee einer allmählichen Vervollkommnung zugrunde, entweder durch stetigen Aufbau oder durch stetige Entwicklung (ebd., 18). Der Mensch erwirbt also nach und nach immer mehr spezifische Kompetenzen oder er differenziert seine Selbstentfaltung. Beiden Denkansätzen ist das strukturelle Prinzip der Stetigkeit eigen. Entwicklung und Wachstum kompetent zu begleiten, setzt dann voraus, die strukturellen Bedingungen der Stetigkeit zu kennen. Dann kann Förderung bestmöglich gelingen. Viele Entwicklungsprozesse des Menschen werden unter dieser Perspektive verstehbar und können möglich werden, sofern diese Prinzipien Berücksichtigung und Anwendung finden. In der Regel werden Menschen, die in sozialen Berufen tätig sind, mit diesem entwicklungspsychologischen und neuerdings auch neurobiologischen Wissen ausgebildet. Es ist das zeitgemäße Wissen um den Charakter und den Verlauf struktureller Entwicklungsbedingungen, das in Ausbildungen weitergegeben wird.

Jedoch: Es gibt noch das dritte Verständnis dieses Satzes von Pindar. Und dieses Verständnis fügt sich nicht in die bislang dargelegte strukturelle Sichtweise: *Wer du bist, ist Ergebnis deiner Entscheidungen, die du triffst.* Nicht nur zu reagieren, sondern wirkmächtig das eigene Leben zu gestalten, ist die Aufgabe des Menschen. Jetzt kommen wir also zur Kunst des Erwachsenwerdens und betreten somit die existenzielle Dimension des Menschseins. Albert Camus (1957, 49) drückt es so aus: »Von einem bestimmten Alter an, ist jeder Mensch für sein Gesicht verantwortlich.« Entwicklung ist also nicht nur die Ausbildung von Fertigkeiten und Wesenszügen im Horizont stetigen Wachstums, sie ereignet sich auch im Horizont unstetiger Vorgänge – im Prozess einer Bewusstwerdung, im Prozess der Wahrnehmung einer Wahlmöglichkeit und durch die Folgen einer Entscheidung, die der Mensch trifft und mit der er seinem Leben eine Richtung gibt. Wir greifen in die Entfaltung unseres Lebens ein, wenn wir Entscheidungen treffen, die uns Gewissheit stiften, wenn wir Haltungen finden, um mit Lebenssituationen konstruktiv umzugehen, und wenn wir Bezugspunkte wählen, die unser Handeln leiten und unser Leben ausrichten. Unsere Geistigkeit ermöglicht uns dies.

Diese strukturelle oder existenzielle Sichtweise des Menschseins spiegelt sich übrigens auch in den zwei Verständnissen von Persönlichkeit. Zum einen meinen wir mit dem Begriff der Persönlichkeit die psychischen und kognitiven Wesensstrukturen eines Menschen, die seinem Erleben und Verhalten eine spezifische Disposition geben. Die gängigen Entwicklungspsychologien fußen auf diesem Denken. Zum anderen würdigen wir mit dem Begriff der Persönlichkeit die Gestaltungsleistungen der Person, also was ein Mensch aus seinem Leben gemacht hat, wofür er gelebt hat, welche Überzeugungen er gefunden hat und wie er es vermochte, mit schweren Schicksalsbedingungen aufrecht und tapfer umzugehen. Der Mensch trifft nicht auf eine fertige Welt, an die er sich anzupassen hat, sondern er gestaltet auch diese Welt aufgrund seiner Möglichkeiten, Aufgaben und Herausforderungen, die er für sich persönlich als bedeutsam erkennt. Und dafür braucht er Fertigkeiten. Diese sind ihm nicht angeboren, er erwirbt sie sich. Sie zu finden und zu verfeinern, ist eine nie abgeschlossene Lebensaufgabe, die erst mit dem Tod erlischt. Deshalb ist es bis zum letzten Atemzug eine Kunst, erwachsen zu werden.

Warum ist es nicht nur eine Aufgabe, sondern auch eine *Kunst*, erwachsen zu werden?

Was verbinden wir mit dem Begriff des Erwachsenen und des Erwachsenseins? Es ist ein schillernder Begriff. Wenn wir jung sind, assoziieren wir mit ihm Unabhängigkeit, Eigenständigkeit, Selbstbestimmung und Freiheit, später dann eher die Übernahme von Verantwortung und Alleinvertretung, und noch später mitunter auch Anstrengung, Sorge, Last und Überforderung. Dann kann es vorkommen, dass wir uns wünschen, der Bürde des Erwachsensein-Müssens enthoben zu werden.

So durchzieht das Erwachsensein im Grunde eine Idee der Verantwortung, die wir Menschen für unser jeweiliges Leben zu übernehmen haben. – Jedoch: Kinder übernehmen auch Verantwortung, sind aber noch nicht erwachsen. Sie wollen eigenständig essen und allein laufen, obwohl gefüttert zu werden und an der Hand der Eltern zu gehen viel einfacher wäre. Sie gehen zur Schule und lernen, sich Arbeiten und Prüfungen zu stellen. Sie wagen ihre eigenen Experimente, sprengen Grenzen und sind interessiert an dem, was dann passiert. Trotzdem sprechen wir Kindern nicht den Status des Erwachsenen zu. Begründet er sich also in einem Alter? Dann wäre Erwachsensein ein Zustand, der sich vom Alter und dem Erlernen von Eigenschaften und Konventionen definiert. Dagegen steht ein Spruch der 18-Jährigen: Volljährig sind wir jetzt, erwachsen werden wir später. Und geht es uns allen nicht manchmal so, dass wir ältere Menschen beobachten und sie so gar nicht als erwachsen empfinden?

Zur Idee der Verantwortung gesellt sich also auch eine Idee der Reife, eine Idee der Mündigkeit. Und diese entwickelt sich. Sie ist dem Menschen nicht von Anfang an gegeben. Er erwirbt sie im Laufe seines Lebens. Deshalb ist die Frage interessant: Welche Kriterien sind es, an denen sich Reife festmachen lässt? Gehen wir nicht alle, wenn wir mit Menschen beratend oder psychotherapeutisch arbeiten, von einer mehr oder weniger reflektierten Vorstellung von Reife aus. Wenn Sigmund Freud als Therapieziele Arbeits- und Liebesfähigkeit nennt, dann impliziert das ja bereits eine Vorstellung von Vermögen und Reife, zu der hin der Mensch zu befähigen ist. Oder die Idee der Individuation nach C. G. Jung: Es obliegen dem Menschen Aufgaben, die er auf seinem Lebensweg zu erfüllen habe. Dem Konzept reifer oder unreifer Abwehrmechanismen liegt ebenfalls eine Idee der Reife zugrunde. Die psychologische und psychotherapeutische Idee von Reife orientiert sich hier jedoch weniger an gültigen gesellschaftlichen Normvorstellungen, sondern vielmehr an theoriegeleiteten Ideen menschlichen Verhaltens und seiner Entwicklung. Dies gilt auch für die Existenzanalyse, wenn sie zum Beispiel Authentizität und personale Selbstbestimmung in den Vordergrund ihrer Aufmerksamkeit in der Arbeit mit dem Menschen stellt.

Wir begegnen also in allen psychotherapeutischen Schulen einem impliziten oder expliziten Verständnis von Reife. Gleichzeitig ist es aber auch gar nicht so leicht, von Reife zu sprechen, ohne moralische Vorgaben oder Wertungen zu machen. Aber nicht nur der mit problematischen moralischen Ansprüchen verbundene Aspekt des Begriffes Reife macht ihn schwierig, sondern auch die häufig ungeklärte Frage, worauf er sich in seinen inhaltlichen Vorstellungen bezieht. Unter Schulreife verstehen wir den Entwicklungsstand eines Kindes in einem bestimmten Lebensalter, unter emotionaler Reife, Emotionen wahrnehmen und mit ihnen angemessen und selbstregulierend umgehen zu können, und unter Altersreife die Fähigkeit, vor dem Hintergrund der im Bewusstsein gefassten Endlichkeit den Themen des Lebens in Klugheit und Gelassenheit begegnen zu können. Was also ist Reife?

Worum geht es beim Erwachsenwerden?

Hier soll diesen Fragen unter dem grundlegenden Verständnis des existenziellen Paradigmas nachgegangen werden, um Impulse für eine existenzielle Sicht auf die Phänomene Entwicklung, Wachstum und Erwachsensein zu geben. Der existenzielle Gedanke wird üblicherweise zweifach gefasst.

Am verbreitetsten finden wir folgende Auffassung: Existenziell wird es, wenn wir auf unserem Lebensweg Themen begegnen, denen wir nicht ausweichen können. Solche Themen sind Sinn, Tod, Endlichkeit, Schuld, Schicksal, Isolation, Angst, Freiheit usw. Yalom (2017, 257ff.) sieht die existenzielle Psychotherapie deshalb charakterisiert durch die Auseinandersetzung des Menschen mit diesen grundlegenden Fragen. Es handelt sich um Themen, denen der Mensch sich unweigerlich zu stellen hat. Für diese grundlegenden und unausweichlichen Themen gibt es keine allgemein gültige Systematik. Einzig: Wir haben uns ihnen zu stellen und uns mit ihnen auseinanderzusetzen.

Die andere Auffassung – und hier liegt der Schwerpunkt der Existenzanalyse – fokussiert mit dem Existenziellen die Idee, dass der Mensch angesichts seiner Wirklichkeit und seiner Möglichkeiten in ein eigenes und erfülltes Leben kommen will. Es geht um das personale Umgehen des Menschen mit der situativen Aufgabe. Hier ist der Schwerpunkt der Fragestellung: Worum geht es dem Menschen im Grunde? Wofür will er leben? Hat er eine Entscheidung getroffen? Wie kommt er ins Handeln? Was braucht er, um dies zu können? Wenn ihm dies gelingt, vermag der Mensch in sein eigenes Leben zu kommen.

In jedem Fall hat sich der Mensch einer Unausweichlichkeit zu stellen. Es zu vermögen, sich dieser Unausweichlichkeit zu stellen und mit ihr handelnd, das heißt frei und verantwortlich umzugehen, ist ein Kriterium des Erwachsenseins.

Worin besteht diese Unausweichlichkeit? Sie besteht erstens in dem wesentlichen *Thema*, dem der Mensch im Hier und Jetzt begegnet. Dieses hat er wahrzunehmen, zu erfassen und zu ergreifen. Viktor Frankl (1985, 72) nennt es die situative Frage des Lebens, die sich dem Menschen stellt und ihm als gute Möglichkeit dringlich wird. Zweitens besteht die Unausweichlichkeit in dem eigenverantwortlichen und reflexiven *Umgehen* des Menschen mit diesem Thema. Welche Entscheidungen soll er treffen? Welche Haltungen sollen ihn leiten? Welche Handlungen will er vollziehen? Jeder Mensch hat seine unvertretbare Antwort zu geben.

Die Unausweichlichkeit begründet sich also erstens aus den Themen, die im Hier und Jetzt zu leben sind: aus der Zumutung der »alltäglichen«, aber auch der »letzten« Themen, aus ihrer Macht und Unmittelbarkeit (Isolation, tragische Trias, Freiheit, Angst, Tod ...) und aus dem Hier und Jetzt, das es existenziell erfüllend zu leben gilt: aus dem Sinn und der Authentizität.

Zweitens begründet sich die Unausweichlichkeit aus der Möglichkeit des Selbstseins und der Selbstwerdung. Und diese beginnen mit Selbsterkenntnis. Wir alle kennen die Inschrift am Apollotempel in Delphi: »Erkenne dich selbst!« Schon die Griechen wussten: Selbsterkenntnis ist ein maßgeblicher existenzieller Anstoß für Entwicklung. Warum ist dies so?

Dem Menschen ist es aufgrund seiner reflexiven Struktur möglich, sich selbst zu beobachten. So können wir unsere Gefühle wahrnehmen, unser Verhalten betrachten, den Zwiespalt unterschiedlicher Intentionen in uns zur Kenntnis nehmen und uns fragen, wie wir uns verhalten wollen, welche Entscheidung wir treffen wollen oder wie wir über unser Erleben denken (Frankfurt 2007, 20). Wir können sogar Entscheidungen in ihren emotionalen und geistigen Folgen betrachtend antizipieren. Dies zu tun bedeutet, Bewusstsein zu entwickeln und Verantwortung zu übernehmen. So werden Gefühle oder gar Affekte nicht nur in ihrer Eigenmächtigkeit wahrgenommen, sondern wir gehen mit ihnen um, gestalten sie. Wir akzeptieren oder billigen sie, oder wir relativieren sie oder weisen sie in Schranken. Manchmal nehmen wir schmerzvoll zur Kenntnis, dass uns dies nicht hinreichend gelingt. Dann beobachten wir, wie wir uns unseren Gefühlen ausgeliefert fühlen. Coaching, Beratung und Psychotherapie können hier helfen. Weil wir Gründe zum Handeln in uns finden, wird es bedeutsam, wie es uns – auch im Umgang mit uns selbst – gelingt, das zu tun, was wir wirklich wollen. So ist jede Entscheidung, die wir gemäß unserem Wollen treffen, immer auch ein reflexiver Akt, weil er uns klar macht, worum es uns im Grunde geht. Damit verhalten wir uns zu uns selbst. Wir verhalten uns nicht nur zu dem, was wir konkret tun, also zum Beispiel jetzt dieses Buch zu lesen, sondern auch im Horizont dessen, was uns über das Konkrete hinaus wesentlich ist, also zum Beispiel mit dem Lesen des Buchs sich fortzubilden, um beispielsweise eine gute qualitative Beratungstätigkeit auszuüben oder einen persönlichen Erkenntnisgewinn für die eigene Lebensgestaltung zu erlangen, weil wir das für richtig, gut und wertvoll halten. Trotz aller Einflüsse, denen wir ausgesetzt sind, erleben wir uns sogar frei und sorgen uns um das, was wertvoll ist, weil wir uns ihm verpflichtet fühlen (Frankl 1987, 43). So erkennen wir übrigens in dem, worum wir uns sorgen, dem wir uns verpflichtet fühlen, was uns wichtig ist. In dem Unterschied, wie die Dinge für uns sind, erkennen wir, ob sie überhaupt wichtig sind, ob wir uns also tatsächlich um sie sorgen. In den Gründen einer Bevorzugung können wir uns also unserer Werte bewusst werden. Warum aber sorgen wir uns? Weil wir lieben – unser Leben. Frankfurt (2007, 54f.) sagt: »Wir haben ein Interesse an lohnenswerten Projekten, weil wir vorhaben, weiterzuleben und es vorziehen würden, uns nicht zu langweilen. [...] Wir lieben es, zu leben.« Diese Tatsache macht deutlich, wie stark die Grundwerterfahrung mit der personalen Werterfahrung des Menschen in den einzelnen Situationen seines Lebens verknüpft ist.

Wesentliche Charakteristika für ein Erwachsensein lassen sich aus diesen Gedanken ableiten: Zu einem gelingenden Leben, um das der Mensch immer wieder ringt, gehört ein Wollen, das von Freiheit, Wertbezug und liebender Sorge getragen ist. Wer das zu leben vermag, ist erwachsen.

Wenn wir das bisher Gesagte zusammenfassen, so können wir festhalten: Die Kunst des Erwachsenwerdens als einer lebenslangen Aufgabe zeigt sich in der Fähigkeit, sich der Unausweichlichkeit existenzieller Anfragen zu stellen und authentische Antworten geben zu können. Dies bedeutet, die Mündigkeit einer personalen Verantwortung für das eigene Leben und damit auch für die Gesellschaft, weil wir in ihr leben, zu übernehmen und sich den schicksalhaften Lebensthemen zu stellen (Negt 2017, 27).

Welchen existenziellen Aufgaben begegnet der Mensch, wenn er seine Verantwortung übernimmt?

Die Aufgabe, *sich den wesentlichen Themen in den Abschnitten des eigenen Lebens zu stellen.* David Steindl-Rast (2012, 6f.) gibt eine schlichte und gedanklich tiefe Anregung, indem er in Analogie zu den Jahreszeiten vier große Fragen nennt, die einen Menschen auf dem Weg seines Lebens prägen und herausfordern, an ihnen zu reifen. Es sind Fragen, die er nur im Jetzt, in seiner jeweiligen Gegenwart beantworten kann. Das ist schwer, weil uns Vergangenheit und Zukunft ablenken. Aber nur die Fragen, die wir in der Gegenwart stellen können, bewegen uns, bringen uns in Bewegung. Alle anderen Fragen, die nicht der Gegenwart entspringen, beunruhigen uns nur und bringen uns nicht in eine existenzielle Bewegung.

Die vier grundlegenden Fragen des menschlichen Lebens – gewählt in Analogie zu den Jahreszeiten – lauten (vgl. ebd., 8):

1. Wonach sehnen wir uns?
2. Wie können wir überstehen?
3. Woran reifen wir?
4. Was tröstet uns?

Die Aufgabe, *die Freiheit der Selbstbestimmung zu ergreifen.* Der Mensch muss nicht so leben, wie er gerade lebt, er kann auch anders leben. Es steht in seiner persönlichen Freiheit, was er wählt. Er könnte auch etwas anderes wählen, das Grundlage seines Handelns ist. Aber was er wählt, ist mit einer Werterfahrung verbunden, damit es Erfüllung stiftet. Und diese Wahl verlangt eine Entscheidung. Denn erst dann wird sie verbindlich. Aufgrund dieser Entscheidung ist der Mensch unvertretbar. Er übernimmt Verantwortung, weil er es will.

Die Aufgabe, *für die eigenen Defizite Sorge zu tragen.* Jeder Mensch ist, solange er Kind ist, in besonderer Weise angewiesen, dass er das bekommt, was er braucht. Sind nun grundlegende Bedürfnisse nicht gestillt worden, so entwickelt sich daraus eine besondere Bedürftigkeit oder eine besondere Anfälligkeit für Verletztheit. Diese Bedürftigkeit aber ist es, die den Menschen später dazu verleitet, Ansprüche und Erwartungen zu entwickeln. Das Problem ist dann, dass er aus dem Blick eines kleinen Kindes diese Ansprüche mit einem gewissen Recht erhebt, dass diese Haltung für das erwachsene Miteinander aber überaus störend ist. Es geht also darum, ein Bewusstsein für eigene biografisch geprägte Defizite zu entwickeln und für Beruhigung derselben sich eigenverantwortlich zu wissen.

Die Aufgabe, *die Realität anzunehmen, auch wenn diese ungerecht ist.* Gutes Leben gelingt nur auf dem Boden der Selbstannahme. Dies schließt die Anerkennung der Tatsache, dass das Leben ungerecht ist, ein. Tatsächlich sind viele reicher geboren als andere, sind andere begabter als man selbst, sind wieder andere hübscher oder charmanter als man selbst. Sofern man dies akzeptieren kann, ohne in Not zu gelangen, stellen sich innerer Friede und Ausgeglichenheit ein. Ein Mensch, der ständig hadert, hat dieses »Ja« zur eigenen Existenz noch nicht gesprochen. Erst die bejahende Stellungnahme aber macht ihn frei, seinem Leben die ihm gemäße Richtung zu geben. Er ist dann kein Gegner der Realität mehr, lebt also nicht mehr gegen sich und seine Welt, sondern mit sich und seiner Welt. So kann er gelassen überlegen, ob, wo und wie er etwas ändern kann und will.

Die Aufgabe, *Verantwortung für den jeweiligen Preis zu übernehmen, den das Leben kostet.* Jede Wahl des Menschen ist mit einem Preis verbunden – einer Mühe, einem Aufwand. Dies gilt für alle Menschen in allen Situationen. So hat sich der Mensch zu kümmern um das, was für ihn ansteht, und kann überlegen, ob er bereit ist, den jeweiligen Preis zu bezahlen – entweder mit dem Mut zum Wagnis und zur auszuhaltenden Spannung, wenn er im Vorhinein nicht alles schon genau weiß, oder mit dem Mut, sich zu bescheiden. Jedenfalls kann niemand anders den Preis übernehmen, den das eigene Leben kostet.

Die Aufgabe, *Verantwortung für das eigene Wohlbefinden zu übernehmen.* Sich mit seiner physischen und psychischen Befindlichkeit achtsam in den Blick zu nehmen, ist wesentlich für ein gutes Leben. Wer nicht gut für sich selbst sorgen kann, wird häufig zum schärfsten Kritiker und Entwerter gegenüber denen, die dies besser können. Verantwortung schließt deshalb nicht nur Progression, sondern auch Regression ein. Wie ist es mit Pausen im Leben, mit der Sehnsucht nach Zärtlichkeit, dem Wunsch nach Gehaltensein und Versorgtwerden? Oder wie ist es mit der Lust, etwas zu tun, das nicht nur pflichtgemäß ist? Wer sich auch mit diesen Bedürfnissen ernst nimmt, übernimmt erwachsene Verantwortung.

Die Aufgabe, *die eigene Autorität in Anspruch zu nehmen*. Möglicherweise mag dieser Gedanke erstaunen. »Ist das nicht eine Selbstverständlichkeit?« – so könnte mancher denken. Es lässt sich jedoch beobachten, dass viele Menschen ihre Autorität nicht selbstverständlich in Anspruch nehmen. Aufgrund der Gebundenheit an ihre Eltern scheint es für viele Männer und Frauen so zu sein, dass die eigentliche Autorität dem jeweiligen Vater oder der Mutter gehört. Man würde sich an Vaters Statt setzen, wenn man diese Autorität in Anspruch nähme. Und diese Freiheit nehmen sich längst nicht alle Menschen, weil sie nicht wissen, ob es ihnen zusteht, sich an diesen Platz zu stellen. Interessanterweise gelingt es ihnen durchaus ihren eigenen Kindern gegenüber, aber für sich selbst scheint es als schwierig erlebt zu werden. Es ist aber wichtig, das, was man lebt, wie man es lebt, wofür man lebt, aus der eigenen klaren inneren Autorität zu vertreten. Spüren Sie mal den Unterschied an, wenn Sie eine Entscheidung getroffen haben und sagen: »Das möchte ich tun.« Oder mit Autorität: »Das werde ich tun!«

In der Folge dieser existenziellen Gedanken lässt sich das *Erwachsenwerden als die Fähigkeit* beschreiben, *in Angemessenheit, Flexibilität, innerer Freiheit und Verantwortung mit allen Facetten des aktuellen Lebens umzugehen* (Kolbe 2015).

Welche Auswirkungen hat diese Lebenshaltung des Erwachsenseins?

Eine wesentliche Auswirkung erwachsener Lebenshaltung besteht in der *Fähigkeit zu Autonomie und Bindung*. Dies meint: einerseits aus sich selbst für sich selbst einstehen zu können – unabhängig vom Urteil und der Bewertung anderer –, andererseits verbindliche Beziehungen eingehen zu können, ohne Angst haben zu müssen, sich selbst dabei verloren zu gehen. In existenzieller Perspektive sprechen wir dann von einem Leben in Freiheit und Verantwortung.

Zu dieser Erfahrung von Freiheit und Verantwortung gehört die Fähigkeit, so zu leben, dass dies als *authentisch* erfahren wird. Wann jedoch sind wir authentisch? Wenn wir in Übereinstimmung und Bejahung stehen mit dem, was uns gemäß ist, und dem, was den Werten, für die wir leben, Rechnung trägt. Wir leben dann, was wir wollen.

Eine weitere Auswirkung ist eine *bewusste Dankbarkeit*, mit der das

Leben gelebt wird. Zu diesem Bewusstsein gehört die Erkenntnis, dass in diesem Leben nichts selbstverständlich ist. Es ist ein großes Glück, dieses Leben zu leben und so leben zu dürfen. Und die personale Antwort auf diese Erfahrung ist die Dankbarkeit.

Die vielleicht wertvollste Kraft, die dem Erwachsensein entspringt, ist die *Fähigkeit, geben zu können*. Erwachsen zu sein macht es möglich, eine Haltung einzunehmen, aus der heraus wir geben, ohne das Gefühl zu haben, dabei selbst zu kurz zu kommen. Was folgt aus einer Haltung des Gebens? Wir erleben uns lebendig und nicht mehr abhängig, wenn wir geben. Denn im Geben liegt ein aktives Geschehen. Wir kommen in eine aktive Gestaltung unseres Lebens. Der entscheidende Unterschied besteht darin, dass sich der Abhängige im Status des Angewiesenseins fühlt, während sich der Gebende im Status seines Vermögens erlebt.

Und das ist es eigentlich, was das Erwachsensein so attraktiv macht: sich in seinem Vermögen zu kennen und aus seiner Fülle zu leben.

Literatur

Bollnow, O.F. (1984). *Existenzphilosophie und Pädagogik*. Stuttgart: Kohlhammer.

Camus, A. (1957). *Der Fall*. Hamburg: Rowohlt.

Frankfurt, H.G. (2007). *Sich selbst ernst nehmen*. Frankfurt/M.: Suhrkamp.

Frankl, V.E. (1985). *Ärztliche Seelsorge. Grundlagen der Logotherapie und Existenzanalyse*. Frankfurt/M.: Fischer.

Frankl, V.E. (1987). *Logotherapie und Existenzanalyse. Texte aus fünf Jahrzehnten*. München: Piper.

Kolbe, C. (2015). Von der Kunst, erwachsen zu sein. Impulse für die Persönlichkeitsreifung. *Existenzanalyse, 32*(1), 33–38.

Negt, O. (2017). *Überlebensglück*. Göttingen: Steidl.

Steindl-Rast, D. (2012). *Und ich mag mich nicht bewahren. Vom Älterwerden und Reifen*. Innsbruck: Tyrolia.

Yalom, I. (2017). *Wie man wird, was man ist. Memoiren eines Psychotherapeuten*. München: btb.

Person und Struktur

Menschsein im Spannungsfeld von Freiheit und Gebundenheit

Was ist das Besondere, nach Potenzialen der Person zu fragen? Und nicht allgemeiner nach Potenzialen des Menschen und der Seele? Oder noch allgemeiner nach Möglichkeiten und Sichtweisen, die dem Menschen für dessen Lebensbewältigung dienlich sein können? Die Frage nach Potenzialen der Person impliziert, dass hiermit ein spezifischer Blickwinkel eingenommen wird.

Die Kernidee des existenzanalytischen Ansatzes ist, dem Menschen zu verhelfen, das eigene Dasein zu »personieren«. Damit ist umgekehrt ausgesagt, dass das eigene Leben, wie es gerade gelebt wird, nicht von vornherein, also zwangsläufig auch »personiert« ist. Die Existenzanalyse geht jedoch davon aus, dass es zum Wesen des Menschen gehört, Person zu sein und das eigene Leben als Person gestalten zu wollen. Alles, was unser Personsein ausmacht, wollen wir in unsere Lebensgestaltung einbringen. Erst dann wird es unser eigenes Leben und erst dann erleben wir es als bedeutsam und sinnvoll.

Das bedeutet: Die Tatsache, ein Leben zu führen, etwas Bestimmtes zu tun, sozial anerkannte Eigenschaften auszuleben heißt noch nicht, dass dieses Tun, dieses Leben auch durch mich als Person angeeignet ist. Ich kann aus Gewohnheit das tun, was ich immer tue. Ich kann aufgrund von Konventionen mich so verhalten, dass alle dieses Verhalten in Ordnung finden. Ich kann einem Konflikt aus dem Weg gehen und so für eine harmonische Stimmung sorgen. Aber stimmt es für mich wirklich? Kann ich dazu im Grunde stehen? – Dies sind Fragen der Person, die nach einer Antwort »verlangen«, die wiederum nur ich geben kann. Ist dieses Leben, wie ich es führe, wirklich mein Leben? Kann ich zu dem stehen, wie ich mich verhalte? Kann ich mein Verhalten verantworten? Ist es gut, so zu leben? Die Folge ist »erfüllte Existenz«. Und danach strebt der Mensch, weil er Person ist.

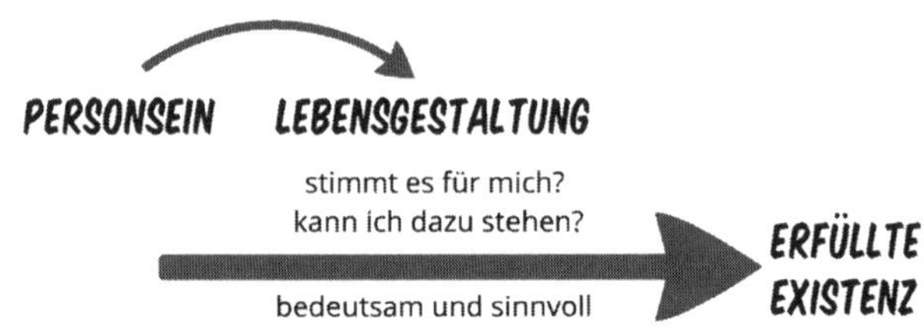

HERAUSFORDERUNGEN

1. Umgang mit den Gegebenheiten und Situationen unseres Lebens
2. Zustimmung zu unserem Leben und unserem Handeln

Abb. 1: Dasein personieren

Solange wir uns also ohnmächtig fühlen und Dinge nur aus Gewohnheit oder gar Angst tun, handelt es sich noch nicht um personale Vollzüge. Denn diesen Verhaltensweisen fehlt die frei gewählte Verantwortlichkeit, sie sind deshalb apersonal. Und das führt in existenzieller Hinsicht immer zu einem Leiden, auch wenn dies Menschen nicht unmittelbar bewusst sein muss. So gilt, dass wir in unserem Personsein immer neu herausgefordert sind – einmal zu einem *Umgehen* mit den Gegebenheiten und Situationen unseres Lebens und zum anderen zu einer *Zustimmung* zu unserem Erleben und unserem Handeln.

Diese Potenziale der Person gilt es, in den Blick zu nehmen: Welche Bedingungen braucht es, damit der Mensch mit den Situationen seines Lebens frei und verantwortlich umgehen kann? Und wie kann es ihm gelingen, schlussendlich seine persönliche Zustimmung zu dem zu geben, was er lebt?

Zwei Herausforderungen des Personseins

Die Person steht immer in Wechselwirkung und Auseinandersetzung mit ihrer Welt. In dieser Auseinandersetzung geht sie mit der sie umgebenden und anfragenden Welt um (Frankl 1985, 72). Dieses grundsätzliche Moment des Umgehens enthält gleichzeitig in jeder Situation spezifische Aufgaben, die als personale Aktivitäten zu vollziehen sind.

Personsein zeigt sich also zunächst in zwei Aspekten: in einer dialogischen Auseinandersetzung und in einer existenziellen Aufgabe.

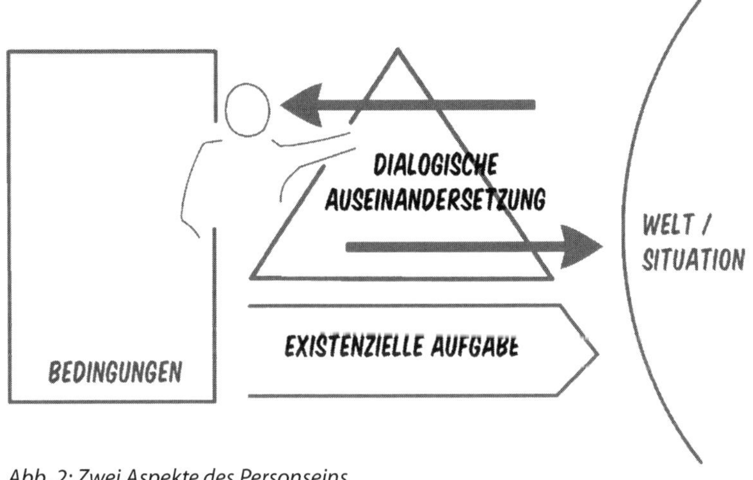

Abb. 2: Zwei Aspekte des Personseins

Personsein als dialogische Auseinandersetzung

Dort, wo Welt auf den Menschen trifft, zeigt diese sich in ihrem Sosein mit ihren Möglichkeiten. Das Umgehen und die Auseinandersetzung mit diesen Möglichkeiten ist Aufgabe der Person, ihr dialogischer Charakter. Nicht die Welt determiniert den Menschen, vielmehr *entscheidet* dieser, wie er mit den Gegebenheiten umgeht, was er aus der Situation macht. Wo der Mensch dies angesichts von Möglichkeiten nicht tut, bleibt er als Person latent, vollzieht er sein Personsein nicht. *Personsein heißt also, sich dialogisch auseinanderzusetzen und umzugehen mit den Möglichkeiten der Gegebenheiten.*

Ein Beispiel: Sie befinden sich auf einem Kongress und hören einen Vortrag. Die Möglichkeiten, wie Sie zuhören und worauf Sie Ihre Aufmerksamkeit in dieser Situation richten, sind vielfältig. Sie können sich inspirieren lassen von neuen oder bereits bekannten Ideen. Sie können zuhören, welche inhaltlichen Sichtweisen in Ihrem psychotherapeutischen Verfahren ähnlich oder anders gesehen werden. Sie können sich fragen, inwiefern Sie diese Gedanken aus Ihrer persönlichen Erfahrung bestätigen können. Sie können sich fragen, wie diese Gedanken Ihre persönliche Lebensgestaltung anregen können. Vielleicht sind Sie aber auch mit etwas anderem beschäftigt: Wen Sie gerade getroffen haben oder treffen wollen. – Welche dieser Möglichkeiten Sie wählen, wie offen Sie zuhören, wie weit Sie die jeweiligen Aspekte der gewählten Möglichkeiten innerlich an sich heranlassen, zeigt, wie Sie mit der Situation umgehen und sich mit ihr auseinandersetzen. Als personal bezeichnet die Existenzanalyse dieses Umgehen dann, wenn es entschieden und authentisch abgestimmt ist. Es könnte natürlich auch affektgeleitet und psychodynamisch ein. Sie können sich mühen, alles exakt aufzunehmen und mitzuschreiben, um ja nichts zu verpassen. Sie können resigniert abschalten, weil Sie denken, dass Sie diese Ausführungen sowieso nicht verstehen. Oder Sie können sich auf die Inhalte gar nicht konzentrieren, weil Sie schauen, wen Sie noch nicht gegrüßt haben, damit dieser nicht denkt, Sie hätten ihn bewusst übersehen. Dann würden wir dieses Verhalten in der Existenzanalyse als Reagieren oder als Copingreaktion und somit nicht als personales Umgehen bezeichnen.

Das Personsein des Menschen, das sich in der Fähigkeit zu einer inneren und äußeren Auseinandersetzung zeigt, lässt sich also zunächst als ein prozesshaftes Geschehen fassen, das eine Abfolge von verschiedenen Schritten hat.

Wie vollzieht sich dieser Prozess der Auseinandersetzung? Die weiterentwickelte Existenzanalyse kennt hierfür die Methodik der Personalen Existenzanalyse (PEA), die von Längle (2000) beschrieben wurde. Es handelt sich um das *Prozessmodell* der Existenzanalyse. Es ist im Grunde eine Operationalisierung des Personverständnisses. Die dialogische Grundstruktur der Person wird hier als ein Prozessgeschehen in einer Abfolge von drei Schritten beschrieben. Dieses Modell ist Grundlage für eine Methodik personaler Gesprächsführung in Psychotherapie, Beratung, Pädagogik, Coaching, Seelsorge und weiteren Anwendungsfeldern.

Es dient gleichzeitig der Möglichkeit, verschüttete Zugänge zur Person zu finden, »wenn diese unter dem Druck von Ereignissen den Zugang zu ihren ursprünglichen Fähigkeiten eingeschränkt oder verloren hat« (Längle & Kolbe 2014, 154f.). Dies ist dann der Fall, wenn sich der Mensch wesentlich aufgrund seiner Psychodynamik verhält. Diese wird mobilisiert, wenn es dem Menschen aufgrund von Problemen, Leid, Mangelzuständen oder Konflikten primär um Lebenserhaltung geht, sodass es zu einem reagierenden und somit regulierenden Schutzverhalten kommt. Dieses Verhalten des Menschen ist dann nicht mehr entschieden und authentisch abgestimmt, sondern affektbestimmt.

Mittels der PEA geht es darum, die Kräfte der Person zu nutzen, um alle für den Menschen wesentlichen Aspekte der Situation in einem dialogischen Prozess zu verarbeiten. Dies geschieht in drei Schritten:

1. Gewinnen eines vollständigen Eindrucks bis zu dem, worum es eigentlich geht
2. Finden einer Stellungnahme, einem Verstehen und einer Einschätzung für das Richtige
3. Entwickeln eines Ausdrucksverhaltens, eines praktischen Handelns

PEA begleitet und differenziert die dialogische Auseinandersetzung des Menschen mit einer Situation. Weil sie grundsätzlich und für alle Situationen angewandt werden kann, kann sie auch *als unspezifischer Zugang zur Person* bezeichnet werden.

Personsein als existenzielle Aufgabe

Nun ist der Mensch aber gleichzeitig in *strukturelle existenzielle Grundbedingungen* eingebettet. Es sind die unausweichlichen Gegebenheiten des Daseins, denen er nicht entkommen kann. Deshalb steht er immer vor existenziellen Aufgaben.

Die existenziellen Grundbedingungen, in denen das menschliche Leben steht, lassen sich mit *vier Themenkreisen* beschreiben, die übrigens ähnlich, teils mit anderen Akzentsetzungen auch in anderen Richtungen der Psychotherapie zu finden sind. In der Existenzanalyse werden sie als personal-existenzielle *Grundmotivationen* bezeichnet. Sie beschreiben das *Strukturmodell* der Existenzanalyse, weil diese existenziellen Grunddimensionen strukturell zum Menschsein gehören und deshalb maßgeblichen Einfluss auf seine Motivation haben (Längle 2008, 29–58). Man kann sie auch die Daseinsthemen des Menschen nennen. Hier ein kurzer Überblick: Der Mensch ist ausgerichtet

1. darauf, in der Welt *sein und überleben zu können*. Hierbei ist er auf Schutz, Raum und Halt angewiesen, sodass sich Können, Vertrauen und ein Grundvertrauen entwickeln können. Andernfalls sind Ängste die Folge.
2. auf *Verbundenheit* hin. Hierzu benötigt er Beziehung, Zeit und Nähe, um sich Wertvollem zuwenden zu können und Zugang zum Grundwert des Lebens zu haben. Dies spiegelt sich in dem Gefühl, dass es gut ist, da zu sein. Andernfalls sind depressive Verstimmungen und Störungen die Folge.
3. auf *Entfaltung seines Selbstseins*. Beachtung, Gerechtigkeit und

Wertschätzung helfen ihm, sein Ich und seinen Selbstwert auszubilden, sodass es ihm möglich wird, authentisch zu leben, eine Identität zu entwickeln und ein eigenes Gespür für das ethisch Richtige zu finden. Defizite führen zum histrionischen Symptomkomplex.
4. auf einen *Kontext*. Als wertvoll empfundene Tätigkeiten, Möglichkeiten und Zusammenhänge lassen ihn erfahren, dass er mit seinem Dasein für etwas gut ist. Hier helfen ontologisches und/oder existenzielles Sinnerleben. Suizidalität verweist auf entsprechende Defizite (Längle & Kolbe 2014, 152f.).

Personale Aktivitäten

Aufgrund dieser vier existenziellen Grundbedingungen, in die das menschliche Sein eingebettet ist, lassen sich im Horizont dieser Bedingungen diverse *spezifisch personale Fähigkeiten* beschreiben, die auch personale Aktivitäten (PA; Längle 2008) genannt werden. *Diese Aktivitäten sind notwendigerweise dann zu realisieren, wenn in Situationen die jeweiligen thematischen Aspekte betroffen sind.* Hierzu ein systematisierter Kurzüberblick: Jeder Mensch ist ausgerichtet auf

1. ein Gehaltensein in der Welt (spezifische PA: *annehmen, aushalten, loslassen*),
2. ein Verbundensein (spezifische PA: *zuwenden, nahe sein, trauern*),
3. eine Entfaltung des Selbstseins (spezifische PA: *begegnen, positionieren, achten*).
4. einen Kontext (spezifische PA: *sich abstimmen, handeln, sich hingeben*)

Auch hierzu ein Beispiel: Jemand leidet an einer schweren chronischen Erkrankung, der gegenüber kein Entkommen ist und die mit starken Schmerzen und vielfältigen, vielleicht sogar unberechenbaren Einschränkungen einhergeht. Dieser Mensch steht dann vor einer sehr schweren und herausfordernden Aufgabe: Wie ist es ihm möglich, diese Wirklichkeit anzunehmen oder zumindest auszuhalten? Und er ist zu einer inneren Auseinandersetzung mit dieser Wirklichkeit gefordert: Welche Verluste sind mit dieser Erkrankung verbunden? Kann er sie betrauern? Was bleibt an Lebenswertem? Was ist noch wichtig im Leben? Kann auch aus dieser Situation durch ihn selbst noch Sinnvolles werden?

Auseinandersetzung und Aufgabe

Fassen wir bis hierher zusammen: Der Mensch ist also in jeder Situation einerseits grundsätzlich zu einem Umgehen, einer *Auseinandersetzung* gefordert (dies ist ihm möglich aufgrund der anthropologischen Fähigkeiten der Selbstdistanzierung, Selbsttranszendenz und Selbstannahme), dies geschieht andererseits jedoch immer vor dem Hintergrund existenzieller Grundbedingungen, sodass diese eine spezifische Aufgabe für den Menschen darstellen, die er mittels *personaler Aktivitäten* zu vollziehen hat.

Sich auseinanderzusetzen in und mit einer Situation sowie personale Aktivitäten zu vollziehen, die aus dieser Auseinandersetzung resultieren, sind zwei Aufgaben, vor denen der Mensch immer steht.

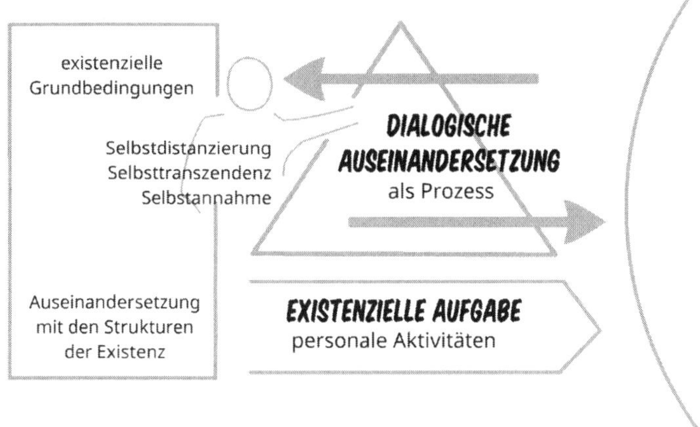

Abb. 3: Auseinandersetzung und Aufgabe

Prozesshafte und strukturelle Dialogfähigkeit: Die Kompetenz, sich abzustimmen

Gehen wir nun einen Schritt weiter. Wie gelingt es dem Menschen, zu dieser Auseinandersetzung in der Situation und dem inneren Wissen um die spezifische personale Aktivität zu kommen?

Für diesen Vermittlungsprozess benötigt der Mensch *die Kompetenz, sich in der Situation auf alle betreffenden Gegebenheiten hin abzustim-*

men. Dies erfordert eine *Dialogfähigkeit mittels stabiler Ich-Funktionen* (Tutsch 2010, 6; Kolbe 2019, 6ff.). Den Prozess der Abstimmung vollzieht der Mensch sowohl nach innen, also zu sich selbst hin (Innenpol [= Lebenshorizont]), als auch nach außen, also zur Welt hin (Außenpol [= Welthorizont]). Diese *Abstimmkompetenz* benötigt *zwei Fertigkeiten:* erstens das Prozessgeschehen von Eindruck, Stellungnahme und Ausdruck vollgültig vollziehen zu können, und zweitens stabile Ich-Funktionen zu besitzen, auf die der Mensch in diesem Prozessgeschehen Bezug nimmt und ohne die er diesen Prozess nicht autark vollziehen kann.

Die *prozesshafte Dialogfähigkeit* ist als Eindruck, Stellungnahme und Ausdruck bereits beschrieben worden.

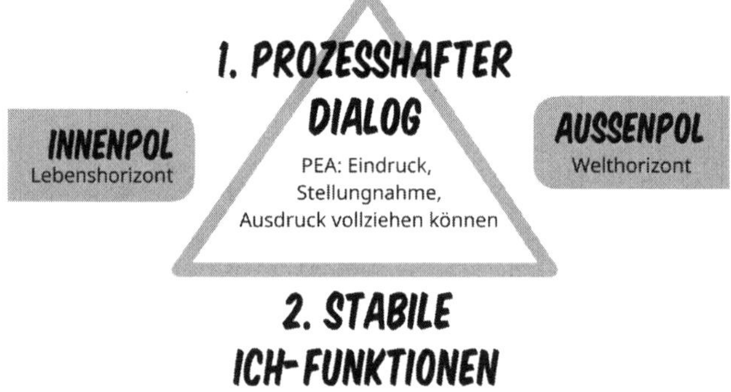

Abb. 4: Zwei Fertigkeiten für die Kompetenz, sich abzustimmen

Die *strukturelle Dialogfähigkeit* zeigt sich in den existenziellen *Ich-Funktionen*. Hierzu eine erläuternde Anmerkung: Die Begriffe »Ich-Funktionen« und »Ich-Struktur« werden in diesem Buch verwandt für die grundsätzlichen Fähigkeiten des Menschen, mit seinem Gegenüber und der Welt in einen Dialog zu treten. Man kann deshalb auch von Existenzfunktionen der Person sprechen. Dies setzt die Fähigkeit des Menschen zu einem authentischen Umgang mit sich selbst voraus. Beide Termini werden in der Existenzanalyse bislang dem spezifischen Themenbereich der dritten Grundmotivation zugeordnet. Nachfolgend werden sie jedoch grundlegender in den Gesamtzusammenhang aller vier Daseinsthemen gestellt.

Die Ich-Funktionen lassen sich existenzanalytisch mit sechs Aspekten beschreiben – nämlich der Fähigkeit,

1. Gegebenes *aufzunehmen* und Wesentliches *wahrzunehmen*,
2. sich von Gegebenem und Wesentlichem *berühren* zu lassen und es *ernst zu nehmen*,
3. hinsichtlich des Wesentlichen *sich selbst und dem Anderen gerecht zu werden*,
4. hinsichtlich des Wesentlichen eine *Position* zu beziehen, also eine *Entscheidung* treffen zu können,
5. das Wesentliche zu *vollziehen*,
6. sich für eine erneute Anfrage zu *öffnen*.

Die Stabilität dieser Ich-Funktionen ist Folge der Integrationsleistungen der Person hinsichtlich ihrer grundmotivationalen Themen.

Diese Sichtweise hat manche Ähnlichkeiten zur strukturbezogenen Psychotherapie von Gerd Rudolf, der vier zentrale Themen des Menschen beschreibt. Nun steht für ihn jedoch nicht der sonst in der Psychoanalyse übliche triebpsychologische Aspekt mit dem Blick auf Befriedigung und Frustration im Vordergrund der Betrachtung, aus dem sich dann typische Konflikte ableiten lassen. Neurotische Störungen werden in dieser herkömmlichen Sicht als dysfunktionale Lösungen des Menschen im Umgang mit seinen aus der triebdynamischen Bedürfnislage resultierenden Frustrationen oder Konflikten verstanden. Rudolf fokussiert jedoch vielmehr den *Entwicklungsaspekt* der Themen mit der Idee, dass jeder Entwicklung ein *Hauptziel* eigen ist, das der Mensch herzustellen sucht.

Mit dieser entwicklungspsychologischen Akzentverschiebung in der Betrachtungsweise der psychischen Lage des Menschen verlagert sich der Blick auf die Frage, worauf der Mensch in der Befriedigung seiner Bedürfnisse grundlegend angewiesen ist und wie stabil er diesbezügliche Erfahrungen integriert hat. Rudolf spricht davon, dass es dem Menschen um die Herstellung von Nähe und Beziehung, von Objektbindung, von Autonomie und von Identität geht (Rudolf 2006, 6–20). Hier ist eine große Nähe zum Konzept der Grundmotivationen in der Existenzanalyse, deren inhaltliche Schnittstellen noch auszuloten wären. Wichtig ist folgender Gedanke Rudolfs: *Die etablierten Ziele zeigen sich in strukturellen Funktionen, die der Mensch dann grundsätzlich für seine Lebensgestaltung zur Verfügung hat.* Es handelt sich dabei um drei Fertigkeiten. Die strukturellen Funktionen ermöglichen es dem Menschen, Gegebenheiten zu *differenzieren*, Aspekte zu einem neuen Gefüge zu *integrieren* und ein Gleichgewicht zu *regulieren* (ebd., 14ff.).

Nun lässt sich dieser Gedanke, der von Rudolf auf der Ebene der Psychodynamik entwickelt wird, übertragen auf die Ebene der *Personalität.* Dann geht es um eine *Operationalisierung Personaler Diagnostik.* Die existenziellen Ich-Funktionen, die die Existenzanalyse beschreibt und die im Ich-Erleben erfahrbar werden, zeigen sich *in vier grundlegenden Dimensionen des Selbstbezugs, die sich – je nach struktureller Stabilität – als Qualität oder Insuffizienz abbilden* (vgl. auch Arbeitskreis OPD-KJ 2003, 123). Die diesbezüglichen Fertigkeiten lassen sich als *vier personale Kompetenzen* beschreiben. Diese Kompetenzen fußen maßgeblich auf biographischen Integrationserfahrungen zu den grundmotivationalen Themen und liegen den existenziellen Ich-Funktionen zugrunde. Es handelt sich um die Kompetenz der

1. *reflektierten Selbst- und Fremdwahrnehmung,*
2. *emotionalen Bezogenheit,*
3. *autonomen Legitimität,*
4. *autarken Handlung.*

Ein Beispiel: Die Kompetenz der autonomen Legitimität zeigt sich unter anderem in der Selbstsicherheit und Autonomie, eine vor sich selbst und anderen gerechtfertigte eigene Position zu vertreten, auch wenn wichtige andere Menschen diesen Sachverhalt anders bewerten.

Fassen wir bis hierher zusammen: Um sich mit den Situationen, in denen der Mensch lebt, auseinanderzusetzen, bedarf es der Kompetenz, sich abzustimmen. Dieses Abstimmen geschieht in einem prozesshaften Dialog mittels der PEA. Dieser Prozess ist im Gelingen abhängig von der Stabilität der Ich-Funktionen, fußt also auf Kompetenzen im Horizont struktureller Voraussetzungen. In der Folge wird dem Menschen deutlich, welche personale Aufgabe auf ihn wartet und welche PA er zu vollziehen hat.

Indikationen für Personale Existenzanalyse bzw. Personale Aktivität

Angesichts der bislang ausgeführten Unterscheidung in eine grundsätzliche situative Auseinandersetzung und spezifische personale Aktivitäten, die in der Situation zu erbringen sind, entsteht die Frage, welche Indikationen sich zur Arbeit mit der PEA bzw. zur Arbeit an der PA im Horizont der Grundmotivationen bis hierher beschreiben lassen. Anders gefragt: Wann arbeitet man in der Therapie bzw. in der Beratung mittels der PEA?

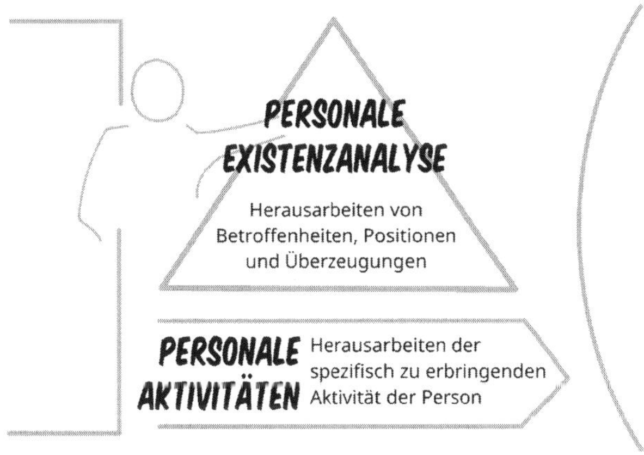

Abb. 5: Arbeit mit der PEA sowie an den PA

Und was fokussiert diese Arbeit? Und wann arbeitet man an der PA bzw. an Themen, die die Grundmotivationen betreffen?

Zur Arbeit mit der Personalen Existenzanalyse

Mittels der PEA geht es grundsätzlich immer um das Herausarbeiten von Betroffenheiten, Positionen und Umsetzungen für den Menschen. Dies gilt für alle konkreten Themen und Inhalte, mit denen Menschen in die Therapie oder Beratung kommen oder die sich im Verlauf der Therapie oder Beratung als bedeutsam erweisen; also zum Beispiel für das Herausarbeiten eines Themas, der existenziellen Bedeutung dieses Themas für den Menschen, der Festigkeit einer Position, der Integration von Gesichtspunkten in die Position, den Ideen und der Konkretion der Umsetzung.

Wozu ist die Arbeit auf dieser Ebene wichtig? Unter dem Druck aktueller oder biografischer Situationen sind oft wesentliche Aspekte des individuellen Erlebens, des Betroffenseins und der Bedeutung nicht integriert. Mittels der PEA kann dies bewusst gemacht werden, eine (nachträgliche) Integration kann erfolgen. Das gilt ebenso für Unsicherheiten und Unklarheiten bei Entscheidungen.

Auf einer strukturellen Ebene betrachtet ist die Arbeit mit der PEA unspezifisch, weil sie für alle Themen des Menschen gilt. Ihr Fokus ist es, die Bedeutung eines Themas zu erfassen und seine Handlungsrelevanz und Umsetzung zu klären.

Zur Arbeit mit der Personalen Aktivität

Hier geht es maßgeblich um das Herausarbeiten der spezifisch zu erbringenden Aktivität der Person angesichts einer Aufgabe, einer zu gestaltenden Situation. Welche PA erfordert die reale aktuelle Situation? Dies ist die Leitfrage in diesem Zusammenhang. Geht es beispielsweise darum, die Situation anzunehmen? Geht es darum, sich überhaupt einzulassen und berühren zu lassen vom Geschehen? Oder geht es darum, entgegenzutreten und sich auseinanderzusetzen?

Hierfür ist wesentlich zu erkennen, in welchen lebensgeschichtlich-biografischen Kontext diese spezifische Aktivität eingebettet ist. Gibt es Ängste, Konflikte oder Mangelerfahrungen im (bewussten oder unbewussten) Hintergrund, die es erschweren, diese Aktivität zu vollziehen? Und auf welchem personalen Strukturniveau des Individuums ist die zu leistende PA angesiedelt? Dieses Thema wird im Folgenden noch näher dargelegt. Das Bearbeiten der Ängste, Konflikte oder Mangelerfahrungen bzw. die Arbeit an der personal-existenziellen Ich-Struktur bilden dann den Fokus der Therapie oder in abgeschwächter Form einer Beratung. In der dialogischen Anwendung kommt hierfür ebenfalls wieder die PEA zum Tragen.

Soweit das grundlegende anthropologische Verständnis und die grundlegenden therapeutisch-beraterischen Aufgaben. Wie zeigt sich dieses Geschehen nun im psychotherapeutischen Kontext? Und welche Erklärungen lassen sich finden, weshalb es zur Pathologie kommt? Diese Fragen sind natürlich für die psychotherapeutische Arbeit entscheidend.

Zur Stabilität grundmotivationaler Struktur

Analog zu einer Systematik auf der Ebene einer triebpsychologischen Erklärung, wie sie bei Rudolf und anderen zu finden ist, lässt sich auch auf der Ebene personal-existenzieller Grundmotivationen überlegen, welche Fähigkeiten und Auswirkungen ein stabiles oder instabiles Strukturniveau des Menschen mit sich bringen. Dazu zunächst folgende Klärung: *Was meint Struktur?*

> »Struktur ist definiert als die Verfügbarkeit über psychische Funktionen, die für die Organisation des Selbst und seine Beziehungen zu den inneren und

äußeren Objekten erforderlich sind. Strukturelle Störungen beinhalten die unzureichende Verfügbarkeit über diese Funktionen, bzw. ihre Vulnerabilität. Strukturelle Störungen sind meist die Folge frühkindlicher Beziehungsstörungen« (Rudolf 2006, 54).

Wenn man diese Sichtweise Rudolfs nicht nur auf das psychische Erleben bezieht, sondern die personale Dimension mit einbezieht, wie es der Fokus der Existenzanalyse ist, dann geht es hinsichtlich der strukturellen Stabilität auch um die *Verfügbarkeit existenzieller Funktionen für den Prozess der dialogischen Abstimmung und personalen Aktivität.*

Die Kurzformel lautet dann: Je stabiler die existenzielle Ich-Struktur, desto gelingender die Kompetenz, sich abzustimmen sowie spezifisch personale Aktivitäten umzusetzen. Denn: Die Fähigkeiten und Aktivitäten sind in ihrer Stabilität und ihrem Funktionsniveau an das Niveau der strukturellen Festigkeit innerhalb der jeweiligen Grundmotivation gekoppelt. Man kann es auch andersherum sagen: Das Niveau in der Realisation personaler Aktivitäten gibt diagnostisch Auskunft über die Stabilität des Strukturniveaus der Grundmotivationen.

Worin besteht nun die Stabilität der existenziellen Ich-Struktur? Sie zeigt sich wesentlich in *vier Verankerungen*, in denen der Mensch wurzelt – nämlich in der Verankerung

1. im *Grund des Seins:* Seinsvertrauen,
2. in der *Werterfahrung des Lebens:* Grundwerterfahrung,
3. in der *Eigenständigkeit des Selbstseins:* Selbstwerterfahrung,
4. im *Kontext:* Sinnerfahrung.

Diese wesentlichen inneren Verankerungen, auf die der Mensch im Grunde angewiesen ist, nach denen er strebt und die er aufgrund von Erfahrungen in seiner Entwicklungsgeschichte in sich trägt, haben zentrale *Auswirkungen.* Sie begründen erstens die *Festigkeit* grundlegender latenter personaler Fertigkeiten und helfen zweitens, das *Verhalten* in der Situation zu organisieren. Somit ermöglichen sie es dem Menschen, sich mit seiner umgebenden Welt *auseinanderzusetzen*, sich selbst zu *regulieren* und zu *organisieren.* Dies alles sind Bedingungen für die zuvor beschriebene personale Kompetenz, sich abzustimmen. *Struktur begründet also Aktualisierungsbereitschaften.* »Struktur enthält potentielle Energie, bereitstehende Voreingenommenheiten und Möglichkeiten. Struktur ist damit potentielle Funktion, potentielle Dynamik der Anpassung, […] aus Funktion gewonnene, kondensierte, in affektlogischen Schemata geordnete Information« (Arbeitskreis OPD-KJ 2003, 18).

Übertragen wir dies auf personale Fertigkeiten, wie sie die Existenzanalyse beschreibt, dann lässt sich systematisieren: Die Verankerung

1. im Seinsvertrauen ermöglicht die *Fertigkeit, mit Gelassenheit und aus dem Vertrauen zu leben,*
2. in der Grundwerterfahrung ermöglicht die *Fertigkeit, sich selbst, den Menschen und der Welt mit Liebe zu begegnen,*
3. in der Selbstwerterfahrung ermöglicht die *Fertigkeit, sich selbst und anderen Respekt und Wertschätzung zu geben,*
4. in der Sinnerfahrung ermöglicht die *Fertigkeit, sich in einen Zusammenhang einzubetten.*

Drei diagnostische Betrachtungsebenen

Diagnostisch lassen sich in der psychotherapeutischen Arbeit mit der hier dargestellten Sichtweise drei Ebenen unterscheiden:

1. die spezifische thematische Ebene und Aufgabe
2. das Niveau der Ich-Funktionen als Existenzfunktionen im Prozessgeschehen und Vollzug
3. die Funktionsblockaden in der Realisation personaler Aktivitäten aufgrund des personal-existenziellen Strukturniveaus

Die diagnostische Unterscheidung dieser Ebenen verbunden mit der Einschätzung des Therapeuten hinsichtlich des Funktions- und Strukturniveaus des Patienten ist für die therapeutische Arbeit von großer Bedeutung. Hieraus erschließt sich, wann woran und wie zu arbeiten ist. In einem Bild gesprochen: Wenn jemand zu Ihnen kommt, um mit Ihnen eine Bergtour – am liebsten gleich eine Gipfelersteigung – zu machen, weil er weiß, dass Sie da erfahren sind, werden Sie sich auch die Kondition und Erfahrung Ihres Gegenübers anschauen. Vielleicht verabreden Sie sich gleich an der Hütte, um von da aus zum Weg auf den Gipfel zu starten. Vielleicht verabreden Sie sich aber auch im Sportgeschäft, um für eine entsprechende Ausrüstung zu sorgen und dann mit einem etwas längeren Weg in den Bergen zu beginnen.

Die diagnostische Erkenntnis macht verständlich, warum beispielsweise eine Arbeit an der thematischen Ebene allein nicht gelingen kann, wenn das Funktionsniveau der Ich-Funktionen blockiert ist oder wenn die strukturelle Stabilität fehlt. Diagnostisch konzentriert sich der Blick deshalb auf das Funktionsniveau der Ich-Funktionen sowie der personalen Aktivitäten angesichts der strukturellen Stabilität.

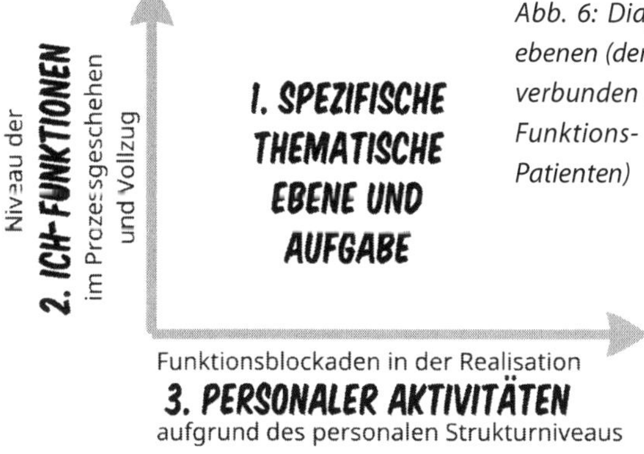

Abb. 6: Diagnostische Betrachtungsebenen (der mehrdimensionale Blick – verbunden mit der Einschätzung des Funktions- und Strukturniveaus des Patienten)

Stellen wir uns beispielsweise einen Patienten mit depressiver Symptomatik vor. Er beschreibt Situationen, in denen er sich überfordert fühlt und zu denen er sich im Sinne seiner Kraft und Energie abstimmen können sollte. Die notwendige personale Aktivität wäre eine Abgrenzung und Positionierung, um das Maß der Herausforderung subjektiv angemessen zu halten. Auf der Betrachtungsebene der Ich-Funktionen bedarf dies zunächst einer hinreichenden Selbstwahrnehmung.

Im Verlauf der Therapie stellt sich heraus, dass eine authentische Selbstwahrnehmung nur schwer gelingt, weil sie sofort überfrachtet ist mit Ansprüchen und Selbstentwertungen. Erst nach und nach wird sichtbar, dass das Ich-Erleben vollständig an den Anspruch der Leistung gekoppelt ist. Die Leistung gemäß den Ansprüchen aus dem Über-Ich wird als normal empfunden.

Die biografische Anamnese ergibt, dass die primären Bezugspersonen für den Patienten schon von klein auf übergriffig, fordernd und an eigenen Interessen ausgerichtet waren. Um die Beziehung zu erhalten, musste er sich anpassen, auf Eigenes verzichten und den Leistungsidealen entsprechen.

Therapeutisch stellt sich jetzt die Frage, inwiefern eine Arbeit an der Differenzierung der Ich-Funktionen (Selbstwahrnehmung und -legitimation) hinreichend ist bzw. in welchem Ausmaß die Arbeit an der strukturellen Ebene (Grund- und Selbstwertverankerung) einzubeziehen ist.

Therapeutische Aufarbeitung

Wann also ist an der Differenzierung der Ich-Funktionen zu arbeiten? Und wann an der Stabilisierung der strukturellen Festigkeit? Und worum geht es therapeutisch in dieser jeweiligen Arbeit?

Die Beantwortung der Frage, wo therapeutisch anzusetzen ist, richtet sich nach dem Charakter und dem Niveau der Störung. Grundsätzlich lassen sich hier eine Konfliktebene und eine instabile Strukturebene unterscheiden. Die Konfliktebene betrifft eher neurotische Störungen bei relativ intakter struktureller Festigkeit der Persönlichkeit, während die instabile Strukturebene ein instabiles Persönlichkeitsniveau zur Voraussetzung hat, das sich durch ein fixiertes Regulationssystem stabilisiert.

Konfliktebene: Neurotische Störung

Bei der Konfliktebene steht das situative Unvermögen und Leiden im Vordergrund. Die Störung tritt im Horizont von Ereignissen auf – angesichts (unbewusster) ungelöster Konflikte, unverarbeiteter Mangelerfahrungen, Unwissenheit, Angst oder situativ überfordernder Verluste. Diese führen in der Regel zu einer *Funktionsblockade*, die den Vollzug personaler Aktivitäten aufgrund relativer Fixierungen im Copingverhalten erschwert oder gar verunmöglicht. *Ausgangspunkt* ist dann die *situative* oder (eher) kurzzeitige *Überforderung der Ich-Struktur* bei ansonsten struktureller Stabilität.

Die Instabilität des Funktionsniveaus ist also wesentlich nur situativ, nicht durchgängig. Es gibt einen auslösenden Faktor, der diese situative Überforderung in Gang setzt. Sie kann aus der realen derzeitigen Wirklichkeit kommen (z.B. ein unverhoffter Verlust, der verarbeitet werden muss, jedoch als überfordernd erlebt wird), steht jedoch häufig in einer Analogie zu unverarbeiteten lebensgeschichtlichen Themen (z.B. bittet der Vorgesetzte zu einem Gespräch, es wird mit übertriebener Angst und daraus folgender Rechtfertigung reagiert; die Angst gehört eigentlich dem Kind in der Erfahrung mit dem überstrengen Vater).

Das bedeutet: Die nicht gelingende personale Aktivität steht im Zusammenhang mit *nicht bewältigten Ängsten*, die therapeutisch bewusst zu machen und durchzuarbeiten sind. Deshalb ist an der Beruhigung der Angst zu arbeiten, sodass dann eine gefestigte personale Aktivität möglich wird. Für die Psychotherapie bedeutet dies die *Arbeit am Konflikt*, an der *Angst*, am *Mangel*, an *Loyalitäten* oder an der Verarbeitung eines *Verlustes*.

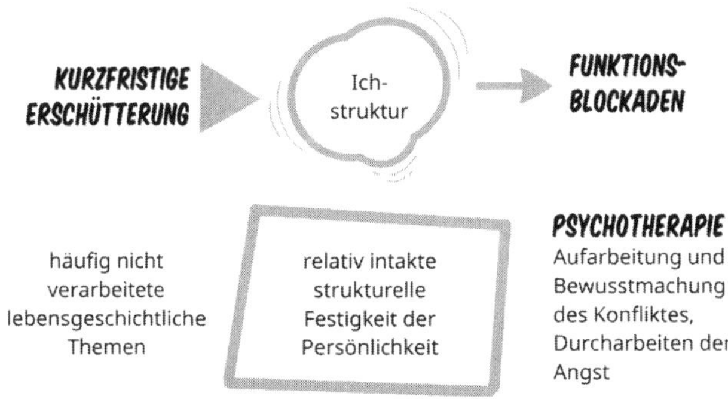

Abb. 7: Konfliktebene: neurotische Störung

Existenzanalytisch lassen sich gemäß den grundmotivationalen Themen des Menschen vier grundlegende Bedrohungen beschreiben, die einen Konflikt darstellen (deshalb Konfliktebene), weil das Ziel des jeweiligen existenziellen Themas vom Menschen zwar erstrebt wird, die Angst aber dagegen steht. Die *Konfliktthemen* lauten:

1. Angst der Verunsicherung vs. Vertrauen
2. Angst der Unverbundenheit vs. Verbundenheit
3. Angst des Nicht-selbst-Seins vs. Selbstannahme
4. Angst der Kontextlosigkeit vs. Sinn

Diese spezifischen Ängste werden mit jeweils vorherrschenden zuständlichen Gefühlen erlebt:

1. Bedrohung und Bodenlosigkeit
2. Beziehungsunsicherheit und Beziehungskälte
3. Selbstverlorenheit und Ungenügendsein
4. Nichteingebundenheit und Nichtverstehen

Das Zulassen der jeweiligen Angst sowie deren Überwindung werden vom Menschen in der Regel bedrohlich und konflikthaft erlebt. Deshalb lassen sich neurotische Störungen durch das Bewusstmachen und Aufdecken von Konflikten bearbeiten und behandeln. Dies ist wesentliche Voraussetzung für die Festigung der personalen Aktivität.

Instabile Strukturebene: Persönlichkeitsstörung

Bei der instabilen Strukturebene stehen durchgängige Reaktionsmuster im Erleben und Verhalten im Vordergrund, deutlich unabhängiger von situativen Kontexten. Alles, was auf den Menschen zukommt, wird beispielsweise generalisierend als bedrohlich erlebt; oder Rückmeldungen anderer Menschen generalisierend als Infragestellung der eigenen Person etc.

Um mit diesem Ausmaß der persönlich erlebten Bedrohung zurechtzukommen, entwickelt der Mensch ein fixiertes Regulationssystem (fixierte Copingreaktionen), das ihn in seinem Lebensvollzug stabilisiert, damit jedoch der realen Wirklichkeit nicht gerecht wird. Diagnostisch spricht man von Persönlichkeitsstörungen. *Ausgangspunkt* ist in diesen Fällen eine zugrunde liegende *defizitäre Ich-Struktur mit* in der Folge *grundsätzlicher Überforderung des Vollzugs personaler Aktivitäten.* Die psychotherapeutische Arbeit setzt deshalb zunächst nicht bei der Aufarbeitung und Bewusstmachung eines Konfliktes oder beim Durcharbeiten einer Angst an. Sie arbeitet vielmehr an der *Restrukturierung der strukturellen Festigkeit.*

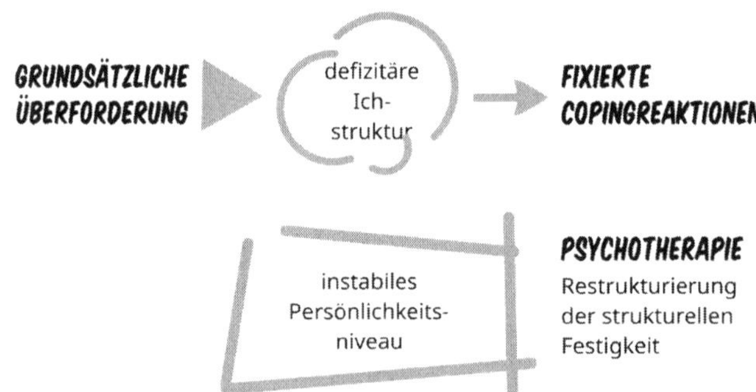

Abb. 8: Instabile Strukturebene: Persönlichkeitsstörung

Beide Störebenen (die neurotische Ebene bzw. die Ebene der Persönlichkeitsstörung) brauchen ein jeweils anderes psychotherapeutisches Arbeiten. Wird auf der ersten Ebene (Konfliktebene: Funktionsblockade aufgrund kurzzeitiger Erschütterung der Ich-Struktur) eher aufdeckend gearbeitet, um durch Bewusstmachung und Verstehen neue Erlebens- und Verhaltensoptionen zu ermöglichen, geht es auf der zweiten Ebene (Instabile Strukturebene: fixiertes Regulationssystem aufgrund von Defiziten in der Ich-Struktur) eher um Restrukturierung aufgrund massiver lebensgeschichtlicher Überforderungen, Mangelerfahrungen und/oder Traumata.

Eine Strukturtherapie fokussiert deshalb existenzanalytisch die Verankerung bzw. Festigung (1) im Grund des Seins, (2) in der Werterfahrung des Lebens, (3) in der Eigenständigkeit des Selbstseins, (4) im Kontext des Sinns.

Schluss

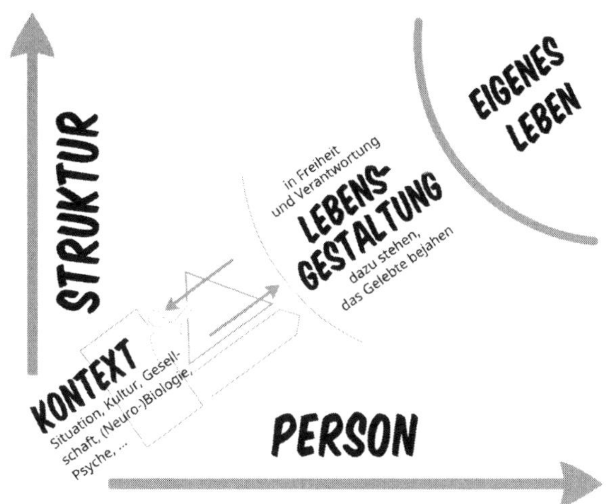

Abb. 9: Struktur – Person – Lebensgestaltung

Die große Aufgabe und Herausforderung jedes Menschen ist es, das Leben in Freiheit und Verantwortung so zu gestalten, dass er dazu stehen und das Gelebte – auch im Nachhinein – bejahen kann. Dann wird das gegebene Leben zum eigenen Leben. In der Verwirklichung dieser Lebensherausforderung begegnet der Mensch der unaufhebbaren Polarität von Person und Struktur. Als Person ist der Mensch derjenige, der sich jenseits des Bestehenden ansprechen lässt. Indem er dieses unverfügbar Andere zu sich nimmt, mit sich abstimmt und seine Antwort darauf gibt, gestaltet er sein Leben. Es entsteht Neues, vorher nicht Dagewesenes. Das ist sein schöpferisches Potenzial. So gesehen ist der Mensch unbedingt frei. Es ist die Freiheit zum eigenen Leben. Nicht jedoch frei ist er von der Gebundenheit an Kontexte innerer und äußerer Art, die ihn immer auch zirkulär bedingen und prägen. Zu diesen gehören nicht nur situative, kulturgeschichtliche, gesellschaftliche, also soziale Bedingungen, sondern auch (neuro-)biologische und psychische Bedingungen.

Deshalb hat eine professionelle Begleitung von Menschen sowohl die existenzielle als auch die strukturelle Betrachtungsebene in den Blick zu nehmen.

Literatur

Arbeitskreis OPD-KJ (Hrsg.). (2003). *Operationalisierte Psychodynamische Diagnostik im Kindes- und Jugendalter. Grundlagen und Manual.* Bern u.a.: Hans Huber.

Frankl, V.E. (1985). *Ärztliche Seelsorge. Grundlagen der Logotherapie und Existenzanalyse.* Frankfurt/M.: Fischer.

Kolbe, C. (2019). Person-Ich-Selbst. Klärungen sowie existenzanalytische Anmerkungen zur Ich-Struktur. *Existenzanalyse, 36*(2), 4–11.

Längle, A. (Hrsg.). (2000). *Praxis der Personalen Existenzanalyse – Grundlagen.* Wien: facultas.

Längle, A. (2008). Existenzanalyse. In ders. & A. Holzhey-Kunz, *Existenzanalyse und Daseinsanalyse* (23–179). Wien: facultas.

Längle, A. & Kolbe, C. (2014). Existenzanalyse – Die Zustimmung zum Leben finden. In W. Eberwein & M. Thielen (Hrsg.), *Humanistische Psychotherapie. Theorien, Methoden, Wirksamkeit* (149–163). Gießen: Psychosozial-Verlag.

Rudolf, G. (2006). *Strukturbezogene Psychotherapie. Leitfaden zur psychodynamischen Therapie struktureller Störungen.* Stuttgart: Schattauer.

Tutsch, L. (2010). Emotionen im psychotherapeutischen Prozess: aktivieren oder managen? *Existenzanalyse, 27*(2), 4–11.

Grafische Gestaltung der Abb. 1–9: F. Gottschling.

Anthropologische Dimensionen der Existenzanalyse

Eine Übersicht: Hilfen zur Diagnostik

Mit der folgenden Übersicht soll ein *grundlegender* Überblick in die Zusammenhänge und Gleichzeitigkeit wesentlicher anthropologischer Betrachtungsebenen und Themen aus Sicht der Existenzanalyse gegeben werden. Dieser Einblick soll Orientierung geben, wenn in der Arbeit mit Menschen therapeutisch oder beraterisch zwar an einem Punkt angesetzt wird, weil man ja irgendwo das Packende aufnehmen muss, und gleichzeitig das Ganze in seinen wesentlichen Bedeutungen und Zusammenhängen im Blick bleiben soll. Dies ist nicht nur aufgrund der Komplexität der anthropologisch bedeutsamen Themen anspruchsvoll. Der besondere Anspruch resultiert aus der Mehrdimensionalität der Perspektiven. Herzstück dieser dimensionalontologischen Unterscheidung ist die Entfaltung in eine existenzielle und eine strukturelle Betrachtungsweise des Menschen. Beide Betrachtungsweisen sind grundlegend zu unterscheiden, weil aus ihnen unterschiedliche Schlussfolgerungen, Einschätzungen, Haltungen und Vorgehensweisen resultieren, gleichzeitig bilden sie jedoch eine bipolare Einheit. So geht es einerseits darum, der Person gerecht zu werden, ihr in ihrem Anspruch auf Individualität, Unterschiedlichkeit, Eigenständigkeit, Verstanden-Werden, Begegnung und Intentionalität zu genügen. Andererseits muss die psychische Struktur im Blick sein, zugespitzt in der Störung oder gar Krankheit. Diese Struktur, die ja nicht das Personale repräsentiert, hat bekanntlich ihre Gesetzmäßigkeiten und Determinanten, kennt eine Allgemeinheit, weist eine Einheitlichkeit der Symptome auf und bildet sich im Krankheitsfalle in der Psychopathologie ab.

Im Zentrum der Existenzanalyse steht das existenzielle Thema eines erfüllten und selbstbestimmten Lebens, um das es jedem Menschen geht. Mit diesem Thema ist der Mensch wiederum in eine Polarität gestellt, der er zu begegnen hat: (1) Was ist die Aufgabe, vor der ein Mensch in seiner derzeitigen lebensgeschichtlichen Situation steht? Um es mit Frankl auszudrücken: Was ist die Frage des Lebens an den Menschen? (2) Wie gestaltet der Mensch sein Umgehen mit dieser Aufgabe? Auch wieder mit Frankl ausgedrückt: Was ist seine Antwort auf diese Lebensfrage?

In einem erfüllten und selbstbestimmten Leben geht es also immer um den Zusammenhang und das Zusammenspiel von Aufgabe und Gestaltung. Denn eine Aufgabe ohne Gestaltung führt in pure Mechanik und Funktionalität. Und eine Gestaltung ohne Aufgabe mündet in existenzieller Sinnleere, ist somit reine Kosmetik oder Form. Beides wäre nicht dem Menschen gemäß. In der Spannung dieser beiden Pole ist deshalb die *existenzielle Dynamik* des menschlichen Daseins angesiedelt. Der Mensch muss fähig sein zum Dialog und zur Auseinandersetzung, um sein Leben hinsichtlich seines Eigentlichseins zu gestalten.

Dieser Prozess ist gekennzeichnet von einem Weltbezug (Außenpol), in dem das Subjekt steht, und einem Selbstbezug (Innenpol), der es prägt. Im Kontext beider Horizonte vollzieht der Mensch diese Selbstbestimmung. Im Weltbezug verwirklicht er seine personalen Werte. Im Selbstbezug klärt er die persönliche Bedeutung dieser Werte und beispielsweise deren innere Rechtfertigung.

Um den Menschen in dieser Aufgabe und in diesem Prozess ganzheitlich und gleichzeitig differenziert zu verstehen, ist die Unterscheidung in diese zwei grundlegend voneinander unterschiedenen Dimensionen bedeutsam, die die menschliche Existenz kennzeichnen: die existenzielle sowie die strukturelle Dimension. Die *strukturelle Dimension* entspricht unserer naturwissenschaftlichen Denkweise und betrachtet den Menschen maßgeblich aus dem Paradigma der Stetigkeit (vgl. Bollnow 1984, 21–23). So ist der Gedanke folgerichtig, das Wesen von Strukturen zu entschlüsseln, um darin den Menschen in seinen Entscheidungen und Verhaltensweisen einschätzen, vielleicht sogar vorhersagen zu können. Aufgrund der Kenntnis eines Persönlichkeitstypus oder spezifischer neurotischer Ausformungen lassen sich Wahrscheinlichkeitsaussagen für das Erleben und Verhalten von Menschen treffen. Diese helfen, Ideen für Behandlungen zu entwerfen. Der Mensch wird zum Objekt der Betrachtung. Demgegenüber steht eine Auffassung vom Menschen, wie sie der Existenzphilosophie eigen ist, in der es schlechthin keine Stetigkeit gibt. In *existenzieller Hinsicht* gilt das Prinzip der Unstetigkeit, wie es in der Stellungnahme, Wertung, Entscheidung, aber auch der Erschütterung oder Krise zum Ausdruck kommt. Zur Existenz kommt der Mensch, wo er antwortet auf das, was ihn angeht. Ihn zu verstehen und zu erfassen in dem, was ihm wesentlich ist, ist nur möglich, wenn ihm in seiner diesbezüglichen Subjekthaftigkeit begegnet wird.

Wenn nun beide Sichtweisen nicht gegeneinander ausgespielt werden, dann lässt sich festhalten: So sehr sich der Mensch erst in existenzieller Hinsicht als Mensch erweist, so wenig gibt es ihn ohne Anlage, Typus und Prägung in seiner jeweiligen Lebensphase. Die *existenzielle Dimension* umfasst (1) die Ausrichtung des Menschen auf personale Werte hin. Hierüber kommt der Mensch in die Erfüllung seines Daseins. Sie umfasst (2) die situativ zu leistenden personalen Aktivitäten. Die *strukturelle Dimension* umfasst den Horizont der ontischen existenziellen Bedingungen (im Sinne der existenzanalytischen Grundmotivationen), in denen der Mensch im Horizont der Welt und seiner selbst steht. In ihr geht es um die vitalen Voraussetzungen, auf die der Mensch zurückgreift und Bezug nimmt, wenn er seine Werte lebt und personale Aktivitäten vollzieht, also die Möglichkeitsbedingungen im Außen sowie im Innen, hier seine Anlagen und Prägungen wie seinen Persönlichkeitstypus, seine Ich-Strukturen, sein Selbst, aber auch seine Neurotizismen.

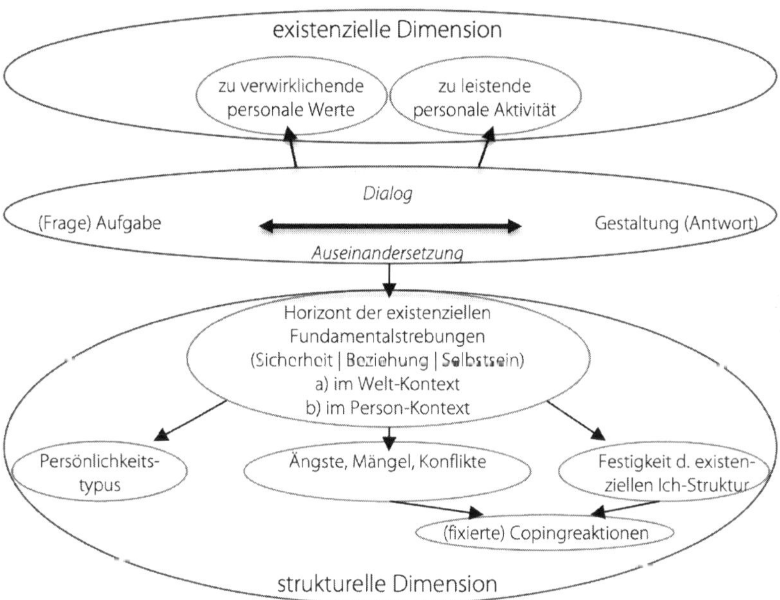

Abb. 10: Diagnostik-Übersicht

Abbildung 10 soll dies übergeordnet verdeutlichen. Die Diagnostik psychopathologischer Störungen sind dann weitergehende Spezifizierungen dieser Systematik, die hier nicht ausgeführt werden.

Literatur

Bollnow, O. F. (1984). *Existenzphilosophie und Pädagogik*. Stuttgart: Kohlhammer.

Person – Ich – Selbst

Existenzanalytische Anmerkungen zur Ich-Struktur

Die Existenzphilosophie, in deren Tradition die Existenzanalyse steht, betont, dass der Mensch sich sein Dasein anzueignen hat. Diese Aneignung ist kein automatischer Akt, sondern eine Aufgabe, vor der jeder Mensch steht, die er vollziehen, der er sich aber auch verweigern kann. Der Mensch ist »in die Welt geworfen«, wie Martin Heidegger (2006, 135f.) sagt, jedoch wird dieses Dasein erst dann eigentlich, wenn und indem er Eigentümer seines Daseins wird. Weil und indem der Mensch Existenz ist (und im Unterschied zu anderen Lebewesen nicht nur lebt oder im Unterschied zur unbelebten Natur nur vorhanden ist), weil und indem er also existiert, ergreift er seine spezifische Seinsverfassung (Marquard 2013, 208): Er nimmt seine Möglichkeiten der Lebensgestaltung ständig neu in die Hand, um ein Selbst, er selbst zu werden und sich darin immer wieder zu übertreffen. So gelangt der Mensch von der »Geworfenheit« in den »Entwurf«.

Deshalb sagt Heidegger (2006, 42): Das Wesen des Daseins liegt in seiner Existenz. Wir haben unser Leben zu führen, ob wir wollen oder nicht. Jedoch nicht irgendein Leben, sondern unser Leben. Die Tatsache, dieses eigene Leben zu führen, heißt aber gleichzeitig auch, in eine prinzipielle Freiheit gestellt zu sein, dies zu können. Sein ist also eine Möglichkeit, ein Seinkönnen und damit eine Verantwortungsübernahme für das eigene Leben. Die Freiheit und Verantwortung des Menschen gehören also fundamentalontologisch zur Struktur des menschlichen Daseins (Dorra 2014, 27f.).

Kernidee der Existenzanalyse ist – analog der Tradition existenzialistischer Ansätze – die Fähigkeit des Menschen, aktiv das eigene Leben gestalten zu können, in einem potenziell freien und verantwortlichen Umgang mit allen Gegebenheiten seiner Welt zu stehen. Diese Welt enthält immer eine Aufgabe, der sich der Mensch zu stellen hat und die ihm eine Ausrichtung gibt. Ziel existenzanalytischer Psychotherapie ist deshalb die Befähigung zu diesem Umgang, zu dieser Aneignung, wenn sie in ihrer Intentionalität blockiert oder gar gestört ist.

Der Weg dieser Aneignung ist der existenzielle Dialog: Das Leben fragt, der Mensch hat zu antworten, so hat es Frankl (1985, 72) beschrieben. – Gesund ist der Mensch demzufolge, wenn es ihm gelingt, diesen Dialog zu führen (Kolbe 2001). Es ergeben sich Fragen, wenn wir diese Gedanken reflektieren: Wer in uns führt diesen Dialog? Wer in uns weiß um den Entwurf? Wer in uns vollzieht diese Umsetzung? – Die Person – das Ich – das Selbst?

Es fällt auf, welchen zentralen Stellenwert der Personbegriff bei Frankl hat. Dies mag einerseits mit der Tatsache zusammenhängen, dass ihn Max Scheler, der geistige Vater Frankls, ins Zentrum seiner Anthropologie stellt, andererseits, dass mit diesem Begriff das zentrale Charakteristikum des Menschen als geistiges Wesen gefasst wird. Scheler (1991, 38) nennt die Person das Aktzentrum des Geistes. Frankls (1987, 94) Definition lautet: Person ist das Freie im Menschen. Qua Geistigkeit kann der Mensch den Gegebenheiten seiner Welt und auch seines vitalen Triebsystems gegenübertreten und mit ihnen umgehen. Er ist ihnen gegenüber frei zur Gestaltung.

Frankl hat verschiedene Merkmalsbeschreibungen zum Begriff Person gegeben. Die kompakteste Zusammenfassung findet sich in »Die 10 Thesen zur Person« (Frankl 1982, 108–118). Fast nichts hat er zu dem geschrieben, was wir das Ich und das Selbst nennen. Insgesamt bleiben seine Ausführungen zur Person grundsätzlich und zumeist abstrakt. Sie sind hinsichtlich der Anthropologie von grundlegender Bedeutung, jedoch für die psychotherapeutische Praxis schwer fassbar und umsetzbar. Die vornehmlich durch Längle und in verschiedenen Aspekten auch durch Kolleginnen und Kollegen weiterentwickelte Existenzanalyse hat dieses Personverständnis operationalisiert. Im Prozessmodell der Personalen Existenzanalyse wird es mit den drei Variablen Eindruck, Stellungnahme und Ausdruck in der Gesprächsführung konkret anwendbar. Und im Strukturkonzept der Grundmotivationen mündet die Differenzierung des Personverständnisses in spezifisch personale Aktivitäten, die ein Mensch vor dem Hintergrund der jeweiligen daseinsthematischen Gegebenheit zu vollziehen hat, um zu einem erfüllten Leben zu kommen (Längle 2008).

Immer neue Differenzierungen zu den Begrifflichkeiten Person und Ich sind zwischenzeitlich beschrieben worden. Deshalb ist es an der Zeit, den Extrakt für ein fassbares Verständnis zu kondensieren. Im Folgenden werden die Grundideen der Begriffe dargelegt und eine systematisierende Orientierung hinsichtlich ihres existenziellen Charakters und inneren Zusammenhangs gegeben. Und es werden Impulse gegeben für eine Weiterentwicklung des existenziellen Verständnisses von Ich-Funktionen, Ich-Strukturen und Konfliktdynamiken.

Im Mittelpunkt der Existenzanalyse steht die Idee, den Menschen zu einem freien und verantwortlichen Umgang in dessen Welt zu befähigen. Dies verlangt die Fähigkeit, in das eigene Leben gestaltend einzugreifen, um es selbstbestimmt zu vollziehen. Die Existenzanalyse verortet diese Fähigkeit in der Geistigkeit des Menschen, in deren Zentrum die Person steht. Wie lässt sich die Personidee fassen und in welchem Verhältnis steht sie zum Ich und zum Selbst des Menschen?

Die Person

Person ist ein Schlüsselbegriff der Existenzanalyse. Er steht für das *Eigentlichsein* des Menschen in seiner Welt. Der Begriff der »Eigentlichkeit« ist der Daseinsanalyse Heideggers (Marquard 2013, 230) entlehnt. Er wird in der Existenzanalyse im Sinne einer »personalen Lebensführung«, der es um Authentizität geht, verwendet. Immer geht es dem Menschen um etwas für ihn Wesentliches; also nicht irgendetwas, was man tun könnte, wie man etwas betrachten könnte, sondern das, was für ihn gilt, ihm wichtig ist, ihn meint. Deshalb erkennen wir den Menschen als Person, wenn wir sehen, wie er in einer Situation bewegt ist, worum es ihm im Grunde geht, wie er Position bezieht und wofür er sich einsetzt. Wir können ihn spüren und erleben in seinem Bewegtsein und Engagement.

Wenn wir also sagen, dass es im Personsein des Menschen um sein Eigentlichsein geht, dann ist damit gleichzeitig ausgesagt, dass er dieses Eigentlichsein nicht immer vollzieht oder auch zu ihm nicht immer findet, obgleich er in es hineingestellt ist. Etwas humoristisch könnten wir sagen: Im Grunde leben wir zwar eigentlich, kommen aber leider nicht immer dazu. – Wir Menschen können also auch uneigentlich leben, sodass wir dann apersonale Verhaltensweisen vollziehen (nach Heidegger der Daseinsmodus des »man«) und als Person nicht spürbar, nicht erkennbar werden. Routine, Zugzwang, Gedankenlosigkeit, Befürchtungen, Ängste, Mangelerfahrungen oder Konflikte mögen dafür verantwortlich sein, das Eigentlichsein nicht zu leben, es zu verbergen oder zu schützen. Dann ist der Mensch zwar nach wie vor Person, es kommt aber nicht zum Vollzug seines Personseins. Das ist die typische Ausgangssituation in der Psychotherapie, die deshalb helfen soll, das Personsein zu aktualisieren.

Wir können also zunächst festhalten: Im Zentrum der Personidee steht das Eigentlichsein des Menschen in dessen konkreter und situativer Welt. *Personsein heißt Eigentlichsein.*

Dies führt uns nun zu einer nächsten Frage und Merkmalsbeschreibung der Person: Wie wird dieses Eigentlichsein sichtbar und erkennbar? Die Antwort lautet: im begegnenden Vollzug. Was ist damit gemeint? Personsein, also Eigentlichsein, ereignet sich nur im Vollzug. Dazu braucht es als Herausforderung die Begegnung, das Gegenüber. Dieses Gegenüber ist der Weltbezug, also der oder auch das Andere, in dem der Mensch immer steht. Durch das Gegenüber erlebt der Mensch sich angesprochen, kommt in eine Resonanz mit dem Wesentlichen, fühlt sich gemeint und wird aufgefordert, seine Antwort zu finden und zu geben. Er kommt in eine *Auseinandersetzung*, die ihn (heraus-)fordert, und in der Folge zu einem *Umgehen* in und mit der Situation. Deshalb ist die *personale Anfrage*, wie sie im Prozessmodell der Personalen Existenzanalyse beschrieben ist, die wesentliche psychotherapeutische Methodik der Existenzanalyse (Längle 2000). Durch das Gegenüber wird der Mensch zum Dialog herausgefordert, in dem er sich selbst zu finden hat. Dies kann nur dann entstehen, wenn er auf ein Gegenüber trifft. Deshalb kann er auch nicht für sich selbst sein. Sein Personsein aktualisiert sich in der Begegnung, es bleibt ansonsten latent.

Hiermit wird außerdem deutlich: Die Person ist nicht ontisch, kein Ding, das wir anfassen oder vermessen können, kein Objekt also. Objekte haben den Vorteil, dass wir sie sehen, feststellen und beschreiben können. Das macht es auch so schwer, das Personsein zu fassen. Die Person jedoch ist ein *Vollzug*. Sie zeigt sich im *freien und verantwortlichen Umgehen des Menschen mit seiner Welt*, also mit anderen Menschen oder mit Dingen, *und mit sich selbst*, also mit Gefühlen, Affekten, Wünschen, Hoffnungen, Selbstbildern und Überzeugungen.

Mit allem, was wir bisher ausgeführt haben, wird deutlich: Den Menschen als Person zu sehen, ihn anzusprechen und zu erfassen, heißt, ihn in seiner Einmaligkeit und Einzigartigkeit, ihn in seinem Eigentlichsein zu erkennen, gelten zu lassen und Raum zu geben – und damit die Würde seiner Personalität zu achten.

Häufig wird im Umfeld dieser Gedanken zum Eigentlichsein auch vom Wesenskern des Menschen gesprochen, dem es gerecht zu werden gelte.

Wie lässt sich diese Idee eines Wesenskerns verstehen? Gibt es überhaupt einen »Kern«, einen »Quellpunkt«, der dem Menschen eigen ist, den es zu finden gilt, dem er gerecht zu werden hat? Ist dieser Kern, also seine Person, im Menschen angelegt und wartet darauf, freigelegt zu werden, sich entfalten zu können? Dann hieße Personsein, der inneren Stimme, die Sprachrohr dieses Wesenskerns ist, zu folgen und ihn in seiner Lebensgestalt zum Ausdruck zu bringen. In der geistesgeschichtlichen Tradition eines solchen Denkens inhaltlich zeitloser Ideen wird hierbei das Personsein des Menschen von seinem »In-der-Welt-Sein« gelöst und das Subjekt von der Welt (Objekt) isoliert (Marquard 2013, 226), der alte und problematische dualistische Gedanke. Die Idee der Person wird mit Wesensbeschreibungen verknüpft, also einem Inhalt, der der Person eigen ist, wo auch immer dieser Inhalt abgeleitet wird – aus dem Göttlichen oder dem Humanistischen. Dieser zeitlose Inhalt, dieser Plan ist die eigentliche Wesensbestimmung des Menschen, ihn gilt es, zu finden und zur Entfaltung zu bringen. Diese Überlegungen lassen sich philosophiegeschichtlich in der Romantik finden (Bollnow 1984, 17f.), sie gehen in ihrer klassischen Gestalt auf den Essenzialismus zurück, also die Wesensphilosophie der Ideenlehre Platons sowie die Metaphysik aristotelischer Tradition (Marquard 2013, 188f.).

Dem steht mit der Existenzphilosophie die Idee gegenüber, dass es diesen inhaltlich gefüllten Wesenskern des Menschen als Gegebenheit nicht gibt (ebd., 158f.). Alles Wesentliche leitet sich nicht von einem Inhalt ab, der bereits gegeben ist und nun verständigt werden muss, sondern davon, dass jeder Mensch unvertretbar und unvermeidlich als je Einzelner in seiner Welt existiert und zu existieren hat. Diese Tatsache der Existenz stellt ihn vor die Wozu-Frage. Sie beantwortet Frankl mit dem existenziellen Sinn, nach dem der Mensch wesentlich strebt und der sich dialogisch im Moment und durch das Moment der Begegnung erschließt. Der Mensch begegnet anderen Menschen, sich und seiner Welt und hat herauszufinden, worum es dabei jeweils wesentlich gehen soll (Frankl 1985, 72). Tut er dies und lebt er dies, vollzieht er sein Personsein. Person ist in diesem Verständnis der freie Vollzug (also kein Inhalt!) – natürlich nicht irgendein Vollzug, sondern der Vollzug des im Hier und Jetzt Wesentlichen. Ähnlich fasst Frankl (1987, 94) diesen Gedanken, wenn er die Person als das Freie im Menschen definiert.

Warum also ist es so anspruchsvoll, ein einfaches und klares Verständnis dessen, was Person ist, zu beschreiben und zu fassen? Weil der Begriff

Person fundamentalontologische Wesensbeschreibungen charakterisiert, die der Sichtbarkeit und dem Bewusstsein des Menschen *ontologisch vorgelagert* sind. Sie sind für den Menschen konstitutiv, also wesentliche Bedingungen, ohne die er nicht gefasst werden kann. Wir schauen mit der Personidee also hinter das Vordergründige des menschlichen Verhaltens und Erlebens, um tiefer zu verstehen, wieso dieses so ist und worum es ihm im Grunde geht. Und: Anspruchsvoll ist es auch deshalb, weil der Personbegriff so überfrachtet ist in der Fülle seiner Darlegungen. Was können wir also festhalten?

1. *Personsein heißt Eigentlichsein – auf der Basis von Freiheit und Verantwortung.*
2. *Personsein vollzieht sich in der Begegnung – im Dialog mit dem Wesentlichen.*
3. *Personsein heißt, umgehen zu können mit inneren und äußeren Gegebenheiten.*

Mit diesen Gedanken haben wir die ontologische Basis gelegt für das, worum es dem Menschen zentral in seinem Leben geht und was ihm als Mensch möglich ist. Wie dies zur Ausführung und Umsetzung kommt, bedarf des Ichs.

Das Ich

Das Ich ist die *Handlungsinstanz* des Menschen. Im Ich findet das ins Bewusstsein tretende Erleben des Personseins statt. Und im Ich ereignet sich der Vollzug des Personseins. Hierfür hat das Ich einen Prozess der Abstimmung und Integration zu leisten.

Es gibt also einerseits die transzendentale Person und andererseits das empirische, also erfahrungsgemäße Ich, um das es nun im Folgenden gehen wird. Wenn eine Anthropologie die Idee des Personseins nicht kennt, dann verwendet sie den Begriff Ich häufig synonym für die Idee der Person. Die Folge ist, dass sie manchmal den transzendentalen Aspekt des Personseins charakterisiert, manchmal den empirischen Aspekt des Ichs. Das erschwert den Diskurs. In der existenzanalytischen Anthropologie differenzieren wir deshalb:

Die *transzendentale Person* liegt aller Erfahrung und Selbsterfahrung als Einheitspunkt voraus. Sie ist deshalb nicht unmittelbar und direkt wahrnehmbar. Ihr steht das *empirische Ich* gegenüber, das sich als Ich oder Subjekt in seinem Bewusstsein selbst erfährt, der bewussten Selbsterfahrung konkret zugänglich ist, dort auch als Ganzheit erlebt wird.

Drei Merkmale konstituieren das empirische Ich (Coreth 1986, 62ff.):

1. Das Ich ist zunächst die schlichte Tatsache, dass *ich* mich *erfahre*. Ich erfahre mein bestimmtes und konkretes Selbstsein: *Ich* bin *hier*. Und wer *ich* bin, hebt sich ab von dem, was um mich ist. Zu dieser Erfahrung gehört auch zu erleben, dass es einen einzigen Punkt gibt, der nur mir selbst gehört: *Mir* wird etwas jetzt bewusst. *Ich* habe eine Freiheit, mich zu entscheiden, über mich selbst zu verfügen und Verantwortung zu übernehmen. Und ich weiß, dass ich meine *eigene Welt* besitze und mich als *Mitte* des gesamten Beziehungsgefüges meiner Welt erfahre.
2. Das Ich führt in die – auch leibliche – Erfahrung der *zentrierten Ganzheit* meiner selbst und des *Zentrums meines Wirkens*. Ich stehe in meiner Mitte.
3. Das Ich ist *Bewusstsein*. Und dieses Bewusstsein hat mehrere Ebenen.

   Im *Gegenstandsbewusstsein* nehmen wir die Dinge und Sachverhalte wahr, die uns begegnen und auf die wir intentional ausgerichtet sind. Jeder Mensch lebt urteilend, strebend und handelnd auf anderes bezogen. Im Gegenstandsbewusstsein handelt es sich deshalb um den »thematischen Inhalt« des bewussten Aktes, den phänomenalen Gehalt, der uns in einer Situation im Hinblick auf Dinge und Sachverhalte wesentlich ist.

   Dieses Gegenstandsbewusstsein ist gleichzeitig getragen von einem *Vollzugsbewusstsein:* Ich weiß, dass ich etwas sehe, frage oder erlebe. Durch Reflexion dieses Geschehens und seiner Intentionen kann auch das Vollzugsbewusstsein thematisch bewusst gemacht werden. Dies ist sicher ein Schwerpunkt jeder psychotherapeutischen, aber auch beraterischen Arbeit. Die Vielfalt von Akten, die ständig im Fluss sind, ineinander übergehen und einander ablösen, kann durch Reflexion ins Bewusstsein gelangen.

   Trotz dieser Vielfalt erlebt sich der Mensch in ihr als Einheit: Ich erlebe, höre, sehe dies alles so. Diesen Aspekt nennt man *Einheitsbewusstsein*.

Kommen wir jetzt zur Aufgabe des Ichs, nämlich Handlungsinstanz zu sein – ausgehend von der Überlegung, dass es dem Menschen immer darum geht, sein Eigentlichsein leben zu wollen. Das Ich ist dann die Instanz, die diese Aufgabe (scheinbar manchmal besser, manchmal schlechter) angesichts eines sehr komplexen Geschehens steuert. Dieser steuernde Prozess hat maßgeblich mit einer Abstimmung zu inneren und äußeren Gegebenheiten zu tun. In ihm geht es um Wahrnehmungen, Abwägungen, Positionierungen und Umsetzungen – mit dem Ziel, den Willen zu fassen und ins Handeln zu kommen (Längle 2014, 18).

Wenn der Mensch also vor der Frage steht, was er tun soll, dann entsteht in personaler Hinsicht die Überlegung: Was ist das Meine? Was ist mir im Grunde wichtig? In existenzieller Hinsicht hat das Ich nun diesen Prozess so zu steuern, dass sich in der Fülle der Möglichkeiten, Gegebenheiten, Erwartungen, Hoffnungen, Ängste und Wünsche bestenfalls Klarheit im Wollen einstellt, eine Entscheidung getroffen wird, die verantwortet werden kann, und diese in ein Handeln mündet. Das Ich leistet also diesen Prozess der Steuerung, Regulation und Integration, den dialogischen Prozess der inneren und äußeren Abstimmung hinsichtlich aller wesentlichen Gegebenheiten, um schließlich zu einer persönlich stimmigen und verantworteten Entscheidung mit Handlungsvollzug zu kommen.

Damit der Prozess in diesem Sinne gelingen kann, bedarf es einer wesentlichen Voraussetzung: *Das Ich hat sich auf die Person zu beziehen, um im Bezug zum Wesentlichen zu stehen.* Tut es dies nicht, weil es von Ängsten oder funktionalen Absichten dominiert wird, werden Entscheidungen und Handlungen unpersönlich und inauthentisch. Das Ich ist also nicht per se eine Instanz, die automatisch und immer im Rückbezug zur Person steht. Sie kann auch psychodynamisch getrieben oder funktional gesteuert sein. Dann ist das Verhalten des Menschen ohne Rückbezug auf das Wesentliche und sein Erleben somit leer und unerfüllt. Auch die Begegnung mit anderen Menschen von Person zu Person wird nicht gelingen.

Anders ist es, wenn die Person in ihrem Eigentlichsein mithilfe des Ichs zur Erscheinung kommt. Dann verhält sich auch das Ich persönlich und andere erleben es als zugänglich (ebd., 17).

Existenzielle Funktionen des Ichs

Um sich auf sein Eigentlichsein zu beziehen und dieses dann zu vollziehen, besitzt und benötigt das Ich – dem existenzanalytischen Prozessmodell folgend –

spezifische Fähigkeiten. Sie sind die *existenziellen Funktionen* des Ichs (Tutsch 2010, 6; Kolbe 2014, 35). Jeder Existenzvollzug basiert auf deren Anwendung und Umsetzung. Sie sind deshalb grundlegend und wesentlich für das Gelingen der persönlichen Lebensgestaltung. Diese sechs existenziellen Funktionen des Ichs sind:

1. *Aufnehmen* des Gegebenen und *Wahrnehmen* des Wesentlichen. Hier handelt es sich um die Fähigkeit, der Wirklichkeit in ihrer Tatsächlichkeit mit Offenheit begegnen zu können, diese in ihrer Facettenhaftigkeit wahrnehmen, erkennen, gelten lassen und als solche annehmen zu können.
2. Sich *berühren* lassen von Gegebenem und Wesentlichem und es ernst nehmen. Hier handelt es sich um die Fähigkeit, dem äußerlich oder innerlich Vorfindlichen mit emotionaler Schwingungsfähigkeit begegnen und es in seiner qualitativen emotionalen Bedeutung erfassen zu können, ohne es zu bagatellisieren oder zu dramatisieren.
3. Hinsichtlich des Wesentlichen sich selbst und den Anderen *gerecht* werden. Hier ist die Fähigkeit angesprochen, so auf das Wesentliche schauen zu können, dass eine Beurteilung ihm und sich selbst gerecht wird. Dies bedarf einer persönlich erlebten Legitimität für diese Einschätzung.
4. Eine *Position* hinsichtlich des Wesentlichen beziehen, eine Entscheidung treffen. Hier geht es um die Fähigkeit, sich auf etwas festzulegen und auf Basis einer Position eine Wahl zu treffen, Stellung zu nehmen und somit der Radikalität des Entweder-oder nicht auszuweichen, sodass ein Bezugspunkt entsteht.
5. Das Wesentliche *vollziehen*. Hier ist die sehr praktische Fähigkeit und Notwendigkeit der Umsetzung gefragt. Können, Ressourcen, Mittel, Planung, Schrittabfolgen sind wesentlich, damit die Position Wirklichkeit wird.
6. Sich *öffnen* für eine erneute Anfrage. Immer bedarf es der Offenheit, sich neu mit einer Anfrage überraschen zu lassen, dem Möglichen mit Interesse zu begegnen. Dazu gehört auch die Fähigkeit, Altes oder Bisheriges loszulassen, um Neues in seiner existenziellen Bedeutung sehen zu können.

Personal existenzielle Struktur des Ichs

Damit der Mensch über diese existenziellen Funktionen verfügen kann, bedarf es einer strukturellen Verankerung in den existenziellen Themen menschlichen Daseins. Ohne eine solche Verankerung ist es dem Menschen nicht oder nur schwer möglich, die notwendigen existenziellen Funktionen zu aktualisieren. Diese Verankerung ist die *personal-existenzielle Struktur des Ichs*.

Struktur – so können wir existenzanalytisch definieren – ist die *Verfügbarkeit* über die existenziellen Funktionen, die für den Prozess der dialogischen Abstimmung im Hinblick auf das Wesentliche sowie der Aktualisierung personaler Aktivitäten erforderlich sind (Kolbe 2014, 37). Strukturelle Stabilität zeigt sich, dem Strukturmodell der Existenzanalyse folgend, in den *vier Verankerungen*, in denen ein Mensch wurzelt: im *Grund des Seins* (Grundvertrauen), in der *Werterfahrung des Lebens* (Grundwerterfahrung), in der *Eigenständigkeit des Selbstseins* (Selbstwerterfahrung), im *Kontext* (Sinnerfahrung).

Die Stabilität der Verankerung in diesen grundlegenden Themen menschlichen Daseins führt schließlich zu *Daseinshaltungen*, die der Mensch sich selbst, dem Leben und der Welt gegenüber einnimmt. Ihre strukturelle Stabilität zeigt sich in den Überzeugungen, in der Gewissheit dieser grundlegenden latenten Daseinshaltungen, die sich zunächst entwicklungspsychologisch formen, später dann maßgeblich von Entscheidungen abhängen, die der Mensch im Laufe seines Lebens zu diesen Daseinsthemen trifft und in sich trägt. Sie werden sichtbar in den *Fähigkeiten*,

1. mit *Gelassenheit* und *Vertrauen* zu leben,
2. sich selbst, den Menschen und der Welt mit *liebender Zuwendung* begegnen zu können,
3. für sich selbst *gewiss* zu sein sowie sich selbst und anderen *Respekt* und *Wertschätzung* zu geben,
4. sich in einen *Zusammenhang* eingebettet zu wissen.

Die strukturelle Stabilität mit ihren inhärenten Daseinshaltungen und Gewissheiten sorgt dafür, das Verhalten in der Situation so zu organisieren, dass authentisches Handeln möglich ist. *Somit kann sich der Mensch mit seiner umgebenden Welt auseinandersetzen, sich selbst regulieren, organisieren und dialogisch abstimmen.*

Zusammenfassend lässt sich festhalten: *Das Ich ist die Handlungsinstanz des Menschen. Seine zentrale Aufgabe ist es, Entscheidungen zu treffen, damit das Eigentlichsein der Person zum Vollzug kommt. Dies geschieht mittels der existenziellen Funktionen des Ichs. Wie gut es gelingt, hängt von der strukturellen Verankerung der Daseinshaltungen ab.*

Das Selbst

In diesen Abstimmungsprozess ist ebenfalls das Selbst des Menschen einbezogen. Das Selbst bezeichnet das Identitätsverhältnis, in dem er steht – bezogen auf Beziehungen zu personalen Haltungen und Einstellungen und auf psychische Kräfte, die das Überleben sichern. Es handelt sich um das bewusste und unbewusste Wissen, wer ich bin. Diese Identität entsteht durch Verinnerlichungen, die der Mensch im Laufe eines Erfahrungs- und Entwicklungsprozesses bildet. Sie ist nicht von Anbeginn des Lebens gegeben, sondern wird entwicklungspsychologisch über den Prozess der Identifikation und Auseinandersetzung erworben. Dieser ist von zwei Faktoren abhängig: (1) von der Internalisierung von Haltungen anderer, also der uns umgebenden Gesellschaft – G. H. Mead nennt dies das »Me« des Menschen; (2) von der Auseinandersetzung des Ichs mit diesen Haltungen und seiner Welt. Diesen Aspekt bezeichnet Mead als das »I«. Er entspricht dem, was wir als das Ich des Menschen bereits beschrieben haben (Krappmann 1978, 39, 58f.).

»Das Selbst beschreibt somit die Bezogenheit des Subjekts zu Menschen, Objekten, Aufgaben, Ideen, eigenen Haltungen, Gefühlen, zum eigenen Körper usw. samt der darin etablierten, konstanten Beziehung« (Längle 2003, 136). Das, was dem Menschen ursprünglich einmal gegenüberstand, hat im Selbst den Prozess der Identifizierung und Auseinandersetzung durchlaufen, sodass wir es nicht mehr als das Andere, sondern als »ich-haft«, als »zu mir gehörig« empfinden. Wir sagen dann: »So bin ich. Das ist meine Überzeugung, meine Heimat, meine Familie«, zumeist ohne uns dies zum »Objekt« unseres Bewusstseins zu machen. Äußere Zuschreibungen, zum Beispiel Rollenerwartungen, gehören also dann *nicht* zu unserem Selbst, wenn sie *nicht* von uns übernommen wurden.

Die internalisierten Selbstbilder können jedoch zwiespältig sein: Sie können aus der Resonanz des Eigentlichseins, aber auch aus der Erfahrung von Sorge und Angst und ihrer Verarbeitung gespeist sein.

Deshalb repräsentiert das Selbst einerseits dasjenige, das sich der Mensch im Verlauf seines Lebenswegs als das Andere angeeignet hat, weil es eine Resonanz zur Person, also zum jeweiligen Eigentlichsein hatte und hat. Wir internalisieren Beziehungen zu Menschen, Aufgaben, Sachen und Ideen, wenn wir uns mit ihnen verwandt fühlen und sie uns ein Anliegen sind. So charakterisiert Längle das Selbst »als *eine vom ›Ich‹ akzeptierte Repräsentation des Personseins*, wodurch sich die Person *vergegenwärtigt*« (ebd., 137).

Andererseits kann das Selbst auch die problematischen Erfahrungen mit Anderen und der Welt repräsentieren, sofern sie als Zuschreibungen übernommen wurden. Entwertung, Gewalt, Mangel, Angst, Sorge oder Ohnmacht sind dann ebenfalls Erfahrungen und Überzeugungen, die im Selbst gespeichert sind.

Die Identifikationen und Bilder, die unser Selbst prägen, können uns bewusst werden über unsere »inneren Stimmen«, die wir in unterschiedlichen Lebenssituationen als in uns sprechend wahrnehmen. Diese Stimmen können unterstützend oder voller Sorge und Angst sein. Im letzteren Fall sagen sie vielleicht: »Das wird bestimmt schief gehen!« Oder: »Das ist ja peinlich, wenn man mich so sieht!« Sie repräsentieren dann Haltungen und Gewissheiten, die Ergebnis einer Erfahrung sind, wie wir Schwieriges zu uns genommen haben, es versucht haben zu verarbeiten oder auch zu verwandeln. Sie erzählen die Geschichte des uns zu einer bestimmten Zeit möglichen Versuches der Verarbeitung einer überfordernden Situation. Diese spezifische Perspektive einer Position (Staemmler 2015, 219) gehört also zum Selbstbild, mit der sich das Ich dann im Hier und Jetzt neu auseinandersetzen muss.

Es lässt sich zusammenfassen: *Das Selbst repräsentiert im Selbstbild die im Verlauf eines Lebens angeeignete Identität. Diese entstammt dem Rückbezug zum Eigentlichsein sowie der Verarbeitung von Erfahrungen mit anderen Menschen und unserer Welt.*

Der Abstimmungsprozess

Das situative Leben so zu gestalten, dass es als das eigene Leben erfahren wird, ist ein komplexer Prozess der dialogischen Auseinandersetzung des Menschen mit seinen äußeren und inneren Gegebenheiten (Kolbe 2014, 35). Wenn dieser gelingt, ist es ihm möglich, das, was ihm wesentlich ist, zu leben, also authentisch zu sein. Dieser Akt der Gestaltung ist ein freies Geschehen.

Der Prozess der Auseinandersetzung verläuft hinsichtlich dreier Dimensionen (siehe hierzu Abb. 10 [S. 70] und Kap.: »Warum tue ich nicht, was ich will« in diesem Buch [S. 121–138]) – nämlich bezüglich der

1. existenziellen thematischen Aufgabe,
2. zu leistenden personalen Aktivitäten,
3. vitalen psychischen Befindlichkeit.

Liegen keine Ängste, Mangelerfahrungen oder Konflikte vor, hat der Mensch in der jeweiligen Situation sich (1) zunächst abzustimmen hinsichtlich dessen, welches spezifische Thema oder welche Aufgabe diese Situation an ihn heranträgt. Frankl nennt dies die Frage, die das Leben an den Menschen stellt. Jede Situation mit ihrem Thema oder ihrer Aufgabe erfordert nun immer auch (2) eine zu leistende personale Aktivität. Deshalb hat er sich weiterhin darüber klar zu werden, worin diese Aktivität besteht und ob er sich entscheiden kann und will, diese zu vollziehen. Und außerdem bedarf es (3) des Blickes auf die Schwingung der Vitalität, die sich in der psychischen Befindlichkeit als Dynamik artikuliert. Dann mag er das, worum es geht, und es belebt ihn.

Mittels der existenziellen Funktionen, die zuvor schon beschrieben wurden, vollzieht sich diese dialogische Auseinandersetzung, die existenzanalytisch im Prozessmodell der Personalen Existenzanalyse gefasst ist. In einem Wahrnehmungsprozess sind die Gegebenheiten, in denen der Mensch steht, hinsichtlich ihrer existenziellen Bedeutung zu *differenzieren* (Eindrucksebene). Für die notwendige Entscheidung, die Bedingung jeder Aneignung ist, sind die für diese Situation wesentlichen Gesichtspunkte in das Konzept der bisherigen Welt- und Selbstbezüge zu *integrieren* (Ebene der integrierten Stellungnahme). Um schließlich eine Handlung zu realisieren, bedarf es der Fähigkeit, die Spannung zwischen existenzieller und psychischer Dynamik zu *regulieren* (Handlungsebene). Dies hat eine Analogie zu den von Rudolf (2013, 14ff.) beschriebenen strukturellen Ich-Funktionen.

Der Prozess der Lebensgestaltung gelingt und wird intuitiv vom Menschen vollzogen, sofern er nicht von Ängsten, Unsicherheiten, Stimmungen, Sorgen oder Konflikten behindert ist. Andernfalls ist dieser Prozess erschwert, häufig auch gestört oder gar dominiert von einer hinzukommenden Affektdynamik, die im entlastenden Dienst dieser Ängste steht. Deshalb ist die *Beruhigung der Ängste* der zentrale Fokus jeder psychotherapeutischen Arbeit, wobei die Angst selbst häufig zunächst gar nicht bewusst sein muss. Bewusster ist eher die unangemessene, manchmal gar fixierte Affektdynamik, also das die Angst entlastende Regulationssystem, das der Situation jedoch nicht angemessen ist. Dann gehört zur regulativen Funktion des Ichs auch der *Umgang mit dieser Affektdynamik* und ihrer mehr oder weniger gegebenen Fixierung.

Mit den Grundmotivationen sind grundlegende, für alle Menschen gültige Daseinsthemen als *existenzielle Fundamentalstrebungen* beschrieben. Die diesbezüglichen biografischen Erfahrungen und ihre spezifische Verarbeitung führen zu Haltungen und Gewissheiten dem Dasein gegenüber. Alle menschlichen situativen Akte der personalen Lebensgestaltung nehmen auf diese Haltungen Bezug. Wir wagen dann in unserem Leben zum Beispiel etwas, weil wir grundsätzlich Vertrauen haben. Die existenziellen Themen selbst sind damit also *nicht nur Themen,* sie sind entwicklungspsychologisch *auch Ziel einer Entwicklung*, das der Mensch herzustellen sucht. So geschieht es, dass der Mensch in Unsicherheiten oder Konflikte kommt, weil das Ziel des jeweiligen existenziellen Themas zwar erstrebt wird, seine Angst aber dagegensteht. Die therapeutische Bearbeitung der Angst besteht also nicht nur in ihrer Beruhigung, sondern auch im Umgang mit dem in ihr enthaltenen Zweifel, der sich als innerer Konflikt offenbart.

Innerhalb der existenzanalytischen Grundmotivationen lassen sich *vier grundlegende Konfliktthemen* beschreiben:

1. *Grundkonflikt des Vertrauens:* Im Gegenüber zu einer Sorge, dass letztlich niemand und nichts verlässlich ist und letzten Halt bietet oder alles Haltgebende jederzeit verloren gehen kann, geht es hier um die innere Gewissheit eines grundlegenden Gehaltenseins in den Strukturen dieser Welt und des Daseins.
2. *Grundkonflikt der Verbundenheit:* Im Gegenüber zu einer Sorge, nicht erwünscht oder gar abgelehnt und somit nicht wertvoll, vielleicht sogar überflüssig und lästig zu sein, geht es hier um die qualitative Erfahrung liebender Nähe und herzlichen Angenommenseins, also für andere wichtig zu sein.
3. *Grundkonflikt des Selbstseins:* Im Gegenüber zu einer Sorge, für das Selbstsein abgelehnt, entwertet oder bestraft zu werden oder dazu unfähig zu sein, geht es hier um die innere Gewissheit, kompetent und legitimiert zu sein, eine autonome Identität zu finden, ein Eigensein im Horizont der Sozietät zu entfalten und zu leben.
4. *Grundkonflikt des Sinns:* Im Gegenüber zu einer Sorge, dass alles menschliche Engagement letztlich kontingent und somit bedeutungslos ist, geht es hier um die innere Gewissheit, dass es dem Menschen immer möglich ist, ein Wozu in seinem Leben zu finden, um Sinn zu erfahren und ein erfülltes Leben zu führen.

Auch zwischen den genannten Themen kann es für den Menschen zu einem Konflikterleben kommen. So kann er beispielsweise befürchten, die Verbundenheit mit dem Anderen zu verlieren, wenn er sein Eigensein leben wird. Oder er kann befürchten, dass es keine Verlässlichkeit eines Partners gibt, obwohl er seine Verbundenheit und Verbindlichkeit investiert. Oder er kann befürchten, dass eine Nähe zu anderen Menschen immer den persönlichen Freiheitsraum beschneidet.

Sichtbar werden diese Konflikte in der therapeutischen Arbeit zunächst nicht in ihrem Thema, sondern in den sie begleitenden Affekten, also den spezifischen Ängsten, Schuld- und Schamgefühlen oder der Wut und Aggression, sowie in der Verarbeitung der Affekte, den sogenannten Copingreaktionen. Phänomenologisch ist deshalb auf das Thema hinter dem Affekt zu schauen und dieses zu verstehen.

Diese inneren Konflikte sind es in der Regel, die den Menschen in der Entfaltung seines Eigentlichseins behindern. Es gilt, sie bewusst zu machen, um ihren »Irrtum in der Zeit« zu erkennen, und Wege aufzuzeigen, dem Zweifel zu begegnen und neue Gewissheiten zu finden.

So lässt sich zusammenfassen:

1. *Das eigene Leben zu gestalten erfordert die Kompetenz, sich in einem komplexen Prozess der dialogischen Auseinandersetzung abstimmen zu können – hinsichtlich der existenziellen Aufgaben, der personalen Aktivitäten und der psychischen Befindlichkeit.*
2. *Hierfür stehen dem Menschen strukturelle Ich-Funktionen zur Verfügung, die es ihm ermöglichen, sich in diesem Abstimmungsprozess zu differenzieren, zu integrieren und zu regulieren.*
3. *Damit dieser Abstimmungsprozess gelingen kann, sind (in der therapeutischen Arbeit) häufig entweder existenzielle Konfliktthemen zu klären, die hinsichtlich ihrer Sorge und Affektdynamik in Gewissheiten zu transformieren sind, oder es sind existenzielle Ich-Strukturen zu festigen, um das Eigentlichsein leben zu können.*

Die Existenzanalyse sieht ihre Verantwortung darin, Menschen zu helfen, ihr Personsein zu leben und zu vollziehen. Die Differenzierung von Person, Ich und Selbst stellt hierfür wesentliche Anregungen zur Verfügung.

Literatur

Bollnow, O.F. (1984). *Existenzphilosophie und Pädagogik.* Stuttgart: Kohlhammer.
Coreth, E. (1986). *Was ist der Mensch? Grundzüge einer philosophischen Anthropologie.* Innsbruck, Wien: Tyrolia.
Dorra, H. (2014). In der Schwebe des Lebendigen. *Existenzanalyse, 31*(2), 27–31.
Frankl, V.E. (1982). *Der Wille zum Sinn. Ausgewählte Vorträge über Logotherapie.* Bern, Stuttgart, Wien: Huber.

Frankl, V. E. (1985). *Ärztliche Seelsorge. Grundlagen der Logotherapie und Existenzanalyse.* Frankfurt/M.: Fischer.

Frankl, V. E. (1987). *Logotherapie und Existenzanalyse.* München: Piper.

Heidegger, M. (2006). *Sein und Zeit.* 19. Aufl. Tübingen: Max Niemeyer.

Kolbe, C. (2001). Gesundheit als Fähigkeit zum Dialog. Zum Personverständnis der Existenzanalyse und Logotherapie. *Existenzanalyse, 18*(2+3), 54–61.

Kolbe, C. (2014). Person und Struktur. Menschsein im Spannungsfeld von Freiheit und Gebundenheit. *Existenzanalyse, 31*(2), 32–40.

Krappmann, L. (1978). *Soziologische Dimensionen der Identität.* Stuttgart: Klett-Cotta.

Längle, A. (Hrsg.). (2000). *Praxis der Personalen Existenzanalyse.* Wien: facultas.

Längle, A. (2003). *Lernskriptum zur Existenzanalyse. Dritte Grundmotivation.* Wien: GLE-Verlag.

Längle, A. (2008). Existenzanalyse. In ders. & A. Holzhey-Kunz, *Existenzanalyse und Daseinsanalyse* (23–179). Wien: facultas.

Längle, A. (2014). Die Aktualisierung der Person. *Existenzanalyse, 31*(2), 16–26.

Marquard, O. (2013). *Der Einzelne. Vorlesungen zur Existenzphilosophie.* Stuttgart: Reclam.

Rudolf, G. (2013). *Strukturbezogene Psychotherapie. Leitfaden zur psychodynamischen Therapie struktureller Störungen.* Stuttgart: Schattauer.

Scheler, M. (1991). *Die Stellung des Menschen im Kosmos.* 12. Aufl. Bonn: Bouvier.

Staemmler, F.-M. (2015). *Das dialogische Selbst. Postmodernes Menschenbild und psychotherapeutische Praxis.* Stuttgart: Schattauer.

Tutsch, L. (2010). Emotionen im psychotherapeutischen Prozess: aktivieren oder managen? *Existenzanalyse, 27*(2), 4–11.

Existenzielle Kommunikation

Zugänge zum Wesentlichen in Beratung und Therapie

Wann wird ein Gespräch bedeutungsvoll? Wir kennen es alle: Man redet miteinander, aber im Grunde ist man nicht interessiert. Dem, worüber gesprochen wird, bleibt man gleichgültig gegenüber. Man könnte auch über irgendetwas anderes miteinander sprechen. Ganz im Gegensatz zu existenziellen Gesprächen, die herausfordern, berühren, nicht enden sollten, einen nachhaltigen Eindruck hinterlassen, eine Handlung oder sogar Einstellungsänderung veranlassen. Doch was ist existenzielle Kommunikation? Was macht sie bedeutungsvoll? Und wie kann sie gelingen? Um diese Fragen wird es im Folgenden gehen.

Was ist existenzielle Kommunikation?

Zunächst bedarf es einer Klärung des Existenziellen. Im Fokus einer existenziellen Perspektive stehen zwei Aspekte, die für jeden Menschen in einer konkreten Situation wesentlich sind: Bedeutsamkeit und Beteiligung. Das heißt konkret: Hat das, was im Augenblick ist, überhaupt eine Bedeutung für den in dieser Situation befindlichen Menschen? Welche Bedeutung hat es? Und noch zugespitzter: Hat es eine bedeutsame Relevanz? Erst dann ist von einem existenziellen Phänomen zu sprechen. Anders als im landläufigen Verständnis sogenannter existenzieller Lebensfragen (Hat der Mensch genügend Geld, um seine Existenz sichern zu können? Wie geht er mit dem plötzlichen Tod eines ihm nahestehenden Menschen um? Etc.) geht es diesem Denkansatz darum, alles, was ist, hinsichtlich der persönlichen Bedeutung und Bedeutsamkeit für den jeweiligen Menschen zu betrachten. So kann also alles zu einer existenziellen Frage werden: Muss ich beispielsweise jetzt dieses Buch lesen? Vielleicht weil jemand das erwartet, damit wir über den Inhalt gemeinsam sprechen können? Oder will ich das tun, weil ich mich auf diesen Gedankenaustausch freue. Oder weil mich diese Art zu denken interessiert, weil ich mich gern anregen lasse. Oder weil mir Schwierigkeiten im Umgang mit Menschen vor Augen stehen, für die ich nach Antworten suche. Der Inhalt der folgenden Abschnitte erhält je nach persönlicher Antwort und Betroffenheit eine unterschiedliche Relevanz. Dies meint das Phänomen des Existenziellen. *Welche Bedeutung hat das, was ist, für den jeweiligen Menschen.* Geht es ihn an oder nicht? Ist er deshalb also existenziell beteiligt oder nicht? Dafür sind *zwei Merkmale* charakteristisch.

Erstens: In dem Augenblick, in dem den Menschen etwas angeht, ist er dabei: Diese Momente sind dann spannend, interessant, voller Freude oder sehr traurig, betroffen oder nachdenklich machend. In jedem Fall ist es *bewegend* – so oder so. Und genau darum geht es: Dass es um etwas geht, das bewegt. Das kann der Pullover sein, für den sich jemand beim Kauf entscheidet, oder die Wandfarbe, die man seinem Wohnzimmer gibt. Das kann auch der Film sein, den man beim allabendlichen Fernsehen wählt. In jedem Fall geht es um etwas. Und wenn man (subjektiv erlebt) richtig gewählt hat, dann war es ein interessanter Abend, eine Atmosphäre zum Wohlfühlen oder ein guter Kauf. *Das Existenzielle ist in diesem Verständnis also nicht das Außergewöhnliche und Unerwartete, das man plötzlich bestehen muss. Es definiert sich vielmehr von der persönlichen Relevanz, die eine jeweilige Situation für den Menschen hat.*

Zweitens: Und noch etwas ist wichtig: Weil alles Existenzielle bewegt, geht es immer auch um den *Grad von Erfüllung oder Nichterfüllung* im persönlichen Erleben. Es geht also um die Wirkung, die das existenzielle Erleben für den Menschen entfaltet. Drei grundsätzliche Fragen sind hier wesentlich: (1) Ist das, was jeweilig ist, überhaupt bedeutsam für den Menschen? (2) Wie geht es ihm damit, wenn es bedeutsam ist? (3) Was folgt für ihn daraus, dass es bedeutsam ist? Es lässt sich dann feststellen: *Alles existenziell Relevante erfüllt den Menschen*, während ihn alles andere im Grunde nicht interessiert, ihn eben nicht ›angeht‹. Wenn es im Leben des Menschen um etwas geht, entfaltet das Existenzielle also eine *Wirkung*. Das aber bedeutet umgekehrt: Es gibt auch Situationen oder Zeiten, in denen es im Leben des Menschen um nichts geht. Es ist ihm dann langweilig, er fühlt sich leer, alles ist fad. Diese Zeiten erlebt man im Allgemeinen als unangenehm, man erträgt sie. In den anderen Zeiten ist man dabei, fühlt sich mittendrin, engagiert sich, setzt sich für etwas ein oder ist einverstanden, gerade nichts zu tun. Die Zeit ist immer zu kurz, und man könnte nicht genug davon bekommen, oder man ist froh, dass etwas endlich vorbei ist. Wie auch immer: Es geht um etwas, man ist aus der Gleichgültigkeit gerissen und erlebt das Leben als lebendig.

Was bedeuten diese Überlegungen nun für eine existenzielle Kommunikation? Zentrale Punkte existenzieller Kommunikation sind *die persönliche Beteiligung und Bedeutung* der thematischen und situativen Erlebensaspekte aller Beteiligten. Eine diesbezügliche Gesprächsführung fokussiert deshalb die *existenzielle Relevanz* eines Themas, eines Erlebens oder einer Lebenssituation für einen Menschen.

Im kommunikativen Prozess geschieht dies in dreifacher Hinsicht (vgl. auch die Ebenen PEA1 sowie PEA2 im Prozessmodell der Personalen Existenzanalyse [PEA] nach Längle 2000a, 23–28), nämlich durch

1. ein erlebtes emotionales Beteiligtsein,
2. phänomenale Gehalte, die dem Erleben zugrunde liegen,
3. Positionen, die der Mensch zu diesen Gründen bezieht.

Was ist das Ziel existenzieller Kommunikation?

Existenzieller Kommunikation geht es um *Erkenntnis*. Diese Erkenntnis, die Karl Jaspers Selbsterkenntnis nennt, braucht dialogische und das meint anfragende Begegnung mit dem Anderen. Denn Selbsterkenntnis vollzieht sich nicht im Selbstgespräch, im inneren Monolog. Hier erfährt der Mensch nur, was er von sich her sowieso schon weiß (vgl. Jaspers 1971, 95; vgl. auch Dorra 2015, 56ff.). Aus existenzanalytischer Perspektive geht es existenzieller Kommunikation um *die Klärung der Frage nach dem* für den jeweiligen Menschen *guten, richtigen und erfüllten Leben*. Heidegger (2006, 66ff.) spricht in diesem Zusammenhang vom Dasein des Menschen als einem Möglichsein im umsichtigen Besorgen der Dinge als der existenzialen Struktur des Daseins. Frankl (1985, 39) spricht von der zutiefst menschlichen Motivation, sinnvoll leben zu wollen. Es geht dem Menschen also jeweils um etwas, das es herauszufinden gilt, um die *Gründe* für das eigene gute und erfüllte Leben und um dessen *persönliche Gestalt*. Das alles macht existenzielle Kommunikation bedeutsam. Nicht nur im Horizont freier Lebensmöglichkeiten, sondern gerade auch im Kontext von Zumutungen, Grenzerfahrungen, Schicksalsschlägen, Vergänglichkeit und Endlichkeit.

Mit seiner kopernikanischen Wende der Sinnfrage hat Frankl gezeigt, dass die wesentliche Herausforderung des Menschen eine zweifache ist:

(1) sich von den Gegebenheiten des jeweiligen Lebens existenziell anfragen zu lassen, sodass eine individuell als bedeutsam erlebte beste Möglichkeit in der Situation entsteht, und (2) diese beste Möglichkeit in die Welt zu bringen, sie zu verwirklichen, um so die eigene Authentizität zu leben (vgl. ebd., 72; vgl. Längle 2007, 45).

Existenzieller Kommunikation geht es um die Eröffnung dieser Möglichkeiten. Die Inhalte bestimmen sich ad personam et ad situationem, und die Struktur der Kommunikation ist ein Mittel, damit das Geschilderte gelingt.

Diese Art der Kommunikation führt weg von einer diskursiven Debatte, wie sie im Wissenschaftsbetrieb und an anderen Orten üblich ist, die ohne persönliche Relevanz geführt werden kann, hin zu einer existenziellen Beteiligung, die immer eine große Unmittelbarkeit zur Folge hat. Das führt zu Lebendigkeit im dialogischen Prozess und eröffnet die Möglichkeit, dass sich ein Erkenntnisgewinn nachhaltig verankern kann.

Warum braucht es existenzielle Kommunikation in Beratung und Therapie?

Existenzielle Kommunikation in Beratung und Therapie ist keine Selbstverständlichkeit, so sehr dies auch verwundern mag. Zumeist handelt es sich sicher um gut gemeinte und nach bestimmten Regeln erlernte und professionell geführte Kommunikation. Sie wird aber deshalb nicht zwangsläufig existenziell geführt. Denken wir an Ratschläge, Trainingsideen, Zielvorgaben mit entsprechenden Vereinbarungen, Deutungen des Erlebens, Interpretation oder Erklärung eines Verhaltens, einfühlsame Betroffenheit, empörende Solidarität oder das Stiften von Zuversicht und Selbstvertrauen.

Das soll nicht heißen, dass diese kommunikativen Mittel keine Berechtigung hätten. Aber sie stellen eben keine Anfrage dar, zu der das Gegenüber sich auszusagen, Position zu beziehen hat, mit der es sich auseinandersetzen muss. Dieser Kommunikation kann lediglich Folge geleistet werden. Im Ergebnis kann dies für den Menschen durchaus wertvoll sein. Der entscheidende Gesichtspunkt für existenzielle Kommunikation ist jedoch dieser: *Durch sie wird ein Raum gestiftet, in dem der Andere aufgrund der Notwendigkeit, sich auseinandersetzen zu müssen, zu einer für ihn wesentlichen Erkenntnis mit ihren Gründen kommen kann.*

Damit ist ein weiterer wesentlicher Gesichtspunkt benannt: *Ebenbürtigkeit.* In einer existenziellen Kommunikation gibt es kein Gefälle zwischen beteiligten Personen, zwischen jemandem, der »es« schon weiß, und jemandem, der »es« zu lernen oder zu verstehen hat. Existenzielle Kommunikation ist geprägt vom Respekt vor dem Erleben des Gegenübers und dessen Gründen, im existenzanalytischen Sprachgebrauch vor dessen personalen Werten.

Das Gefälle der Gesprächspartner aufgrund unterschiedlich verarbeiteter und reflektierter Lebenserfahrung sowie der Kenntnis psychologischer Gesetzmäßigkeiten von Affekten und Impulsen etc. mag beträchtlich sein. Auf der geistigen Ebene der Gründe, also personaler Werte sowie der Authentizität des Erlebens kann ein (auch beraterischer oder therapeutischer) Dialog jedoch nur ebenbürtig ausgerichtet sein. Deshalb wird dieser anfragend und nicht wissend geführt. Dies gebietet die Würde, die jedem Menschen eigen ist. Und es ermöglicht dem Gegenüber die Wahl der freien Übernahme personaler Verantwortung. In personaler Hinsicht ist dies die einzig mögliche Begegnungsform.

Also: Viele Menschen sind für sich selbst irritiert hinsichtlich ihrer Motive und Emotionen, insbesondere ihrer Affekte und Impulse. Sie befinden sich nicht selten in einem Konflikt mit ihrem »psychischen Rohmaterial« (Frankfurt 2007, 20) und suchen deshalb eine Beratung auf. Natürlich brauchen sie dafür jemanden, der sich mit diesen Fragen auskennt. Entscheidend jedoch ist, dass dieser, ohne Vorgaben zu machen, hilft, das jeweils persönlich Bedeutsame zu finden und aufgrund dessen zu einer Entschiedenheit sowie Klarheit in der Umsetzung zu gelangen.

Dies aber hat interessanterweise eine *aktive Gesprächsführung* zur Folge. Existenzielle Kommunikation ist nicht non-direktiv, sie fragt das Gegenüber vielmehr an und fordert es heraus, sich dem eigenen Erleben, seiner persönlichen Bedeutung sowie dem, was wesentlich werden soll, zu stellen. Das erfordert vom Gesprächsführenden ein *Gegenübersein.* Und der Andere ist darauf angewiesen, dass ihm dieses Gegenübersein zur Verfügung gestellt wird. Durch diese Anfrage kann er sich seiner selbst bewusst werden und zu einer für ihn gültigen Erkenntnis kommen: *ohne Anfrage also keine Gelegenheit zur Selbsterkenntnis.* Deshalb führt Buber (APG 1984, 194) als Kennzeichen des Dialogs das Moment der Überraschung aus, die durch das nie zu kalkulierende Gegenüber in seiner Andersheit gestiftet wird.

Diese Tatsache macht verständlich, dass uns besonders Grenzerfahrungen des Daseins in radikaler Hinsicht anfragend herausfordern, unsere gültige Antwort zu geben, wie und wofür wir jetzt leben wollen, sodass es immer noch ein gutes und erfülltes Leben für uns ist. Die Auseinandersetzung mit dieser Grenze ist deshalb ein wesentliches Merkmal eines beraterischen und therapeutischen Gesprächs. Und in gewisser Weise stiftet der Berater oder Therapeut für das Gegenüber mit seiner Anfrage ebenfalls diese Grenze, mit der sich der Andere nun auseinanderzusetzen hat.

Wie gelingt existenzielle Kommunikation?

Im Weiteren soll der Frage nach den Bedingungen und Möglichkeiten gelingender existenzieller Kommunikation nachgegangen werden. Ein Thema, das vor dem Hintergrund der Alltagserfahrung ständigen kommunikativen Scheiterns von besonderem Interesse ist. Zu den Gründen für das Scheitern von Kommunikation, sobald diese in ihre spezifische Psychodynamik verfällt, sowie zur Struktur psychodynamischer Kommunikation habe ich in anderem Zusammenhang geschrieben (vgl. Kolbe 2010, 53f.; hier im Buch die Seiten 151–153).

Haltungen und Prinzipien

Im Folgenden werden grundlegende Haltungen und Prinzipien beschrieben, die existenzieller Kommunikation zugrunde liegen bzw. Bedingungen für existenzielle Kommunikation sind.

Anfragen statt Abfragen

Existenziell im gemeinsamen Gespräch wird es dann, wenn Menschen sich *angefragt* und nicht abgefragt erleben. Warum ist das so? Hier sind zwei wesentliche Elemente zu nennen: (1) Eine Anfrage ermöglicht es dem Menschen, sich zu *öffnen*. Damit wird er frei für den Augenblick und offen für das, was ist. (2) Außerdem ermöglicht eine Anfrage, sich mit dem *einzubringen*, was einen Menschen zu dem jeweiligen Thema bzw. Sachverhalt bewegt, was ihm wichtig ist.

Angefragt erlebt man sich beispielsweise, wenn Fragen die eigene Stellungnahme herausfordern, also wie man einen Sachverhalt findet, welche Meinung man zu etwas hat, was einem das, was ist, bedeutet. Angefragt erlebt man sich aber auch, wenn der Raum offen ist, aus dem heraus gefragt wird, wenn man mit dem, was berührt, in Erscheinung treten kann, selbst wenn man andere Aspekte oder Positionen zeigt, als die der Gesprächspartner. Und wenn man sich darin noch angenommen erlebt, erhöht das das Klima für ein persönlich erlebtes Gespräch in starkem Maße.

Im Unterschied dazu fühlt man sich nicht angefragt, wenn eine Antwort im Grunde vorgegeben ist, also zum Beispiel bei suggestiven Fragen oder Annahmen und Festschreibungen. Oder wenn man zur Bestätigung einer Theorie über einen selbst gefragt wird, die der Gesprächspartner sich bereits gebildet hat. Man ist dann nicht mehr Subjekt einer Begegnung, sondern wird zum Objekt einer Betrachtung. Erst recht fühlt man sich nicht angefragt, wenn der Gesprächspartner nur sich selbst im Blick hat und man selbst als Publikum für dessen Vorstellung dient.

Das Problem mit der Warum-Frage

Da wir aus unserer vorherrschenden naturwissenschaftlichen Denkströmung heraus gewohnt sind, in logischer Hinsicht kausal zu fragen, engen wir den Spielraum für personale Begegnung erheblich ein. In personaler Hinsicht ist das Prinzip der logischen Kausalität jedoch problematisch. Etwas kann als wertvoll erlebt werden, das objektiv wertlos ist (Erinnerungsstücke). Und etwas, das wertvoll ist (z.B. ein gesellschaftlicher moralischer Wert oder ein Besitz), wird subjektiv nicht zwangsläufig als wertvoll erlebt (vgl. Frankfurt 2007, 40). Es ist eben letztlich nicht begründbar, warum ein Wert zum personalen Wert wird. Frankl (1987, 77) verweist dieses Phänomen in den Raum des geistig Unbewussten. In einer naturwissenschaftlich geprägten Geisteshaltung lassen wir jedoch für gewöhnlich gelten, was wir für logisch erachten. Wir meinen schon zu wissen, was der Andere sagen wird oder wie es ihm geht. Darüber hinaus: Wir stellen Fragen, die auf der Ebene der Logik und Nachvollziehbarkeit der eigenen Erfahrung erwachsen sind. Somit orientieren wir uns in dieser Art des Fragens an uns selbst und an der uns gewohnten Logik, und nicht an derjenigen des Anderen. Es handelt sich bei Warum-Fragen deshalb zumeist um geschlossene Fragen im Unterschied zu sogenannten offenen Fragen.

Warum-Fragen erweisen sich außerdem häufig als nicht sehr hilfreich, da sie das diskursiv-reflexive Moment betonen. Dann führen sie das Gegenüber von seinem Erleben weg und verleiten es zur analytischen Reflexion. Die persönliche Bedeutung sowie die existenzielle Relevanz verlieren sich.

Möglicherweise lösen sie einen Rechtfertigungsdruck aus, sich für sein Erleben erklären oder gar entschuldigen zu müssen.

Hilfreicher sind immer die Wie-Fragen und vor allem die Was-Fragen, also beispielsweise: Wie geht es Ihnen damit? Wie erleben Sie das? Wie berührt es Sie? Wie ist Ihr Gefühl dazu? Was ist es, was dieses Gefühl in Ihnen auslöst? Was ist es, was Sie so berührt? Worum geht es da? Was ist das für Sie Bedeutsame in diesem Erleben?

Stellungnahmen des Gesprächsführenden

Existenzielle Kommunikation hat durchaus auch ein aktives Element in der Methodik der Gesprächsführung. Dies ist bereits dargestellt worden. Hierzu kann auch gehören, dass der Berater oder Therapeut im Einzelfall selbst Position bezieht; beispielsweise hinsichtlich Verunsicherungen, Irrtümern oder selbstschädigender Verhaltensweisen seitens des Klienten. Wenn dieser meint, es sei nicht in Ordnung, wütend zu sein, könnte ihm zurückgemeldet werden, dass Wut in dieser Situation ein ganz angemessenes und auch wichtiges Gefühl sei. Oder man stelle sich vor, ein Klient berichtet im Rahmen einer therapeutischen Sitzung davon, einem nahestehenden Menschen viel Geld leihen zu wollen. In vorhergehenden Gesprächen ist die Unzuverlässigkeit dieses Menschen deutlich geworden. Der Klient ist jedoch glücklich, durch das Verleihen von Geld für diesen Menschen wichtig zu sein. Hier kann es richtig sein, dem Klienten mit einer klaren Stellungnahme zu raten, dieses Vorhaben nicht unmittelbar zu realisieren, sondern zunächst die Motive zu reflektieren. Oder ein Klient hat wenig Gespür, wie das, was er auf seine Art und Weise sagt, bei anderen ankommt. Hier kann es ebenfalls notwendig und hilfreich sein, die eigene Wahrnehmung hierzu stellvertretend für andere zurückzumelden, um ihm eine Fremdwahrnehmung zu ermöglichen.

Zwei Momente sind hierbei bedeutungsvoll: (1) Es geht mit diesen Stellungnahmen nicht um eine (moralische) Bewertung der Verhaltensweisen oder (unbewussten) Annahmen des Klienten, sondern vielmehr um eine Unterstützung seiner personalen Intentionen (also auch nicht um die Darlegung eigener Meinungen und Überzeugungen seitens des Beraters oder Therapeuten). (2) Diese Stellungnahmen haben immer den Charakter einer Anfrage zu tragen, auch wenn sie im Stil der Aussage getätigt werden. Wenn ein Therapierender beispielsweise sagt: »Mein Eindruck ist, Sie laufen mit diesen Empörungen vor etwas Anderem weg«, dann hat er gleichzeitig offen zu lassen, ob der Klient diese Beobachtung verifiziert oder falsifiziert.

Bewusstheit für eigene Annahmen und Interesse an Antworten

Dieser Aspekt ist für eine phänomenologisch-personale Gesprächsführung wesentlich. Beratende und Therapierende haben sich ihrer Fragehinsicht bewusst zu sein (vgl. Kolbe & Dorra 2015, 30). Fragen beruhen auf subjektiven Annahmen, die aus der phänomenologischen Begegnung oder eigenen anthropologischen Überzeugungen, zum Beispiel hinsichtlich existenzialer Daseinsstrukturen, stammen können. Als Gesprächsbegleiter können wir jedoch nie wissen, ob diese unsere Annahmen für das Gegenüber zutreffend sind. Deshalb braucht es die Bereitschaft, diese eigenen Annahmen gleichzeitig infrage zu stellen, bis sich in stimmiger Weise zeigen kann, worum es dem Anderen eigentlich, also im Grunde geht. Dies kann nur gelingen, wenn der Gesprächsführende ein Interesse an der Antwort seines Gegenübers hat. Voraussetzungen für dieses Interesse sind die Hinwendung zum Anderen und dem, was ihn bewegt, die radikale Offenheit für seine Antworten, das Einlassen auf das, worum es in der Begegnung geht sowie ein Verweilen-Können bei dem, was sichtbar werden will, um es in seiner Bedeutung für den Anderen zu verstehen. Die Phänomenologie beschreibt dies als Grundhaltung der Offenheit (vgl. Heidegger 2008, 24).

Aktive Gesprächsführung zum phänomenalen Gehalt und seinem Grund

Eine wesentliche Intention existenzieller Kommunikation ist die Hinführung zum phänomenalen Gehalt des Erlebten und Bewegenden. Hierfür bedarf es aktiver Gesprächsführung, wie es zuvor schon ausgeführt wurde. Wie aber weiß man, wann es sich um einen Grund handelt, von dem der Mensch zutiefst bewegt und motiviert ist? Impulse und Affekte bewegen auch, sind aber für die Motivation des Menschen keine eigentlichen Gründe, die nach Frankl in den Bereich der Geistigkeit des Menschen gehören. Die Antwort lautet: Gründe zeigen sich erlebnismäßig sowohl als freies Einvernehmen als auch als verpflichtende Ausrichtung. Frankl (1987, 98f.) nennt dies Freiheit und Verantwortung: das, was uns zutiefst angeht und wichtig ist. Andere beschreiben diese Gründe als das, worum wir uns sorgen (Frankfurt 2007, 34).

Bedeutung der Sprache

Die Sprache ist für das Erfassen des Relevanten zweifelsohne von zentraler Bedeutung. Durch sie drücken wir uns aus, geben dem Erlebten und uns Wesentlichen eine Gestalt, bringen es in die Welt, differenzieren und nuancieren es. So erleben wir es als Glück, wenn uns der sprachliche Ausdruck hilft, uns im Erleben für uns selbst und vor Anderen treffend zu fassen und somit unserer selbst bewusst zu werden. Bei diesem Prozess Begleiter zu sein, ist eine anspruchsvolle Aufgabe. Wie schnell stiftet ein falsches Wort Missverstehen, zerstört ein Erleben, vielleicht sogar eine Begegnung. Gefragt sind sprachliche Behutsamkeit und Nuancenreichtum. Um menschliches Erleben mit seinen Gründen und Motiven einzufangen, wird diese Sprache wohl eher prädikativ sein. Sie wird helfen, den Reichtum des Erlebens und dessen Spezifika zu fassen, um ein Sich-selbst-Verstehen zu ermöglichen.

Sprache ist immer auch Spiegel eigener Haltungen. Wer wenig Kontakt zu sich selbst hat, wird deshalb auch abstrakt und in Man-Form sprechen. Wer unter einem starken Druck von Ansprüchen steht, wird deshalb das Wort »müssen« häufig gebrauchen und thetisch sprechen. Wer sich nicht festlegen kann und nicht greifbar sein möchte, verschleiert durch aufweichende und ausweichende Formulierungen. Wer unsicher ist, benutzt gern den Vorbehalt oder die ausschweifende Schilderung, die hoffentlich alles erfasst. Insofern ist es spannend, auf die Sprache eines Menschen zu achten und was sich in ihr spiegelt. Dies gilt sowohl für Klienten als auch Beratende und Therapierende. Arbeit an der eigenen Haltung gegenüber den existenzialen Daseinsstrukturen hat deshalb immer auch Auswirkungen auf die eigene Sprache und stiftet dann einen Zugang zum Gegenüber, das ebenfalls in diesen existenzialen Daseinsstrukturen steht. Wenn jemand verzweifelt ist, wird man ihm, sofern man keinen eigenen Zugang zum Verzweifeltsein hat, durch analytische Herleitung der Gründe, die diese Verzweiflung relativieren, keinen Trost spenden. Erst wenn man ihm auch sprachlich in dem Erleben der Verzweiflung nahe sein kann, wird es zu einer Begegnung kommen.

Vorgehensweise

Im Folgenden wird nun praktisch beschrieben, wie existenzielle Kommunikation im Speziellen in der Beratung und Psychotherapie gelingen kann.

Dazu gehört erstens die Kenntnis um den phänomenologischen Prozessverlauf zum Erfassen des Wesentlichen und zweitens die Kenntnis um die Praxis personaler Gesprächsführung.

Phänomenologischer Prozessverlauf zum Erfassen des Wesentlichen

Um einen Dialog führen zu können, bedarf es des Zugangs zum Wesentlichen. Es soll gezeigt werden, wie dieses Wesentliche in einer Abfolge von vier Phasen erfasst werden kann.

1. Phase – Deskription/Erheben des Sachverhaltes: Zunächst geht es immer um die Ausgangsfrage. In welchen Sachverhalt ist ein Erleben, ein Problem, eine Frage eingebettet? Ein Verweilen in der Deskription, also dem Erheben des relevanten Sachverhaltes, ist wesentlich, damit ein klares Bild des Patienten und seiner Situation sichtbar werden kann.

Es ist die Phase, in der Sachfragen zur Problemstellung bzw. zu deren Umfeld, in das sie eingebettet ist, gestellt werden. Erst wenn beim Therapeuten bzw. Berater ein lebendiges und nachvollziehbares Bild der Situation des Patienten entstanden ist, ist diese Gesprächsphase zu verlassen. (Im Übrigen: Dieses »farbige« Bild kann im Einzelfall natürlich auch sehr trist sein, wenn es die Tristesse des Erlebens spiegelt.)

Sich Zeit zu nehmen für dieses Erfassen ist gerade dann besonders wichtig, wenn man einen Patienten schon lange kennt. Aus der vermeintlichen bisherigen Kenntnis, übergeht man möglicherweise Gesichtspunkte, die wichtig sind und die augenblickliche Situation kennzeichnen. In welchen Zusammenhang ist die heute vorgetragene Frage konkret eingebettet? Außerdem darf der Therapeut sich nicht durch die vermeintliche Klarheit des Patienten zu schnell beeindrucken lassen, als ob alles gesagt, bekannt oder klar wäre.

2. Phase – »Verdichten« der Eindrücke auf Wesentliches: Parallel zur Phase der Deskription geht es in einem zweiten Schritt um das Sammeln von Eindrücken. In dieser Phase einer frei schwebenden Aufmerksamkeit besteht die Aufgabe darin, sich auf das Gegenüber einzulassen, zuzuhören und Raum zu geben, damit sich das, was wichtig ist, zeigen kann. Bei diesem Zuhören braucht es vonseiten des Therapeuten/Beraters sowohl ein Hören nach außen als auch nach innen: Worum geht es eigentlich? Was wird zu diesem Sachverhalt berichtet? Und: Wie wirkt das Berichtete?

Es geht also im Prozess des Erfassens um eine Gleichzeitigkeit von Zuhören, Fremd- und Selbstbeobachtung. Eine Gleichzeitigkeit, die nicht getrennt werden darf: ein Beim-anderen-Sein (Zuwendung zum Erleben des Gegenübers) und ein Bei-sich-Sein (Zuwendung zu den eigenen Eindrücken). Insbesondere für die Ebene, welche Resonanz die Begegnung sowie das Gehörte im Therapeuten/Berater hinterlässt (die Selbstbeobachtung), bedarf es manchmal einiger Fragen an den Patienten, die im Einzelnen gar nicht so spezifisch oder nachhaltig sein müssen. Sie haben vielmehr die Funktion, dass der Patient sich aussagt, um klarere Eindrücke zu gewinnen und voneinander unterscheiden zu können. Hier hilft folgender Hinweis: Der Therapeut hat zu warten, bis in ihm ein inneres Bild zum Erleben des Patienten farbig wird. Erst dann ist ein oder sind mehrere Eindrücke vorhanden. Doch zwei Fehler passieren hier häufig:

1. Das noch unklare, unkonturierte Bild wird durch »gewaltsame« Fragen (intensives Nachhaken) koloriert.
2. Der Therapeut springt auf das Vordergründige an, also zum Beispiel auf das, was am Lautesten gesagt oder am Intensivsten beschrieben wird. Oft zeigt sich im Dahinterliegenden die eigentliche emotionale Bewegtheit. (Zum Beispiel: Hinter der Empörung eines Klienten spürt man die Verletztheit oder Ohnmacht dieses Menschen.)

Es geht also um einen Prozess der Verdichtung, in dem sich aus der Fülle der Eindrücke einige oder gar nur ein Eindruck als wesentlich erweisen. Das Wesentliche setzt sich ab. Hierauf ist zu warten. – Wie beim Einköcheln einer guten Soße. Zunächst ist diese flüssig, wird dann immer sämiger und bekommt schließlich ihren eigenen Geschmack.

Das Wesentliche zeigt sich also in einem Prozess der Verdichtung. Deshalb ist es ein Fehler, den Eindruck erfassen zu wollen, indem man als Therapeut selbst zugreift, sich an einer Frage, einem Sachverhalt verbeißt, um in die Klarheit zu kommen. Die Haltung ist vielmehr umzukehren: »Der Eindruck ergreift mich. Und solange ich von keinem Eindruck ergriffen bin, habe ich keinen, hat sich das Phänomen in seinem spezifischen Eindrucksgehalt noch nicht gezeigt.« Dies auszuhalten, erfordert Mut.

Ein Fehler, der in dieser Phase häufig passiert: Je unerfahrener, unsicherer und vielleicht auch bemühter jemand als Therapeut ist, desto eher neigt er dazu, einen Eindruck zu produzieren. Demgegenüber braucht es eine Haltung der Gelassenheit: »Das Wichtige wird mich ergreifen.« Selbst wenn man mit einem Patienten schon ein Jahr arbeitet, hat man zu schauen, wie dieser heute das Thema oder sein Befinden anspricht: fester, klarer oder verunsicherter, belangloser? Schon haben wir eine neue Information.

Dazu ist ein weiteres Moment der Haltung wesentlich: sich nicht mit dem Gegenüber zu verbrüdern, sich nicht zu schnell von ihm ergreifen zu lassen, nicht automatisch dahin mitzugehen, wo der andere hinführen will. Diese Haltung ist für manche Patienten verunsichernd, weil sie nicht gleich auf Resonanz und Reaktion stoßen. Gerade das ist häufig sehr wichtig, weil der Patient damit die Erfahrung macht, dass der Therapeut sich nicht verführen und verleiten lässt. Dies stiftet schlussendlich Vertrauen.

Noch eine weitere Differenzierung ist wesentlich. In dieser zweiten Phase des phänomenologischen Erfassens, also dem Verdichten der Eindrücke auf Wesentliches, muss der Therapeut oder Berater mit zwei »Aufmerksamkeits-Ohren« zuhören und sich einlassen.

1. Das eine Ohr hört auf der *personal-thematischen Ebene* zu. Was sagt der Patient inhaltlich? Von welchen Themen erzählt er? Worum geht es ihm? Welche personalen Werte spricht er an? Wie ist er diesbezüglich bewegt?
2. Das andere Ohr hört auf einer *persönlichkeitsspezifisch-psychodynamischen Ebene* zu. Wie erzählt der Patient? Aus welcher persönlichkeitsspezifischen oder psychodynamischen Betroffenheit und Verfassung spricht er? Spricht er ruhig, klar und frei? Oder ist er unter Druck, fordernd und voller Verzweiflung?

Ein Beispiel: Mit dem einen Ohr hört der Therapeut, wie sein Patient von einer schweren Situation berichtet, mit dem anderen Ohr, dass sein Patient diesen Bericht locker und leicht gibt. Im Therapeuten entsteht der Eindruck einer Diskrepanz. Er steht vor der Entscheidung, welchem Aspekt er für die weitere Nachfrage an den Patienten Gewicht geben soll.

Es kann also sein, dass *das Thema hinter dem Thema* die eigentlichere Bedeutung hat, dass *die Frage hinter der Frage* die wichtigere ist, um eine Klärung finden zu können.

Das Erfassen des wesentlichen Eindrucks ist deshalb bedeutsam, weil es die Grundlage der jeweiligen Interventionen ist. Insofern hat sich der Therapeut Rechtfertigung darüber zu geben, warum er welchen Aspekt des Geschehens oder des Erlebens herausgreift und viele andere, die auch möglich wären, unbeachtet lässt. Gerade dies begründen zu können, ist Ausdruck seiner Professionalität. Deshalb heißt es auch Gesprächs*führung*. Das macht die Phänomenologie so bedeutsam.

3. Phase – Herausarbeiten des Spezifischen des Eindrucks: Hat sich also in der zweiten Phase des phänomenologischen Erfassens herausgestellt, dass da jemand »leicht und locker« von etwas Schwerem berichtet, bleibt nun zu klären, worum es ihm in einer solchen Erzählweise im Grunde geht. Ist das Erlebte zum Beispiel zu schwer, um es zu ertragen? Ist es ihm zu peinlich, daran zu leiden? Was ist das Spezifische seines Berührtseins, weshalb er es so berichtet, wie er es berichtet? Die Leitfrage lautet: Was bewegt diesen Menschen an diesem Sachverhalt *im Besonderen*?

Es ist wichtig, in dieser Phase nicht zu schnell zu deuten. Geht es doch um das Herausarbeiten des phänomenalen Gehaltes. Deshalb sind an dieser Stelle der Gesprächsführung auch fortgesetzte lange Schilderungen der Befindlichkeit nicht weiterführend. Sie verbreitern lediglich die zuständliche Befindlichkeit. Hier geht es jetzt vielmehr um Vertiefung. Um es mit dem vorhergehenden Beispiel zu sagen: »Was ist es, was Sie dieses Erleben des Schweren so leicht und locker berichten lässt?« Das wesentliche Fragewort in diesem Zusammenhang lautet also Was.

Es kann hilfreich sein, aus eigener Wahrnehmung stellvertretend Worte zur Vertiefung zur Verfügung zu stellen. Das heißt: Aus dem genauen Hinspüren in der zweiten Phase, das von einer gewissen Distanz und Unbestechlichkeit geprägt ist, stellt der Therapeut jetzt aus der hinspürenden Empathie etwas zur Verfügung, bietet etwas an: »Fühlen Sie sich in diesem Erleben des Schweren eher ›überfordert‹ oder eher ›peinlich berührt‹ oder eher ›erleichtert‹?« Das, was in dem Gefühl das Bewegende und Berührende ist, gilt es somit herauszuarbeiten.

Diese Arbeit gründet sich auf die These: Gefühlen geht immer ein Grund voraus. Das Wesentliche zeigt sich demnach in den Gründen. Es geht also darum, vom Sichtbaren auf das Hintergründige zu stoßen: Worum geht es im Erleben eigentlich? Das Gefühl ist die Spur dahin.

4. Phase – Verstehen des Spezifischen: Woher kommt es, dass das Gegenüber sich so erlebt? Dies ist die Frage, die sich als nächstes anschließt, um zu einem Verstehen zu gelangen. Hierzu ist das Erleben in mögliche Zusammenhänge einzubetten, die es erschließen können: in den situativen, lebensgeschichtlichen, familiären, kulturellen, gesellschaftlichen, religiösen, sozialen oder auch noetischen Kontext. In dem schon begonnen Beispiel fragt der Therapeut: »Was glauben Sie, warum erzählen Sie dieses schwere Erleben mit solch einer Lockerheit?« Durch diese Anfrage wird der Patient sich seiner selbst bewusst, wie er erzählt. Und im weiteren Arbeiten wird deutlich, dass er sich im Elternhaus immer zusammenreißen musste, sich nicht beklagen oder gar weinen durfte. »Ein Indianer kennt keinen Schmerz«, war das Motto der Familie. Betroffenheit galt als Schwäche.

Nur echte Kerle werden ernst genommen und kommen im Leben weiter. Dann könnte es ein weiteres therapeutisches Nachfragen geben, das sich auf die Schwere bezieht, und eine Stellungnahme des Therapeuten, wie verständlich und angemessen es sei, hier zu jammern und zu weinen.

Mit diesen vier Phasen ist ein Modell gegeben, den anspruchsvollen Prozess des phänomenologischen Erfassens zu systematisieren und methodisch zu erleichtern.

Zur methodischen Struktur der Gesprächsführung gehören noch drei weitere Phasen, die hier der Vollständigkeit halber erwähnt werden sollen, auch wenn sie sich nicht mehr auf das phänomenologische Erfassen beziehen.

5. Phase – Diagnostik des Phänomens: In dieser Phase geht es um die Einordnung im Horizont der existenzanalytischen Theorie, insbesondere hinsichtlich der Strukturdiagnostik der Grundmotivationen sowie der Prozessdiagnostik der PEA, aber natürlich auch hinsichtlich allgemeiner psychopathologischer Diagnostik. Darüber hinaus geht es um die Abklärung des Schweregrades einer Störung: Handelt es sich um ein neurotisches Niveau oder eine Persönlichkeitsstörung? Welche Festigkeit der Ich-Struktur liegt vor? Diese Diagnostik ist wesentlich, um zu klären, wie und wo die weitere Arbeit anzusetzen hat (siehe zu diesen Themen auch die Seiten 46–54 in diesem Buch).

6. Phase – Finden einer Lösung, Aktivieren einer Ressource: Hier steht die Diagnostik des beraterisch oder therapeutischen Zugangs im Zentrum. Was braucht dieser Mensch – jetzt oder auch grundsätzlich? Über welche Fähigkeiten müsste er verfügen, um diese Probleme, die sein Leben charakterisieren, bewältigen zu können oder womöglich gar nicht erst zu haben? Beispielsweise könnte er dann das, was für ihn so schlimm ist, trotzdem sein lassen. Oder er könnte vertrauen, obgleich er Angst hat – in seine Fähigkeiten und Möglichkeiten oder in andere Menschen. Was immer es ist, diese personalen Fähigkeiten würden es ihm möglich machen, mit der jetzt noch innerlich oder äußerlich überfordernden Situation umgehen zu können. Deshalb gehört in diese Phase auch die Klärung, über welche Ressourcen ein Mensch bereits verfügt, die ihm helfen, diese Lebenssituation zu bewältigen.

7. Phase – Umsetzen des Erkannten in konkrete Schritte, Handlungen und Umgehensweisen: In dieser letzten Phase geht es um die konkrete Frage, welcher Schritt jetzt im Moment getan und umgesetzt werden kann und sollte, welcher Schritt jetzt möglich ist. Menschen können nur von dort aus begleitet werden, wo sie sich befinden. Sie müssen dort abgeholt werden, wo sie stehen. Dann ist es realistisch, dass sie ihren eigenen nächsten Schritt tun können und werden.

Personale Gesprächsführung

Abschließend sollen überblicksartig die Leitfragen dargelegt werden, die es ermöglichen, existenziell zu kommunizieren, wie es zuvor beschrieben wurde. Sie richten sich nach dem von Längle beschriebenen Modell der Personalen Existenzanalyse (vgl. hier die für existenzielle Kommunikation wesentlichen Schritte PEA1 und PEA2; Längle 2000a, 24–27; 2000b, 82f.). Existenzielle Relevanz stiftet sich, wie wir sagten, durch drei Merkmale:

1. ein erlebtes *emotionales Beteiligtsein*
2. *phänomenale Gehalte*, die dem Erleben zugrunde liegen
3. *Positionen*, die der Mensch zu seinen Gründen bezieht

Fragen zum emotionalen Beteiligtsein: Das, was ist und von dem gesprochen wird, ist zunächst in seinem *Erleben* für den jeweils Beteiligten zu fassen. Dies macht es dem Menschen möglich, sich in der Qualität seines Bewegtseins zu erkennen. Liegt dem, worüber gesprochen wird, überhaupt ein Erleben zugrunde? Im Einzelfall kann die kommunikative Aufgabe dann darin bestehen, dieses Erleben überhaupt erst zu erschließen oder es zu vertiefen und zu halten, um es anschließend in seiner Bedeutung betrachten und verstehen zu können. Die Leitfragen sind: Wie geht es Ihnen mit dieser Situation oder diesem Thema? Wie ist Ihr Erleben dazu genau? Es ist darauf zu achten, von eher oberflächlichen und nichtssagenden Aussagen (»Heute geht es mir schlecht.«) hin zu differenzierenden Beschreibungen des Erlebens zu gelangen.

Fragen zum phänomenalen Gehalt: Die zweite Betrachtungsebene innerhalb existenzieller Kommunikation fokussiert das Motiv für das Erleben. Es gibt kein emotionales Erleben ohne Grund. Was also ist es, das dieses Erleben in dieser Situation oder zu diesem Thema in einem Menschen auslöst? Wir sprechen hier vom phänomenalen Gehalt, der dem Erleben zugrunde liegt. Es geht um das *Bewegende* an dem, was ist oder von dem gesprochen wird. Dies ist dem Menschen nicht immer sofort bewusst, sodass es dann herauszuarbeiten ist. Die Beteiligten sind dahin zu führen, sich dem eigenen Erleben oder dem Thema gegenüber zu öffnen, sodass sie herausfinden können, was sie an diesem Thema im Grunde berührt. Der größte Fehler der Gesprächsführung ist, dass diese Tiefenarbeit nicht zu Ende gebracht wird, sondern dass das bislang Geäußerte bewertet wird, Meinungen diskutiert werden und Lösungsideen angeboten werden, statt das Bewegende konsequent herauszuarbeiten. Die Leitfragen sind: Von welchem Aspekt sind Sie besonders berührt? Was lässt Sie sich schlecht fühlen? Worüber sind Sie empört? Um was geht es Ihnen dabei genau?

Fragen zur persönlichen Positionierung: In weiterer Hinsicht ist für existenzielle Kommunikation wesentlich, sich mit dem persönlichen Bedeutungsgehalt dessen, was ist oder von dem gesprochen wird, auseinanderzusetzen. Der Mensch ist also zur *Bewertung* dessen herausgefordert, was sich in seinem Erleben als wesentlich zeigt, um schlussendlich zu einer authentischen Position zu finden. Unter Umständen hat er hierbei verschiedene Motive gegeneinander abzuwägen. Erst dann kann er wissen, was er wichtig nehmen sollte und wofür er sich entscheiden will. Das kann niemand anders für ihn tun (übrigens auch nicht seine Psychodynamik). Mit dieser Entscheidung für eine Position gibt er seinem Leben die entscheidende existenzielle Richtung. Existenzielle Kommunikation fördert deshalb diese sehr persönliche Auseinandersetzung, um individuelle Einsichten und Positionen finden zu können. Die Leitfragen sind: Was ist an dem Thema wichtig für Sie? Welchen Stellenwert soll es für Sie und Ihr Leben haben? Welchen Stellenwert soll es angesichts anderer wichtiger persönlicher Werte haben? Was folgt daraus für Sie?

Mit diesen grundsätzlichen Überlegungen und praktischen Hinweisen werden Wege aufgezeigt, wie Gespräche gelingen können, wie sie das Erleben von Relevanz sowie ein Verstehen stiften und Begegnung erfahrbar werden lassen; Gespräche, die lebendig sind und bei denen es um etwas geht; Gespräche, in denen sich alle Beteiligten herausgefordert fühlen, ihre ureigenen Antworten zu geben.

Literatur

Arbeitsgemeinschaft Personenzentrierte Gesprächspsychotherapie [APG] (Hrsg.). (1984). *Persönlichkeitsentwicklung durch Begegnung. Das personenzentrierte Konzept in Psychotherapie, Erziehung und Wissenschaft. Carl Rogers im Gespräch mit Martin Buber* (52–72). Wien: Deuticke.

Dorra, H. (2015). Wissen, dass man nicht weiß. Vom hermeneutischen Vorrang der Frage. In ders., *Hermeneutische Besinnungen* (56–67). Saarbrücken: Der Trainerverlag.

Frankfurt, H. G. (2007). *Sich selbst ernst nehmen*. Frankfurt/M.: Suhrkamp.
Frankl, V. E. (1985). *Ärztliche Seelsorge. Grundlagen der Logotherapie und Existenzanalyse*. Frankfurt/M.: Fischer.
Frankl, V. E. (1987). *Logotherapie und Existenzanalyse*. München: Piper.
Heidegger, M. (2006). *Sein und Zeit*. 19. Aufl. Tübingen. Max Niemeyer.
Heidegger, M. (2008). *Gelassenheit*. 14. Aufl. Stuttgart: Klett-Cotta.
Jaspers, K. (1971). *Einführung in die Psychologie*. München: Piper.
Kolbe, C. (2010). Zur Bedeutung der Psychodynamik in der existenzanalytischen Psychotherapie. *Existenzanalyse, 27*(2), 46–54.
Kolbe, C. & Dorra, H. (2015). Wissen, dass man nicht weiß. Existenzanalytische Perspektiven zum hermeneutischen Vorrang der Frage. *Projekt Psychotherapie*, (04), 30f.
Längle, A. (2000a). Die »Personale Existenzanalyse« (PEA) als therapeutisches Konzept. In ders. (Hrsg.), *Praxis der Personalen Existenzanalyse* (9–37). Wien: GLE-Verlag.
Längle, A. (2000b). Schematische Darstellung der einzelnen Schritte der PEA. In ders. (Hrsg.), *Praxis der Personalen Existenzanalyse* (77–84). Wien: GLE-Verlag.
Längle, A. (2007). *Sinnvoll leben. Eine praktische Anleitung der Logotherapie*. St. Pölten, Salzburg: Residenz.

Gesundheit als Fähigkeit zum Dialog

Zum Personverständnis der Existenzanalyse und Logotherapie

Was heißt es eigentlich, gesund zu sein?

In einer Zeit, in der zunehmend alles machbar wird, scheint diese Frage eine zugespitzte Bedeutung zu bekommen. Wenn Gene geklont und somit kranke Gene ersetzt bzw. repariert werden können, wird die Frage um so virulenter, in welches Gesundheitsverständnis dieses Tun eingebettet ist. Noch weiterführender könnte man fragen: *In welches Menschenbild ist das Gesundheitsverständnis unserer Zeit eingebettet?*

Ist ein blinder Mensch krank? Ist Gesundheit im Zeitalter der Biotechnologie gleichzusetzen mit körperlicher Unversehrtheit, also die Abwesenheit von Krankheit und Behinderung? Ist die Anwesenheit von Glück eine Bedingung für Gesundheit, sodass das Recht auf Glück – zum Beispiel in der amerikanischen Verfassung – gleich mit verankert ist? Sind optimale Lebensbedingungen notwendig, damit der Mensch gesund sein kann? – Diese Fragen sind natürlich nicht nur einfach mit ja oder nein zu beantworten. Sie sind komplex.

Es gibt Menschen, die scheinbar optimale Bedingungen aufweisen können, sich aber krank fühlen. Und es gibt Menschen mit Einschränkungen, die sich mit Recht gegen die Stigmatisierung und Festschreibung wehren, krank zu sein. »Selbstverständlich«, würden sie sagen, »bin ich gesund. Ich habe jedoch eine Einschränkung, weil mir ein Organ fehlt. Andere haben eben andere Einschränkungen.« Ich kenne aus meinem Praxisalltag Menschen, die so oder ähnlich von ihrer Behinderung sprechen. Und die meisten Menschen werden dies aus dem Umfeld ihrer beruflichen bzw. privaten oder sogar eigenen Erfahrung ebenfalls bestätigen.

Orientiert sich das herrschende Gesundheitsverständnis nicht stark an derzeitigen gesellschaftlichen Normen und Idealen, die unbewusst oder bewusst auf alle Menschen übertragen werden? Ideale wie Leistungsfähigkeit, Schnelligkeit, Steigerungsfähigkeit, Attraktivität, Jugendlichkeit und Unversehrtheit? Und wenn Menschen ihnen nicht entsprechen können, dann wird gefragt, ob sie sich überhaupt gesund fühlen können. So definiert man Gesundheit vom Horizont des eigenen Vermögens der Teilhabe an in unserer Gesellschaft wertgeschätzten Aktivitäten.

Nun möchte ich jedoch nicht in dieser Grundsätzlichkeit über die Frage der Gesundheit in meinen folgenden Ausführungen nachdenken, es sollte nur der Horizont sichtbar werden, in dem diese Frage steht. Es ist ein weiter und aktueller Horizont. Im Folgenden werde ich mich auf die Frage nach der *seelischen Gesundheit* im Verständnis der Existenzanalyse und Logotherapie beschränken. Dies soll somit ein Beitrag dazu sein, von einem Verfahren, das sich existenziell versteht, Impulse für den Diskurs innerhalb der Psychotherapie, aber auch mit anderen sozialen Berufsfeldern zu geben. Dabei soll es um *zwei zentrale Begriffe* gehen: *Dialog* und *Person*. Nicht die Psychopathologie, sondern die Grundbedingungen des Personseins sowie die Voraussetzungen für den personalen Dialog stehen im Mittelpunkt dieser in fünf Gedanken gegliederten Ausführungen.

Erster Gedanke

Der Mensch erlebt sich dann als gesund, wenn er sich frei fühlt – noch genauer: wenn ihm ein freier und verantwortlicher Austausch mit sich und seiner Welt gelingt. Diese These beinhaltet ein Geheimnis, in dem der Schlüssel zur Erfahrung von Lebendigkeit und Freiheit liegt. Negativ ausgedrückt: *Der Mensch erlebt sich immer dann als unfrei und abhängig, wenn er nicht ins Handeln kommen kann.* Hierfür gibt es viele Belege. Man denke an eine Auseinandersetzung mit dem Partner. Eigentlich wollte man nur etwas Wichtiges klären, und schon wurde es der übliche Streit, bei dem es nicht gelang auszusteigen. Es lief ab wie immer, man fühlte sich verletzt oder unverstanden wie immer und man reagierte daraufhin mit Rückzug, Angriff oder Unterwürfigkeit wie immer. – Dies ist ein klassisches Beispiel für eine Situation, in der ein Verhaltensmuster ablief. Es fand kein Handeln, sondern nur noch ein Reagieren statt. Und genau das geschieht, wenn dem Menschen in bestimmten Situationen seines Lebens die Freiheit abhandenkommt. Er steht dann nicht mehr in einem adäquaten Kontakt mit der Welt. Er ist quasi Gefangener seiner selbst, zum Beispiel seiner Verletztheit oder seiner Befürchtungen. Typische Copingreaktionen in dieser Situation sind Rechtfertigung, Leugnung oder Rationalisierung.

Die Existenzanalyse geht davon aus, dass das Erleben von *Freiheit* in der Lebensgestaltung für die seelische Gesundheit ein maßgebliches Kriterium in existenzieller Hinsicht ist. Ist diese Freiheit bedroht, geht es dem Menschen schlecht. Leben wird dann zum Druck, zur Pflicht, zum Muss. Viele Krankheiten fußen auf dieser Erfahrung der Unfreiheit. Die Lehrerin geht zur Schule, weil sie Geld verdienen muss, aber nicht mehr, weil der Beruf spannend ist. Das Telefonat mit den Eltern wird geführt, weil man zweimal wöchentlich miteinander telefoniert, aber nicht, weil man sich etwas mitteilen möchte, usw.

Man kann diesen Gedanken auch noch weiter fassen: *Im Grunde kommt der Mensch immer dann ins Leben, wenn er auf eine spezifische Situation seine authentische Antwort geben kann.* Tatsächlich liegt für die Existenzialität hier ein entscheidender Schlüssel: Wenn man das Erleben hat, mit den Situationen des Lebens *umzugehen*, ist man schon auf der Gewinnerseite. Warum ist das so? Weil dann der Mensch mit seiner ureigenen Art der Antwort im Spiel ist. Er tut etwas, er erträgt die Dinge nicht nur, er mischt sich ein ins Leben. Somit kommt er in seinem Leben vor, das Leben geschieht ihm nicht einfach, sondern er geht um mit ihm, er bringt sich ein, das Leben wird zu *seinem* Leben (vgl. Kolbe 2000a, 24). Entscheidend ist aber auch hier, dass diese Art des Umgehens vom Gefühl der inneren Freiheit begleitet ist. Damit wird deutlich: Nicht alles Tun ist für den jeweiligen Menschen auch ein existenziell erlebtes Handeln. Einer, der alles hat oder bekommt, ist logischerweise nicht unbedingt jemand, der sein Leben selbst gestaltet.

Ein Grundgedanke der von Frankl begründeten Logotherapie lautet: Der Mensch ist stets und ständig *ein Angesprochener*. In allen Situationen, in denen er steht, ist er *zu einer Antwort herausgefordert* (vgl. Frankl 1985, 72). Im Grunde ist es die Antwort, die er gibt, die ihn lebendig macht. Dort, wo ihm Antworten fehlen oder er aufgrund von Verunsicherungen oder Ängsten nicht antworten kann, wird er kraftlos. Der Mensch kommt dann in seinem eigenen Leben nicht mehr vor. Er funktioniert nur noch. Hier nun spiegelt sich das zuvor genannte Geheimnis: *Wo es dem Menschen gelingt, seine authentische Antwort auf die jeweilige Lebenssituation zu geben, dort ist er ganz da, ganz drin in der Situation und in seinem Leben.*

Diese These Frankls impliziert ein Axiom der Existenzphilosophie. Sie fragt zunächst weniger nach Prägungen und Anlagen, sondern nach der

Unmittelbarkeit im eigenen Erleben und der Lebensgestaltung. Konkreter formuliert heißt das: Was ist wirklich wichtig für den einzelnen Menschen? Wie geht es ihm mit dem, was da los ist? Was spricht ihn jetzt an? Was will er jetzt tun? Das heißt: Noch bevor der Mensch etwas tut, ist er von etwas angesprochen, von etwas berührt. Dies gilt für alle Lebenssituationen. Immer ist der Mensch von dem, was auf ihn trifft, angefragt, was es ihm bedeutet und wie er darauf antworten will.

Ein Beispiel zur Illustration: Jemand hat sich vorgenommen, nach einem anstrengenden Arbeitstag einen ruhigen Abend zu verbringen, plötzlich klingelt es an der Tür. Wie geht es ihm dabei und wie reagiert er? Öffnet er die Tür, weil man das so tut? Verkriecht er sich und tut so, als sei er nicht da? Oder öffnet er und entscheidet spontan, ob er den Besucher einlässt oder nicht? Und: Stimmt die jeweilige Antwort, die er gibt, eigentlich wirklich für ihn?

Der Mensch ist also nicht nur angefragt, sondern er ist auch herausgefordert, seine spezifische, seine *authentische Antwort* zu geben. Insofern lässt sich der Mensch charakterisieren als jemand, der von seiner Umwelt und Mitwelt einerseits angefragt, andererseits aufgefordert ist, seine *bestmögliche* Antwort zu geben. Dieses Wechselspiel von Anfrage und Antwort ist der existenzielle Dialog, in dem der Mensch steht. Die Existenzanalyse nennt es die *existenzielle Dynamik* (im Unterschied zur reinen Psychodynamik), in die der Mensch gestellt ist. Es handelt sich um eine Grundverfasstheit, die für jeden Menschen gilt.

Frankl leitet übrigens von hierher auch die Sinnerfahrung ab. Er sagt: Sinnvoll wird das Leben dann, wenn Menschen auf die Fragen, die das Leben ihnen stellt, ihre jeweils bestmögliche Antwort geben. Er spitzt diese These zu, indem er sagt, nicht der Mensch habe Fragen an das Leben zu stellen. Dies sei eine »vorkopernikanische« Lebenshaltung, die dabei stehen bleibt, dem Leben Vorstellungen, Erwartungen und eigene Wünsche entgegenzuhalten. Vielmehr sei es aus existenzieller Sicht genau umgekehrt: *Das Leben ist, wie es ist, der Mensch hat sich ihm zu stellen.* Zum Glück aber kann man sagen: In *jeder* Lebenssituation liegen Anfragen und Möglichkeiten für den Menschen. Und nun geht es darum, *die* Anfragen und Möglichkeiten zu finden, die für den jeweiligen Menschen die bestmöglichen und sinnvollsten darstellen. Und dies ist genau die Freiheit des Menschen: Seine ureigene Antwort geben zu können. Wenn dies geschieht, steht der Mensch im Dialog mit seiner Welt. Er ist nicht mehr Opfer seiner Lebensumstände, sondern er gestaltet bereits sein Leben, indem er seine ureigene Antwort gibt, in seiner ureigenen Art mit den Gegebenheiten für ihn bestmöglich umgeht (vgl. Längle 2000, 9).

Dieser These entspricht eine andere Lebenseinsicht: Der Mensch erlebt sich immer dann lebendig und nicht mehr abhängig, wenn er *gibt.* Im Geben liegt bereits eine Antwort, liegt ein aktives Geschehen. Er ist dann nicht mehr nur derjenige, dem etwas widerfährt (indem er sich z.B. zu kurz gekommen oder ungerecht behandelt fühlt), sondern er kommt in eine aktive Gestaltung der Situationen seines Lebens. *Der Gebende erlebt sich im Status seines Vermögens, der Abhängige im Status des Angewiesenseins.* Das ist es, was eine Lebenssituation existenziell oder inexistenziell macht. Insbesondere in der psychischen Erkrankung zeigt sich, dass das Angewiesensein übermächtig geworden ist, sodass der Mensch nicht mehr in seine aktive und als frei erlebte Lebensgestaltung findet. Und eine Psychotherapie läuft dann unglücklich, wenn der Patient zwar seine Angewiesenheit entdeckt, sich in der Opferhaltung aber einrichtet und somit selbst passiviert. Genau in diesen Fällen wird sichtbar, dass die Person nicht mehr zu einem ganzheitlichen Vollzug kommt. Sie findet ihren Spielraum nicht, sie zeigt sich nur noch in der Betroffenheit und Ohnmacht.

In diesem Zusammenhang soll einem Irrtum vorgebeugt werden: Die hier getroffenen Aussagen dürfen nicht missverstanden werden, als ob Angewiesensein oder die Notwendigkeit des Empfangens für den gesunden Menschen zu überwindende Zustände seien. Dem ist nicht so, denn natürlich bleibt der Mensch immer auch ein Angewiesener oder Bedürftiger, selbst wenn er noch so gesund, umsichtig und reif mit sich und dem Leben umgeht. Es ist vielmehr eine *Haltung* angesprochen: Der Mensch kann in einer aktiven Haltung sein Angewiesensein verantworten. Dann nimmt er es in seine Verantwortung, zum Beispiel in eine Bitte und Frage an den anderen. Er kann es aber auch als Forderung an das Leben herantragen, dann bleibt er der Abhängige.

Viele »unvollendete« Psychotherapien belegen dies, in denen Erwachsene sich mit ihren Eltern, die ihnen in ihrer Kindheit Wichtiges nicht geben konnten, auseinandersetzen, jedoch diesen Status des Angewiesenseins nicht überwinden und deshalb im Unglück verharren.

Zusammenfassend lässt sich sagen: Der Mensch ist nie frei von Bedingungen und Voraussetzungen persönlicher, typologischer, sozialer oder kultureller Art. Aber innerhalb dieser Bedingungen trifft er täglich auf unzählige Situationen, die ihn herausfordern, mit ihnen umzugehen. Sie stellen gleichsam die Frage: Welche Antwort möchte ich auf diese Lebensanfrage geben? Welche Bedeutung soll diese Lebensanfrage in meinem konkreten Leben erhalten? Wie will ich mit meiner Antwort, die ich gebe, mein Leben gestalten? – Dies ist der *dialogische Charakter*, den das Leben für den Menschen hat. Sofern ihm dieser Dialog gelingt, erlebt er sich als frei und verantwortet sein Leben. Ja, er gibt seinem Leben die ihm unverwechselbare Gestalt, die zeigt, was diesem Menschen wichtig ist und wofür er lebt. Es wird somit die *Persönlichkeit* des Menschen sichtbar, die sich in seiner Gestaltungsleistung offenbart.

Zweiter Gedanke

Jeder Mensch will als Person wahrgenommen werden, und er will persönlich gefragt sein. Wer ist es im Menschen, der in der zuvor beschriebenen Weise mit dem Leben umgeht? Die Existenzanalyse reserviert hierfür den Begriff der *Person*. Sie ist im Verständnis dieser Denktradition kein materiales Substrat, kein physiologischer Ort im Menschen, sondern reine Vollzugswirklichkeit. Frankl (1984, 144f.) sagt, die Person ist das Freie im Menschen. Sie ist das Nicht-Festgelegte und Unmittelbare.

Aufgrund seiner Dialogfähigkeit ist der Mensch darauf angewiesen, persönlich angesprochen zu werden. Dies macht die *Würde* des Menschen aus, als Person mit eigener Antwort gefragt zu sein. Deshalb fühlt jeder Mensch sich zu Recht verletzt, wenn nicht zu ihm, sondern über ihn gesprochen wird, wenn er nicht gefragt wird, sondern alles schon gewusst ist. Diese Tatsache hat eine außerordentliche Bedeutung für alle Begegnungen in helfenden Berufen: Wenn über Patienten als »die Zwangserkrankung« oder »der Psychotiker« gesprochen wird, dann werden sie objektiviert und reduziert – nämlich auf den Bereich der Erkrankung. Und gerade dies stellt insbesondere in der Begegnung, die in helfenden Berufen stattfinden sollte, eine erhebliche Belastung dar: Der Mensch wird nicht mehr als Person gesehen, die mit einer Situation umgeht, die ein Leiden hat und darin etwas Wichtiges zum Ausdruck bringt. Er wird vielmehr in seinem Unvermögen behaftet, über ihn gibt es einen Begriff für die ganze Person. Aber weiß man damit tatsächlich etwas über den Menschen? – Jede psychotherapeutische Praxis zeigt, wie verschieden Menschen mit ähnlichen Schicksalen umgehen und wie sie sich auf ihre unverwechselbare Art und Weise diesem Schicksal stellen. So lassen Schicksal und lebensgeschichtliche Prägung den Fachmann noch längst nicht alles über den Menschen wissen.

Was ist das Entscheidende? Eine Psychotherapie, Lebensberatung, Pädagogik, Seelsorge oder Sozialarbeit, die die Person des Einzelnen hinter seiner Störung oder seinem Unvermögen sieht, wahrt dessen Würde. So bleibt der Mensch ein Angefragter – auch für den Fachmann. Er wird nicht automatisch zum Fall, zum Beurteilten oder gar Verurteilten. Er bleibt der Mensch, dem etwas aus verschiedenen Gründen besser oder schlechter gelungen ist. Erst in diesem Klima ist er überhaupt bereit, sich zu öffnen und zu zeigen. Die Existenzanalyse stellt deshalb die personale Begegnung in den Fokus ihres Arbeitens. Und sie versucht, *die Person in ihrem Erleben aufzufinden, um ihr zu einem authentischen Existenzvollzug zu verhelfen.* Dies ist ihre Schwerpunktkonzentration (vgl. Kolbe 2000b, 45f.): Es geht ihr darum, *die Person in ihrem Erleben zu verstehen.* Dort ist der Ausgangspunkt der Existenzanalyse – mit dem Ziel, dass dem Menschen ein als authentisch erlebter Existenzvollzug gelingt. Hierfür muss er in seiner Personalität angesprochen, erreicht und gestärkt werden. Dies ist das Anliegen existenzanalytischer Psychotherapie: die Fähigkeit des Menschen zu stärken, sich zu sich selbst und zu anderen verhalten zu können. Es schließt die mögliche Bearbeitung von Traumata, die Erhellung unbewusster Konflikte, eine annehmende Atmosphäre und das Üben neuer Verhaltensmöglichkeiten ein.

Dritter Gedanke

Wie kann die Person erreicht werden? Zur Annäherung an diese Frage soll zunächst aus der eigenen Erfahrung gefragt werden: *Wann wird ein Gespräch als persönlich erlebt?* Die generelle Antwort lautet: Wenn man sich *angefragt* und nicht abgefragt erlebt. Wenn Fragen also zum Beispiel die *eigene Stellungnahme* herausfordern. Oder wenn der Raum *offen* ist, aus dem heraus gefragt wird. Wenn man mit dem, was berührt, in Erscheinung treten kann. Selbst wenn man andere Aspekte oder Positionen zeigt als die der Gesprächspartner. Wenn man sich auch darin *angenommen* erlebt, erhöht das das Klima für ein persönlich erlebtes Gespräch in starkem Maße.

Im Unterschied dazu fühlt man sich nicht angefragt, wenn die Antwort im Grunde vorgegeben ist, also zum Beispiel bei suggestiven Fragen oder Annahmen und Festschreibungen. Oder wenn man zur Bestätigung einer Theorie gefragt wird, die der Gesprächspartner sich bereits gebildet hat. Dies ist eine besondere Gefahr im Kontext der Psychotherapie, wo über die

Kenntnis der Pathologie und ihrer Psychodynamik alles Wissen über den anderen scheinbar vorliegt. Strukturabläufe lassen eben nicht zwangsläufig auf die Kenntnis der Person schließen. Erst recht fühlt man sich dann nicht angefragt, wenn der Gesprächspartner nur sich selbst im Blick hat und alle Beteiligten nur als Publikum für seine Vorstellung dienen.

Aufgrund der vorherrschenden naturwissenschaftlichen Denkströmung ist es üblich, kausal zu fragen. Damit wird jedoch der Spielraum für personale Begegnung nicht selten erheblich eingeengt. Es gilt, was logisch ist. Man meint schon zu wissen, was der andere sagen wird oder wie es ihm geht. Überhaupt: Man stellt Fragen, die auf der Ebene der Logik und Nachvollziehbarkeit der eigenen Erfahrung erwachsen sind. Somit orientiert man sich in dieser Art des Fragens an sich selbst und nicht an der Person des anderen. Deshalb ist eine Aufarbeitung eigener Themen für einen professionellen Helfer – zumindest im Kontext der Psychotherapie und Lebensberatung – von großer Bedeutung. Das heißt: Die Berücksichtigung der personalen Grundgegebenheiten, die für jeden Menschen Geltung haben, führt zu einem personalen Gesprächsstil und somit zu personaler Begegnung.

Im Folgenden soll das zuvor Angesprochene nochmals in eine klare Übersicht gebracht werden, die für eine *personale Gesprächsführung* hilfreich ist. Die Grundfrage lautet: *Wie lässt sich die Person im Menschen antreffen?* Die Existenzanalyse führt hierzu *drei Merkmalsbeschreibungen* an (vgl. Längle 2000, 23–28). Die Person

1. ist *erreicht* in dem *Eindruck*, von dem sie berührt ist,
2. wird *erkennbar* in der *Stellungnahme*, die sie zu den sie berührenden Eindrücken trifft,
3. ist *erlebbar* in dem, was sie zum *Ausdruck* bringt.

Diese drei Charakteristika nennt die Existenzanalyse nach Längle das Personale Dreieck: Eindruck – Stellungnahme – Ausdruck.

In einem ersten Schritt lässt sich die Person dort antreffen, wo sie von etwas berührt ist – wie auch immer diese Berührung aussehen mag. Die Person ist angesprochen und alles Ansprechende hinterlässt einen *Eindruck* im Menschen. Ein Beispiel: Jemand sitzt während seines Urlaubs am Strand und sieht, wie die Abendsonne langsam über dem Meer untergeht. In ihm stellt sich ein Gefühl von Faszination und Dankbarkeit über die Schönheit der Natur ein. Möglicherweise fühlt er sich zutiefst verbunden mit der ihn umgebenden lebendigen Welt. Ein anderes Mal geht die Sonne in gleicher Weise unter, aber er ist in etwas anderes vertieft und nimmt den Sonnenuntergang nicht wahr, der in dieser Situation dann auch keinen Eindruck auf ihn hinterlässt.

Existenzanalyse wird aufgrund ihrer Gesprächsführung nun den *phänomenalen Gehalt* einer Situation versuchen zu erschließen, der für einen Menschen gegeben ist. Dies tut sie aus einer Haltung der Offenheit. Das heißt: Was es im Spezifischen ist, das im Menschen einen Eindruck hinterlässt, weiß der Psychotherapeut oder Lebensberater, Pädagoge, Seelsorger usw. nicht, er kann es aber mit dem Klienten zusammen herausfinden. Die Qualität, in der sich dieser Eindruck für einen Menschen zeigt, nennt man *primäre Emotionalität*. Sie ist der Spiegel der personalen Lebendigkeit, des Erlebens der Person. In diesem Erleben kommt zum Ausdruck, was den Menschen wesentlich in einer jeweiligen Situation anspricht. Somit vollzieht sich eine Verbindung zwischen dem, was in der Welt situativ gegeben ist (z.B. ein Sonnenuntergang), und der Person, der dieses Gegebene zu einem Wert wird (z.B. im Staunen und dem Gefühl der Dankbarkeit). Auf diese Weise erkennt sich die Person selbst.

Zwei weiterführende wichtige Aspekte lassen sich hierzu benennen:

1. Was die Person bewegt und wie es sie bewegt, ist letztlich nicht begründbar oder herleitbar. Diese Bewegung vollzieht sich im Bereich der nach Frankl (1988, 16ff.) sogenannten unbewussten Geistigkeit. Sie entzieht sich weitgehend dem kontrollierenden Zugriff des Intellekts, ist offen und unabgeschlossen, weil die Person frei ist.
2. Die Matrix der Person ist jedoch lebendig (vgl. Längle 2000, 24). Erfahrungen, eine bestimmte Verfassung, Stimmungen oder Einstellungen spielen eine Rolle, die es zu berücksichtigen gilt. Im Horizont dieser Verfasstheit stellt sich die Person dem Eindruck entgegen und vollzieht einen Impuls, also eine erste spontane Antwort auf das situativ Gegebene (den Sonnenuntergang oder eine andere Beschäftigung).

Zusammenfassend kann man sagen: Die Person lässt sich in einem ersten Aspekt dort erkennen, wo sie in dem gesehen wird, was sie anspricht. Wo der Mensch wie auch immer beeindruckt ist, ist er als Person erreicht.

In einem zweiten Schritt bringt sich die Person mit einer *authentischen Stellungnahme* ins Spiel und wird deshalb darüber erkennbar. Dies ist der selbstgestalterische Akt der Person. Das, was eine primäre Emotion mit einem inhärenten Handlungsimpuls auslöst, wird nun nochmals in den

Horizont sonstiger Wert- und Weltbezüge gestellt. Die Person nimmt eine Abwägung verschiedener innerer und äußerer Aspekte der Situation vor, was schließlich zu einer *integrierten* Stellungnahme führt.

Man stelle sich vor, jemand wacht eines Morgens auf und stellt in seiner primären Emotionalität (nachhaltiger als sonst) fest, dass er nicht zur Arbeit gehen will. Wahrscheinlich wird er nicht im Bett bleiben, sondern trotzdem zur Arbeit gehen, entweder weil er seinen Arbeitsplatz nicht gefährden will, oder weil ihm die Arbeit grundsätzlich ja Spaß macht, oder weil er von dem Geld leben will, was er mit der Arbeit verdient, usw. Möglicherweise sollte dieser Mensch sich aber fragen, ob Zeiten der Muße in seinem Leben zu kurz kommen, oder er einfach nur früher zu Bett gehen sollte – wofür also dieser Impuls steht, liegen bleiben zu wollen. Vielleicht gönnt er sich am Wochenende eine schöne Unternehmung oder er beschließt, insgesamt weniger zu arbeiten. Dies wären Beispiele für eine integrierte Stellungnahme. Der Mensch kommt auf diesem Weg zu grundsätzlichen Urteilen, die situationstranszendent sind, ohne die konkrete einzelne Situation zu übergehen.

Bedeutsam für existenzanalytisches Arbeiten ist nun die Frage, inwieweit solche Stellungnahmen von der Person im Horizont einer *freien Wahl* getroffen sind. Sind es erlernte, behauptete, aus Angst gewählte innere Stellungnahmen oder entspringen sie einer in Freiheit und Verantwortung getroffenen Entscheidung? Die Eingangsüberschrift lautet: Gesundheit als Fähigkeit zum Dialog. Einer Entscheidung, die aus innerem Zwang getroffen wird, fehlt dieses Moment des Dialogs. Hier gibt es nur die Vorgabe, der zu entsprechen ist, aber nicht mehr die Möglichkeit einer freien Antwort. Und deshalb fühlt sich der Mensch zu recht unfrei. Die Stellungnahme wird somit inauthentisch. Hier wäre ein innerer Dialog zu führen, der sich mit den gegebenen Vorgaben auseinandersetzt. Möglicherweise ist das ursprüngliche personale Wollen überhaupt erst noch zu finden, weil es durch innere oder äußere aktuelle oder lebensgeschichtliche Vorgaben, Ängste, Rationalisierungen etc. blockiert ist. Dies wäre zu klären, um im freien Vollzug ein authentisches Leben zu führen. Auf diesem Weg schafft sich der Mensch die personalen Voraussetzungen, seine Freiheit leben zu können, wenn er begreift und fasst, *was* er im Grunde tun möchte. Das ist oft nicht ganz leicht herauszufinden. Häufig genug tut er ja etwas anderes als das, was er eigentlich will. Es gilt also, Über-Ich-Setzungen und personales Wollen zu klären.

Der Mensch trifft dann einen *handlungsorientierten Entschluss* über das, was er in dieser Situation für richtig und möglich hält und was er tun könnte. Dieser Entschluss wird als *Wille* sichtbar. Stellungnahmen, die nicht in einen handlungsorientierten Willen kulminieren, bleiben Wünsche oder Sehnsüchte.

In einem dritten Schritt will die Person sich zum *Ausdruck* bringen. Und sie leidet, wenn ihr dies nicht gelingt, denn sie möchte ihre Wirkung in der Welt entfalten und realisieren. Dies gehört zum Wesen des Menschseins: dass er nicht bei sich selbst stehen bleiben will, sondern *in der Welt zur Existenz* kommen möchte. Der Mensch möchte sich zeigen, er möchte sich einsetzen und dabei seine Innerlichkeit verlassen. In diesem Prozess geschieht existenzielles Leben. Erst dann wird das Leben bedeutsam, es wird voll und als *sinnerfüllt* erlebt. Andernfalls bleibt es mitten im Vollzug auf der Strecke, es kommt nicht in die Welt, sondern bleibt in Wünschen, Vorstellungen, Meinungen oder Fantasien verhaftet. Natürlich ist dieses Heraustreten in die Welt kein blindes Ausagieren irgendwelcher Impulse. Es ruht, wie eben schon ausgeführt, auf der Abwägung der verschiedenen Werthorizonte und es fragt nach der Einschätzung der Realität. Es ist also abgestimmt mit den Gegebenheiten, Möglichkeiten und Erfordernissen der realen Welt.

So lässt sich im Umkehrschluss sagen: Wo sich jemand einbringt, wo er sichtbar wird mit Positionen, wo er sich einsetzt für etwas, oder wo er zeigt, wie er mit etwas umgeht, dort können wir ihn als Person sehen. Dort wird er spürbar und greifbar.

Diese Überlegungen dürfen jedoch nicht im Sinne eines Machertums missverstanden werden. Der Ausdruck, den ein Mensch seinem Leben gibt, kann beispielsweise in einer Haltung bestehen, die er zu einem Schicksal einnimmt (Einstellungswerte). Es kann aber natürlich auch die konkrete Tat sein, die er vollbringt.

Mit diesem Schema der Vollzugsbereiche der Person ist ein Überblick gegeben, der das Personsein konkret und fassbar werden lässt. Und es ist gleichzeitig eine Möglichkeit gegeben, worauf in der zwischenmenschlichen Begegnung zu achten ist, wenn die Person erreicht werden soll. Für die Psychotherapie enthält dieses Personverständnis weitreichende Implikationen. So lässt sich, um es zumindest kurz anzudeuten, sagen, dass bestimmte Krankheitsbilder mit bestimmten Störfeldern des personalen Vollzugs korrespondieren. Beispielsweise bei Angststörungen lässt sich beobachten, dass die Wahrnehmung im Bereich der phänomenalen Gehalte gar nicht hinreichend erfolgt. Der ängstliche Mensch ist sofort in seiner Befürchtung verhaftet, sodass er nicht aus dem Kontakt mit den realen Gegebenheiten schöpft. Er schaut nicht genau hin, spürt nicht genau hin.

Für die Therapie bedeutet dies, neben der Erhellung möglicher lebensgeschichtlicher Blockaden oder unbewusster Konflikte die personale Fähigkeit des Hinschauens zu üben und zu stärken.

Vierter Gedanke

Der Mensch kann sich zu sich selbst und seinen Gefühlen verhalten. Eine wesentliche Fähigkeit der Person ist es, über sich selbst hinaus auf anderes bezogen zu leben, nämlich sich zu beziehen auf die als authentisch erlebten Werte und Lebensmöglichkeiten.

Eine weitere grundlegende Fähigkeit ist es, sich mit sich auseinandersetzen zu können. Frankl nennt dies den *noopsychischen Antagonismus.* Hier handelt es sich im Menschenbild der Existenzanalyse um einen spezifischen Beitrag für die Psychotherapie. »Auf die geistige Person, auf die Macht des Geistes, sich dem Psychophysicum entgegenzustellen, ihm zu trotzen, – auf diese ›Trotzmacht des Geistes‹ rechnet die Logotherapie; auf diese Macht rekurriert sie, an diese Macht appelliert sie« (Frankl 1984, 148). Was ist damit gemeint?

Die existenzanalytische Anthropologie sieht den Menschen als ein Wesen, das *zwei Arten der Motivation* kennt: *Bedürfnisse und Intentionalitäten.* Während in der herkömmlichen Psychotherapie – nach Frankl – maßgeblich gefragt wird, welches die Grundbedürfnisse eines jeden Menschen sind, damit ihm ein gutes Leben gelingen kann, geht Frankl selbst nun einen Schritt weiter. Er sagt: Selbst wenn der Mensch in seinen Grundbedürfnissen befriedigt ist, bleibt immer noch die Frage offen, worum es ihm in seinem Leben eigentlich gehen soll, also was ihn *erfüllt.* So unterscheidet die Existenzanalyse die beiden Begriffe *Befriedigung und Erfüllung.* Es wurde bereits eingangs erwähnt, dass es Menschen gibt, die alles haben und trotzdem unerfüllt leben.

Ein anderes Beispiel zur Unterscheidung von Bedürfnis und Erfüllung: Das Bedürfnis des Hungers kann auf sehr verschiedene Art und Weise befriedigt werden. Man kann irgendetwas essen oder irgendetwas herunterschlingen, in beiden Fällen ist man satt, das Bedürfnis ist gestillt. Es bleibt aber offen, ob diese Art des Essens als erfüllend erlebt wird. Im Hunger liegt gleichsam die Potenzialität einer Esskultur verborgen. Und der Genuss des Essens kann als erfüllend erlebt werden bei gleichzeitiger Befriedigung des Hungertriebs.

Frankl sagt nun zu Recht: Der Mensch will im Letzten nicht bei sich und seinen Bedürfnissen stehen bleiben, er will vielmehr den Bezug zur Welt, er will über sich und seine Bedürfnisse hinaus sein. Erst darin findet er Erfüllung. Erst darin kommt er ganz zu sich selbst. Im Grunde wird er durch die Realisation von Werten, die eben mehr sind als reine Bedürfnisse, zu einem ganzen Menschen. So ist der Mensch im Verständnis der existenzanalytischen Anthropologie nicht aus sich selbst heraus ganz, *er kommt vielmehr zu seiner Ganzheit, indem er über sich hinaus ist.* Ganzheit ist also etwas, was jeweils neu wird aus der *Übereinstimmung von Person und situativem Appell.* Selbstverwirklichung heißt in diesem Verständnis Wertverwirklichung. Und eine gute Psychotherapie verhilft dem Menschen, sich in seinen Bedürfnissen auszukennen, um weiterführend nach dem fragen zu können, was als erfüllend erlebt wird.

Fünfter Gedanke

Wie lässt sich der Zusammenhang von psychodynamischen und personalen Strebungen beschreiben? Wie kann das Verhältnis von psychischer Dimension (also die Ebene der Bedürfnisse) und existenziell-geistiger Dimension (also die Ebene der Intentionalitäten) noch konkreter gefasst werden? Die diesen Gedanken zugrunde liegende weiterentwickelte *Existenzanalyse* diskutiert hier eine eigenständige Verhältnisbestimmung, die zu einem spezifischen *Verständnis von Psychodynamik* führt (vgl. Längle 1998, 16ff.).

Zunächst einmal ist es wichtig festzuhalten, dass es innerhalb der anthropologischen Debatte keine Frontstellung zwischen Bedürfnissen und Intentionalitäten geben darf. Vielmehr gelten beide einem unterschiedlichen Lebensbereich. Die *Psyche als Hüterin der Bedürfnisse* zeigt an, wo wichtige Lebensbereiche in Gefahr stehen, vernachlässigt zu werden. *Psychodynamik* ist also ein Ausdruck des Menschen für das *Bindeglied zwischen dem leiblichen und dem geistigen Dasein*, um das Wohlbefinden des Menschen zu erhalten und die Vitalität zu hüten. Die Psyche repräsentiert in diesem Verständnis das Fühlen des körperlichen Befindens (Vitalität und Triebhaftigkeit) und des existenziellen Gesamtbefindens (psychische Gestimmtheit).

Die Dynamik des psychischen Erlebens speist sich nach existenzanalytischem Verständnis aus zwei Quellen: zum einen aus der *Selbsterhaltung* des Menschen und zum anderen aus den *existenziellen Haltungen.* Beide Ausrichtungen haben grundlegende Bedeutung für den Menschen und beide werden gefühlshaft erlebt. Insofern lässt sich sagen, dass *Gefühle* einerseits die *vitale Lage* eines Menschen spiegeln (also alle Kräfte und Bedürfnisse, die der Erhaltung des Lebens dienen und nach ihrem vitalen Recht verlangen – wie beispielsweise das Bewegungsbedürfnis, der Spieltrieb etc.), andererseits die *Gestimmtheit* eines Menschen wiedergeben (also seine Ängstlichkeit, seine Depressivität o.ä. – sei sie lebensgeschichtlich erworben oder genetisch mitgegeben) und darüber hinaus die *existenzielle Bedeutsamkeit der Werte* und Lebensmöglichkeiten. Im letzteren Fall sprechen wir von *intentionalen* Gefühlen, die vorgenannten Gefühle nennen wir *zuständlich*.

Eine kurze Erläuterung soll das Verständnis vertiefen: Frankls herkömmliche Unterscheidung der Bedeutung der Gefühle ist zweifach. Zum einen nennt er *zuständliche Gefühle*, die am *Zustand einer Ausgeglichenheit* interessiert sind. In den bisherigen Ausführungen wurde das Bedürfnis des Hungers angesprochen, das gestillt ist, wenn dieser gesättigt ist. Darüber hinaus charakterisiert Frankl die *intentionalen Gefühle*, die *auf Werte bezogen* sind, also auf etwas, das nicht originär aus dem Menschen selbst entspringt, sondern auf ihn durch die Begegnung mit etwas Werthaftem trifft, das außerhalb des Menschen liegt, aber von ihm als bedeutsam erlebt wird. Ein Beispiel: Zuständlich ist das Gefühl der *Neugier*. Dieses ist befriedigt, wenn die Neugier intrapsychisch gestillt ist, in gewisser Weise unabhängig von der Sache oder den Menschen, um die es geht. Anders ist es mit dem Gefühl des *Interesses*. Dieses orientiert sich an der Sache, um die es geht, weniger am Gefühlszustand. Damit ist primär eine Orientierung an dem Wert angesprochen, der im Interesse induziert ist. Ein Psychotherapeut, Lebensberater, Seelsorger, Pädagoge etc. sollte somit am anderen Menschen interessiert, aber nicht neugierig auf seine Geschichten sein.

Frankls großes Anliegen ist es nun, dass intentionale Strebungen nicht auf innerpsychische Zustände reduziert werden dürfen. Seiner Meinung nach würde ansonsten alles, was eine echte intentionale Strebung des Menschen darstellt, die motiviert ist von Werten, die außerhalb des Menschen auf diesen stoßen, auf eine innerpsychische Befindlichkeit reduziert werden, die aus der Bedürftigkeit des Menschen stammt. Damit aber wäre alles menschliche Streben auf Bedürftigkeit reduziert, und genau das ist eine Verkürzung des Menschenbildes (vgl. Frankl 1985, 24ff.). Man stelle sich vor, Ihnen wird gesagt, dass Sie *nur deshalb* Ihren Partner lieben, weil dieser Ihnen das gibt, was Ihre Eltern Ihnen nicht gegeben haben, dann wären Sie wahrscheinlich zu Recht entrüstet (wenngleich es diesen Aspekt nicht allzu selten gibt und er natürlich eine eigene Berechtigung hat, ihn zu klären).

Zusammenfassend ließe sich sagen: Intentionale Strebungen sind von Werten motiviert und nicht von Bedürfnissen gesteuert, wenngleich es den Menschen nie ohne seine psychische Befindlichkeit gibt. – Dies alles nun darf *nicht als Frontstellung zwischen Bedürfnissen und Strebungen* verstanden werden, wie es in der franklschen Diktion durchaus missverstanden werden mag. Ein weiterführendes Verständnis macht deutlich, dass eine rein *antagonistische Sichtweise* zu kurz greift. In einzelnen Fällen mag es indiziert sein, als Person der innerpsychischen Befindlichkeit *entgegenzutreten* mittels der von Frankl sogenannten *Trotzmacht des Geistes* – zum Beispiel eine Zuversicht gegen eine Ängstlichkeit zu setzen. Der Alltag des Psychotherapeuten wird jedoch vielmehr darin bestehen, in *kooperativ-integrativer Weise* zu arbeiten. Zuständliche Gefühle sind in diesem Verständnis nicht das primär zu Überwindende, sondern *das zu Verstehende.* Die Frage innerhalb der Psychotherapie lautet dann: Inwiefern bildet ein psychisches Begleitgefühl *eine spezifische Gestimmtheit des In-der-Welt-Seins* ab – zum Beispiel eine grundlegende Ängstlichkeit, weil in der Kindheit zu frühe oder zu viele Erfahrungen des Verlassenwordenseins gemacht wurden? Diese psychische Reaktionslage, also Gestimmtheit des Menschen, begleitet dann in gewisser Weise alle Akte der Person. Es gilt dann, diese Gestimmtheit zu verstehen, ggf. psychotherapeutisch zu bearbeiten, also zu integrieren, und somit der Person zu einem freieren und gelasseneren In-der-Welt-Sein zu verhelfen. Somit würde in existenzanalytischer Psychotherapie *nicht nur ein Appell an die Fähigkeit zur Selbstdistanzierung* zu erfolgen haben, sondern dem *die Selbstannahme* vorauszugehen haben, damit es nicht zu einer Leugnung oder gar Abwertung des eigenen, leibhaftig empfundenen Daseins kommt (vgl. Längle 1998, 18f.). Hier ist dann sicher auch eine Schnittstelle für existenzanalytische Körperpsychotherapie oder andere Methoden, die diesen Aspekt in besonderer Weise methodisch evozieren können.

Mit diesen Ausführungen soll deutlich geworden sein, dass erstens wir als Person aufgerufen sind, mit unseren Gefühlen umzugehen, und dass zweitens Gefühle ein Ausdruck der Person sein können – entweder im Sinne einer intentionalen Strebung oder einer psychischen Gestimmtheit im Sinne einer Wachsamkeit. Je klarer ein Mensch sich in seinem inneren Erleben versteht und spürt, desto eher kann er sich zu sich selbst verhalten, mit sich umgehen. Und genau dies ist die Leistung der Person.

Schluss

Wer den Menschen erreichen will, muss ihm begegnen. Und Begegnung ereignet sich immer zwischen Personen. In der Begegnung erleben sich Menschen als angesprochen und gemeint, sie sind dann motiviert. Diese personale Begegnung ereignet sich dort, wo Menschen in ihrem Bewegtsein erkannt und gelten gelassen werden, wo sie ihre Sicht der Dinge, ihre Meinungen einbringen können und wo sie sich mit dem, was ihnen wichtig ist, zum Ausdruck bringen können. Dass dies wechselseitig zu geschehen hat, macht die Kunst der Begegnung aus.

Weil die Person in ihrem Angesprochensein etwas Unverfügbares hat und weil der Mensch durch seine Gestaltung seinem Leben sein ureigenes Gesicht gibt, bleibt das Leben spannend und herausfordernd, es behält vielfältige Möglichkeiten.

Literatur

Frankl, V.E. (1984). *Der leidende Mensch. Anthropologische Grundlagen der Psychotherapie*. Bern, Stuttgart, Toronto: Huber.

Frankl, V.E. (1985). *Ärztliche Seelsorge. Grundlagen der Logotherapie und Existenzanalyse*. Frankfurt/M.: Fischer.

Frankl, V.E. (1988). *Der unbewusste Gott. Psychotherapie und Religion*. München: Kösel.

Kolbe, C. (2000a). Sinn und Glück. Zur vitalen Bedeutung der Sinnfrage. *Existenzanalyse, 19*(2), 22–27.

Kolbe, C. (2000b). Zur Entwicklung der Personalen Existenzanalyse. In A. Längle (Hrsg.), *Praxis der Personalen Existenzanalyse* (39–52). Wien: facultas.

Längle, A. (1998). Verständnis und Therapie der Psychodynamik in der Existenzanalyse. *Existenzanalyse, 15*(1), 16–27.

Längle, A. (2000). Die »Personale Existenzanalyse« (PEA) als therapeutisches Konzept. In ders. (Hrsg.), *Praxis der Personalen Existenzanalyse* (9–37). Wien: facultas.

Wie fühlt sich das an?

Verständnis und Bedeutung von Emotionen in der Humanistischen Psychotherapie

»Wie fühlt sich das an, worüber Sie hier berichten?« »Welches Gefühl haben Sie dabei?« – Das sind Fragen, die gern und häufig in der therapeutischen Arbeit gestellt werden. Und die Antworten darauf lauten: »Das macht mich wütend!« »Ich werde ganz traurig.« »Einsam fühle ich mich und unsicher.« »Da empfinde ich Neid.« »Ich bin verletzt und fühle mich entwertet.« »Ich bin total zornig.« Auf der Grundlage dieser Antworten bekommen wir einen Eindruck, wie es einem Menschen mit einem Thema geht. Unklar bleibt, worauf das Gefühl, das dieser Mensch nennt, im Grunde verweist. Unklar bleibt zunächst auch, woraus es sich speist. Auch wenn wir durch Empathie, eigene Lebens- und therapeutische Berufserfahrung geneigt sind, diesen Gefühlsäußerungen zuzustimmen, oder meinen, Bescheid zu wissen, warum man sich so fühlt, ist Vorsicht geboten (vgl. Kolbe & Dorra 2015, 30f.). Was können wir schon für einen anderen wissen? Und welche Überlegungen leiten uns in unserem Verständnis von Gefühlen? Die Klärung dieser Frage ist wesentlich für die therapeutischen Interventionen im Umgang mit Gefühlen. Im Folgenden soll deshalb ein grundlegendes Verständnis über die Bedeutung von Gefühlen in der Humanistischen Psychotherapie thematisiert werden.

Eine Vorbemerkung: Wir begegnen der Schwierigkeit, dass es in den Wissenschaften oder psychotherapeutischen Schulen keine einheitliche Terminologie zum Verständnis der Begrifflichkeiten gibt, die mit Emotionen in Verbindung stehen. Begriffe wie Gefühl, Emotion, Fühlen, Spüren, Affekt, Impuls, Stimmung usw. sind also nicht einheitlich definiert. Dies gilt auch für den Sprachgebrauch innerhalb der humanistischen Methoden. Deshalb ist die methodenübergreifende Verständigung nicht ganz einfach. Gedanken, die hier fundiert durch die Sicht der Existenzanalyse ausgeführt werden, sind deshalb in die Begrifflichkeit der jeweiligen Methode zu übersetzen, sofern diese Gedanken dort ebenfalls eine Bedeutung haben.

Unsere Emotionen sind ein großer Schatz unserer Lebendigkeit und darüber hinaus eine Orientierung, die wir Menschen in uns tragen, ohne dass uns das in der Regel bewusst ist. Denn noch bevor wir etwas wissen, geben uns unsere Gefühle Auskunft darüber, wie es uns mit etwas geht, wie uns also das, was ist, anspricht. Wenn wir beispielsweise an eine bevorstehende Verabredung denken, sagt uns unsere spontane Emotionalität, dass wir uns auf diesen Termin freuen oder dass er uns belastend bevorsteht. Ein guter Zugang zur eigenen Emotionalität ist also hilfreich, um dieses Gestimmtsein mit seiner Botschaft erkennen zu können. Und wir benötigen ein gutes Verständnis dieser Emotionalität. Denn auch das kennen wir: dass uns Gefühle in die Irre führen können. Unser gesamtes menschliches Leben ist von Emotionen getragen, und es gilt, diese zu begreifen, um sich selbst zu verstehen.

Ein wesentliches Thema humanistischer Methoden ist die ontologische Annahme, dass jeder Mensch nach seiner Lebenserfüllung strebt (Eberwein 2014, 19f.). Diese Erfüllung kann der Mensch finden, wenn er der existenziellen Relevanz nachspürt, die eine Situation für ihn hat. Dort, wo etwas Bedeutung für den Menschen bekommt, erhält sein Leben Gewicht. Es geht ihm um etwas. Und er steht dann vor der Frage, welche Ausrichtung er seinem Leben geben, welchen Stellenwert dieses existenziell Relevante bekommen soll. Diese Entscheidung ist notwendig, um zu einem erfüllten Leben zu kommen. Deshalb leiden wir unter einem Gefühl der inneren Leere, wenn wir diese persönliche Bedeutung in einer Situation nicht erleben und auch nicht finden, obgleich wir uns bemühen (Frankl 1987, 116ff.).

Dieser Zusammenhang macht zwei wesentliche Gesichtspunkte deutlich: (1) Der Mensch benötigt einen *wahrnehmenden Zugang* zu seinem Erleben, um sich nahe zu sein, sich selbst zu begegnen, um über sich selbst Kenntnis zu erlangen. (2) Erst wenn der Mensch sich *fühlend* wahrnimmt, weiß er, *wie* es ihm *mit etwas* geht, wie ihn das, was ist, bewegt, und ob es ihn angeht.

Dies macht den Zugang zur eigenen Emotionalität so bedeutungsvoll: Wir erfahren durch unsere Gefühle Wesentliches für und über uns selbst. Wer also von seinen Gefühlen abgeschnitten lebt oder emotionale Schwingungen kaum kennt, hat diesen Zugang zu sich selbst und zum Leben nicht. Manche Menschen wissen gar nicht, wie sie sich fühlen. Ihnen dies zu ermöglichen, ist eine wesentliche psychotherapeutische Aufgabe. Nachfolgend soll es jedoch darum gehen, im Grundsätzlichen zu zeigen, wie sich in Gefühlen die Ebenen und Themen des menschlichen Seins zeigen.

Wozu haben wir Gefühle?

Beginnen wir also zunächst mit der grundlegenden Frage: Wozu haben wir Gefühle? Was ist ihr Sinn? Die erste Antwort auf diese Fragen ist schlicht und doch eminent bedeutend: Gefühle stiften den Zugang zu unserem *Lebendigsein*. Über die Bewegung und Dynamik, die Gefühle in uns auslösen, *fühlen* wir uns in unserer Vitalität. Wir *erleben* uns. Stellen Sie sich einmal vor, es gäbe keine Gefühle. Dann gäbe es kein Berührt- und Bewegtsein, kein Erleben. Durch unsere Gefühle empfinden wir Freude oder Schmerz, Trauer oder Glück, Lust oder Belastung usw. Denn Leben ist nicht nur die sachliche Verrichtung von Aufgaben, Vorhaben und Tätigkeiten. Über unsere Gefühle erleben wir vielmehr, *wie* es uns in und mit diesen Situationen geht. »Das Leben erhält gleichsam ›Fleisch und Blut‹ durch das Fühlen« (Längle 2010, 60). – Anders gesagt: Übergehen wir uns in dem, was uns unsere Gefühle sagen, schwächen wir uns im Bewusstsein dessen, was uns vitalisiert und erfüllt. Die Flucht in Surrogate ist häufig die Folge.

Diese zentrale Bedeutung der Gefühle darf jedoch nicht dahingehend missverstanden werden, dass sich der menschliche Lebensvollzug in der Beachtung der Gefühle für seine Vitalität erschöpft. »Lebe alle deine Gefühle, dann bist du lebendig!«, ist keine humanistische Maxime, da die Ganzheitlichkeit der menschlichen Existenz von weiteren personal-existenziellen Motiven geprägt ist. So hat der Mensch sich beispielsweise ebenfalls zu fragen, ob er das, was er fühlt, auch leben soll, ob er es verantworten will und darf, ob es ihm darum im Grunde gerade geht etc. – Jedoch: Sich in der Lebendigkeit seines Erlebens wahrzunehmen und die eigene Vitalität zu fühlen, das ist der eine Sinn der Gefühle.

Eine zweite, eher existenzielle Antwort auf die Frage nach der Aufgabe von Gefühlen lautet: Sie stiften *Lebenskraft*, mobilisieren unsere Vitalität. Im Gefühl drückt sich die vitale Kraft der körperlichen Natur aus (ebd., 61f.).

Eine dritte Antwort lautet: Gefühle bewahren in uns ein umfängliches Wissen. In ihnen sind zum Beispiel unsere Geborgenheit und Zuversicht, Heiterkeit, Vorsicht und Angst, Wut oder unser Schmerz gespeichert. Dieses gefühlsmäßige Wissen hilft uns, uns in unserer Welt zurechtzufinden, uns einzulassen, aber auch zu schützen, wenn wir uns bedroht oder überfordert fühlen. Diese Gefühle richten unsere Verhaltensweisen aus. Sie ermöglichen uns die Teilhabe an Situationen. Sie können aber auch den Blick auf das, was in der Situation noch wesentlich ist, verengen oder gar verstellen. Wenn wir also in der Therapie jemanden fragen, wie sich das für ihn anfühlt, was er gerade berichtet, dann verweist seine Antwort auf sein Lebendigsein, seine Lebenskraft und seine bewussten oder unbewussten Überzeugungen, die er in sich trägt.

Und dann gibt es noch eine vierte Antwort: Gefühle helfen uns, problematische Erfahrungen zu verarbeiten. Dies ist gerade in therapeutischer Hinsicht ausgesprochen bedeutsam. Wie können Menschen schlimme Erfahrungen überwinden? Wie können seelische Verletzungen heilen? Wie können Menschen mit Mangelerfahrungen zurechtkommen? Verarbeitende Gefühle wie Trauer und Wut helfen bei diesem Prozess der Bewältigung und des Zur-Ruhe-Kommens. Die anteilnehmende Begegnung mit dem Schmerz würdigt das Leiden, stiftet Beistand, integriert den Kummer, lässt das eigene Recht spürbar werden und zeigt Wege aus der Ohnmacht auf.

Welchen Ebenen des Menschseins sind Gefühle zuzuordnen?

Im Folgenden wird eine Übersicht zu den Arten von Gefühlen gegeben und wie diese sich im Hinblick auf unser Menschsein verstehen lassen, also eine »Landkarte zur Welt der Gefühle«. Dies ermöglicht ein therapeutisches Verstehen und kann Impulse für den Umgang mit Gefühlen sowie ihren Inhalten geben.

Es kann außerdem den theoretischen Diskurs zum Thema zwischen den Methoden und Verfahren der Psychotherapie erleichtern, vielleicht gar ermöglichen, wenn nämlich deutlicher ist, in welchem Kontext Gefühle anthropologisch oder daseinsthematisch verstanden werden können.

Den Menschen als bio-psycho-sozial-geistige Einheit zu sehen, ist heute für alle Methoden und Verfahren ein selbstverständlich gewordener Anspruch. Innerhalb dieser dimensionalontologischen Wirklichkeit und Gleichzeitigkeit lassen sich anthropologisch zwei basale Ebenen des Menschseins unterscheiden, die auch für das Verständnis von Gefühlen eine zentrale Bedeutung haben: den Menschen in seinem Innen- und in seinem Weltbezug zu sehen. Im Innenbezug sprechen wir von zuständlichen Gefühlen, im Weltbezug von intentionalen Gefühlen. Begrifflich lassen sich zuständliche Gefühle als *Fühlen*, intentionale Gefühle als *Spüren* fassen.

Warum ist die Unterscheidung in diese beiden Ebenen überhaupt wesentlich? Frankls zentrale Beschreibung des Menschen ist, dass dieser nicht allein durch innerpsychische Bedürfnisse seiner Vitalität zu einem Verhalten veranlasst wird, sondern ebenfalls – und für Frankl noch bedeutsamer – durch selbsttranszendente Werterfüllung, also Intentionalitäten motiviert ist – dies deshalb, weil er im Unterschied zu anderen Lebewesen ein geistiges Wesen ist. Menschsein erschöpft sich nicht in der Befriedigung der eigenen Bedürfnislage, sondern strebt außerdem nach der Erfüllung des eigenen Seins (Frankl 1985, 49ff.). Der Mensch will, dass es in seinem Leben um etwas geht. Man kann alles haben, was man braucht, und sich doch leer und unerfüllt fühlen. Und man kann, wenn es einem um etwas geht, Befindlichkeiten überwinden oder zur Seite stellen. Frankl (1987, 61ff.) nennt dies den psychonoetischen Antagonismus. Es ist also sinnvoll, anthropologisch zwischen einer Vitalitätsachse und einer Erfüllungsachse zu unterscheiden.

Kommen wir jetzt zum Fühlen und Spüren. Das *Fühlen* ist auf den Innenbezug des Menschseins gerichtet. Es zeigt die Bedeutung von anderem, was auch immer es ist, für sich selbst, *für das eigene Leben*. Es zeigt also, wie etwas anderes – sei es wirklich oder gedacht – den Menschen innerlich berührt, wenn er dazu in eine Nähe tritt. Eine berufliche Tätigkeit bietet beispielsweise materielle Sicherheit, und kann deshalb Beruhigung und Gelassenheit stiften. Im Fühlen kann der Mensch wahrnehmen, ob das, was ist, für das Leben des Menschen hinderlich oder förderlich ist. Es nimmt Bezug zu seiner *psychischen Vitalität*. So kann man sich in einer Situation niedergedrückt, belastet oder ängstlich fühlen, aber auch belebt, lustvoll und wohlig oder trotzig (»Jetzt erst recht!«). In der Terminologie der Existenzanalyse sind dies *zuständliche* Gefühle, die den vitalen Zustand der Existenz zum Ausdruck bringen und dies den Menschen auf der Ebene der Befindlichkeit wissen lassen. Auf dieser Betrachtungsebene ist der Mensch bei sich selbst, bei seinem *Wohlbefinden oder* seinem *Unbehagen* in einer Situation (Längle 2010, 61). Er fühlt sich dann entweder sicher, angenommen oder berechtigt, oder eben haltlos, alleingelassen oder unsicher. Die Selbstwahrnehmung dieser Gefühle ist also wesentlich für eine Einschätzung persönlicher Voraussetzungen und persönlicher situativer Bedeutung und sie ist gegebenenfalls in der Therapie anzuleiten oder zu verstehen.

Das *Spüren* geht über den eigenen Lebensbezug hinaus und richtet sich ganz auf das andere aus. Als intentionales Gefühl erspürt es, ob und wie etwas *an sich bedeutsam* ist, dass etwas an dem anderen dran ist. Aufgrund seiner Selbsttranszendenz, also dem Über-sich-selbst-Hinaussein ist der Mensch ausgerichtet auf anderes, das nicht wieder er selbst ist. Dieses andere, das für ihn selbst bedeutsam wird, sind dann die persönlichen Werte, die er lebt, um zur Erfüllung zu kommen. Und um diese Werte in ihrer Bedeutung wahrnehmen zu können, bedarf es des Gespürs. Dies ermöglicht es, dem Wert gerecht zu werden, ohne ihn auf die eigenen Absichten zu reduzieren. Dieses Spüren ist intuitiv geleitet und dem Menschen aufgrund seiner phänomenologischen Wahrnehmungsfähigkeit sowie seines Gewissens möglich, über das er die Qualitäten von Werten erfasst (Längle 2003b, 196f.).

Gefühle weisen im *Fühlen* also auf die binnenhafte Ebene des leiblichen Wohls oder der Gefahr der Überforderung hin. Sie haben den Charakter der Befindlichkeit, deshalb werden sie zuständlich erlebt. Es handelt sich um Gefühle wie Sicherheit, Geborgenheit, Schmerz, Verzweiflung, Unsicherheit, Neugier, Lust, Angst, Bedrohung usw. Im *Spüren* ist der Mensch auf die Weltgestaltung ausgerichtet, er übersteigt damit den rein binnenhaften Horizont des leiblichen Wohls und nimmt Bezug zu den Werten in der Welt auf. Deshalb sind diese Gefühle intentional, sie richten den Menschen existenziell auf anderes aus. Es handelt sich um Gefühle wie Freude, Trauer, Mut, Liebe, Hoffnung, Leiden, Treue, Interesse, Vertrauen, Glaube.

Stellen Sie sich vor, es ist abends, Sie sind müde, weil Sie einen langen Arbeitstag hinter sich haben, Sie freuen sich auf die Nachtruhe. Auf der Ebene des Fühlens nehmen Sie Ihre Müdigkeit mit einer gewissen Schwere wahr sowie das Bedürfnis nach Entspannung und Schlaf. Plötzlich klingelt das Telefon, Sie zweifeln, ob Sie überhaupt noch rangehen sollen, da sehen Sie, dass es ein guter Freund ist, der sich ansonsten zu dieser Zeit nicht meldet. Also wird es wichtig sein, denken Sie und nehmen ab. Er schildert Ihnen eine für ihn unverhoffte Beziehungskrise, die ihm seine Frau gerade geoffenbart hat und die deren langjährige Partnerschaft infrage stellt. Er ist zutiefst erschüttert und verzweifelt. Sie spüren, dass Sie diesem Freund aus Ihrer gemeinsamen Freundschaft heraus jetzt Beistand leisten wollen, weil er das braucht, und schieben Ihre Müdigkeit zur Seite.

Wie ist die Dynamik der Gefühle zu verstehen?

Gefühlen ist immer eine Dynamik, eine Energie inhärent. Sie vermittelt zum einen die Bedeutung, die ein Sachverhalt für den Menschen auf der binnenhaften Ebene des leiblichen Wohls hat. Es handelt sich hier um die sogenannte Psychodynamik. Zum anderen vermittelt die Dynamik die Bedeutung, die ein Sachverhalt auf der existenziellen Ebene der Weltgestaltung hat. Es handelt sich dann um die existenzielle Dynamik, in der der Mensch aufgrund seines Angefragtseins durch die Welt steht.

Existenzielle Dynamik

Warum entfaltet sich diese Dynamik? Weil der Mensch stetig in einem Prozess des Angefragtseins durch Situationen steht, die er in seiner Bedeutung immer wieder neu zu klären hat. Dies muss er tun, um Entscheidungen zu treffen, wie und was er leben will (Frankl 1985, 72). Es handelt sich also um einen dauerhaften dialogischen Prozess des Angefragtseins und der Abstimmung hinsichtlich des Umgangs mit personalen Werten (Kolbe 2001). Auf der Ebene der existenziellen Dynamik erspürt der Mensch die persönliche Relevanz eines Wertes für das eigene Leben durch seine Emotionen. Zwei Beispiele: Sie freuen sich auf einen bevorstehenden Urlaub, wenn Sie daran denken oder Freunden von der Reise erzählen. Oder: Sie sind traurig, dass eine Verabredung abgesagt wird, die Ihnen viel bedeutet hätte. Wenn ein Mensch seinem Erleben in einer Situation nachspürt, also auf seine Emotionen achtet, weiß er, ob die Situation einen Wert in sich trägt, der für ihn eine Bedeutung hat oder nicht. Die Bedeutung spürt er, weil er sich zu diesem Wert hingezogen fühlt, er erlebt ihn attraktiv und sinnstiftend, wünscht sich Zeit dafür und erlebt sich bei der Beschäftigung mit ihm beheimatet. Deshalb ist er interessiert und freut sich auf etwas. Auf der psychischen Ebene löst diese Beschäftigung in der Regel ein Wohlbefinden aus. Erlebt er sich demgegenüber von einem Wert emotional wenig angezogen, entfaltet dieser eben keine oder nur eine geringe existenzielle Dynamik. Eine persönliche Bedeutung hat sich – jedenfalls bisher – nicht eingestellt, obgleich der Wert an sich eine hohe Bedeutung haben kann. Man sollte eben mehr Sport machen, denn Gesundheit ist ein hohes Gut, aber es gelingt nicht, die Unlust zu überwinden und für den Sport Zeit zu investieren.

Psychodynamik

Nun hat der Mensch aber nicht nur in existenziell-geistiger Hinsicht seine persönliche Wertausrichtung zu klären, um seine Interessen zu kennen und dann ins Leben zu bringen.

Auf der psychischen Ebene fühlt er, ob ihm etwas Lust oder Unlust bereitet. Wir hatten dies als die Binnenperspektive der Vitalität kennen gelernt. Psychodynamik ist also dort erlebbar, wo diese Gefühle des Wohlbefindens oder Missbehagens wahrgenommen werden. Gefühle des Appetits, der Lust, erotischen Stimulation, Frische oder Erleichterung verweisen auf energetisch positives Affiziertsein, Gefühle wie Unbehagen, Angst, Müdigkeit oder Beklemmung auf energetisch negatives Affiziertsein. Mittels der Psychodynamik weiß der Mensch also, wie es ihm psychisch hinsichtlich seiner Vitalität geht, wenn er auf Situationen und Ereignisse trifft. Dies ist der eine Kontext der Psychodynamik.

Der andere Kontext betrifft die Verknüpfung der Psychodynamik mit den existenziellen Daseinsthemen des Menschen und ihre Bedrohung. Wenn ein anderer Mensch missgünstig mit uns ist, wenn unverhofft eine Gefahr auftaucht, wenn wir ungerecht behandelt werden, wenn wir unsicher sind, ob man uns mag, wenn wir gar nicht wissen, was wir wollen, wenn man uns verletzt, wenn man uns nach dem Leben trachtet, wenn man uns links liegen lässt, dann aktualisiert die Psychodynamik spezifische Gefühle, die Ausdruck dieser für uns unangenehmen und unter Umständen bedrohlichen Erfahrungen sind. Diese Gefühle sind im Wesentlichen: Unsicherheit, Alleingelassen- und Ungeliebtsein, Verletztheit und Sinnlosigkeit. Im persönlichen Erleben und Ausdruck mögen sie sich facettenreich darstellen, im phänomenalen Gehalt entsprechen sie der genannten Charakterisierung. Ihre Stärke hängt vom Bedrohungsgrad des Daseinsthemas ab. Extreme Situationen haben deshalb häufig auch extreme Reaktionen zur Folge wie beispielsweise bei traumatischen Ereignissen.

Auf welche existenziellen Daseinsthemen, mit denen diese Gefühle in Verbindung stehen, verweisen sie? Nach der existenzanalytischen Strukturtheorie lassen sich vier fundamentale Strebungen fassen, die jedem menschlichen Sein zu eigen sind. Es ist erstens die Strebung, ein Leben führen zu können, das uns durch Verlässlichkeit und klare Strukturen Halt und Sicherheit gibt, sodass wir um unsere Möglichkeit, existieren zu können, nicht fürchten müssen. Andernfalls entsteht Unsicherheit, die Kompetenz nicht zu besitzen, dem Leben gewachsen zu sein. Es ist zweitens die Strebung, dass uns durch die Nähe und Verbundenheit wichtiger Menschen eine Gewissheit erwächst, gemocht und geliebt zu werden, wertvoll und wichtig zu sein. Wenn uns dies versagt wird, fühlen wir uns verlassen, unwichtig und manchmal sogar wertlos. Es ist drittens die Strebung, dass wir uns in unserer Individualität und Leistung gesehen und anerkannt wissen wollen, sodass wir uns in unserer Einzigartigkeit entfalten dürfen und gewürdigt wissen. Wenn dies missachtet wird, verletzt und verunsichert uns dies in unserem Selbstwert und Lebensraum. Und es ist viertens die Strebung, dass wir das leben, was uns bedeutsam ist und uns darin in einen Kontext eingebettet wissen, um ein erfülltes und von persönlichem Sinn getragenes Leben zu führen. Andernfalls leiden wir unter Sinnlosigkeitsgefühlen (Längle 2008, 23–58).

Sind diese vier Daseinsthemen biografisch einem starken Mangel, schweren Verletzungen oder/und elterlichen existenziellen Fehlhaltungen ausgesetzt gewesen, führt dies für den Betroffenen zu grundlegenden, also Kerngefühlen, die er wie einen Lebensbegleiter in sich trägt, und denen außerdem eine tiefe emotionale Überzeugung inhärent ist. Diese zuständlichen Gefühle sind Verunsicherung (»Im Leben ist nichts sicher!«), Verlassenheit (»Ob einer mich wirklich mag, ist nie gewiss!«), Selbstverlorenheit (»Es ist gefährlich, sich zu zeigen, wie man wirklich ist!«) und Leere (»Wen kümmert es schon, ob in China ein Sack Reis umfällt oder ich hier irgendetwas mache!«). Sie geben diagnostisch also einen Hinweis auf das betroffene Daseinsthema, mit dem dieser Mensch ringt. Seine Aufgabe besteht darin, einen personalen Umgang mit diesem inneren Erleben zu finden. Sicher gehört dazu, um diese eigenen Themen zu wissen, sich darin zu verstehen, sie beruhigen zu können, sich von ihrer Energie nicht verführen zu lassen und sich therapeutische Hilfe zu holen, wenn dies eigenmächtig nicht gelingt.

Affektdynamik

Die Folge dieser Kerngefühle, insbesondere wenn die psychische Struktur verunsichert oder gar verletzt ist, können Kernaffekte sein, die wiederum ein Verhalten im Modus der Copingreaktion veranlassen. Denn die Psyche achtet auf das leibliche Wohl und auf die Gefahr der Überforderung. Sie dient damit der Lebenserhaltung und stiftet den Menschen zu Verhaltensweisen an, die ihn vor Überforderung retten sollen. Diese Verhaltensweisen haben einen gewissen Automatismus, deshalb sprechen wir von Coping*reaktionen*. Verfestigen sie sich, so handelt es sich um *fixierte* Copingreaktionen, in der Tiefenpsychologie werden diese »Abwehrmechanismen« genannt (Kolbe 2010, 48f.). Ihr Vorteil ist die situative Entlastung, die sie durch spezifische Verhaltensweisen gewähren, zu denen sie den Menschen (bewusst oder unbewusst) veranlassen. Der Mensch vollzieht diese Verhaltensweisen unter Umgehung der Person. Der Nachteil der fixierten Copingreaktionen ist, dass diese Verhaltensweisen der situativen Wirklichkeit zumeist nicht gerecht werden. Das Verhalten ist also ad situationem und ad personam inadäquat, also maladaptiv – wenngleich für die persönliche Angst zunächst entlastend (Längle 2003a, 125ff.). Ein Beispiel: Natürlich ist es verständlich, wenn ein überfordernder Termin einmal durch Vergessen gelöst wird. Ständig problematischen Terminen auszuweichen oder ihre Erledigung auf den letzten Drücker zu verschieben, ist jedoch sicherlich kein sinnvoller Umgang.

Wir können also *zusammenfassend* sagen: Die Psyche stimmt die situative Gegebenheit mit den vitalen Bedingungen des Leben-Könnens, also des Überlebens ab. Ist das Ich des Menschen hierbei überfordert, mit der situativen Herausforderung angesichts der personalen Voraussetzungen zurechtzukommen, steht der Person, die mit dieser Gegebenheit umgehen muss, keine hinreichende Ressource zur Verfügung. Dies löst die Psyche, weil sie den Menschen ja hinsichtlich seiner grundlegenden Lebensbedingungen schützt, indem sie den Menschen Copingreaktionen vollziehen lässt. Verfestigt sich dieses thematische Muster inklusive seiner Bedrohung, kommt es zu fixierten Copingreaktionen.

Ausgelöst wird dieser psychische Reaktionsmodus durch Affekte, wobei der Affekt selbst bereits eine psychische Reaktion auf einen Stimulus der Situation ist. Sinn der Affekte ist es, dem Menschen die psycho-physische Lebenskraft zu erhalten, indem sie die Bedrohungsgefühle abwehren (Längle 2003b, 186). Im Zusammenhang mit den zuvor genannten Daseinsthemen lassen sich jetzt wiederum vier Affekte beschreiben, die immer einen Stimulus brauchen, um ausgelöst zu werden. Ihre starke Dynamik verweist auf die Intensität des Bedrohungserlebens, das der affektstimulierte Mensch in diesen Situationen erlebt. Die Kernaffekte, die das Schutzverhalten auslösen, sind erstens *Bedrängnis*, weil das Sein-Können bedroht ist; zweitens *Belastung*, weil die Bemühungen um Nähe erfolglos bleiben; drittens *Empörung* und *Rivalität*, weil das Eigene von anderen entwertet und nicht gelten gelassen wird; und viertens *nihilistische Frustration*, weil der Sinn sich nicht finden lässt (Kolbe 2012, 35).

Somit ermöglicht die Wahrnehmung dieser Kernaffekte einen Zugang zu dem Daseinsthema, in dem ein Mensch sich aufgrund seiner fundamentalen Strebungen stark bedroht fühlt. Wenn er dieser Bedrohung eine Zuversicht oder ein Vertrauen entgegensetzen kann, kann es ihm möglich werden, gelassener und offener mit diesen Situationen und den inhärenten Gefühlen umzugehen.

Zum Schluss

Ob wir gebildet sind oder nicht, ob wir Therapeuten sind oder nicht – hinsichtlich unserer Gefühle sitzen wir alle im gleichen Boot. Wenn Gefühle schön und angenehm sind, machen sie das Leben wunderbar, wenn sie schlecht und quälend sind, belasten sie uns und können das Leben furchtbar werden lassen. Hier sitzt der Leidensdruck. Deshalb kommen Menschen in die Therapie.

Es hilft maßgeblich, wenn wir uns in unseren Gefühlen verstehen und mit ihnen umgehen können, denn dann können wir mit Höhen und trotz Tiefen ein Leben in der Fülle leben und auch hoffentlich anderen dazu verhelfen.

Literatur

Eberwein, W. (2014). Was ist Humanistische Psychotherapie? In ders. & M. Thielen (Hrsg.), *Humanistische Psychotherapie* (17–21). Gießen: Psychosozial-Verlag.

Frankl, V. E. (1985). *Ärztliche Seelsorge. Grundlagen der Logotherapie und Existenzanalyse.* 2. Aufl. Frankfurt/M.: Fischer.

Frankl, V. E. (1987). *Logotherapie und Existenzanalyse. Texte aus fünf Jahrzehnten.* München: Piper.

Kolbe, C. (2001). Gesundheit als Fähigkeit zum Dialog. Zum Personverständnis der Existenzanalyse und Logotherapie. *Existenzanalyse, 18*(2+3), 54–61.

Kolbe, C. (2010). Zur Bedeutung der Psychodynamik in der existenzanalytischen Psychotherapie. *Existenzanalyse, 27*(2), 46–54.

Kolbe, C. (2012). Warum tue ich nicht, was ich will? *Existenzanalyse, 29*(2), 31–38.

Kolbe, C. & Dorra, H. (2015). Wissen, dass man nicht weiß. *Projekt Psychotherapie,* (04), 30f.

Längle, A. (2003a). Psychodynamik – Die schützende Kraft der Seele. Verständnis und Therapie aus existenzanalytischer Sicht. In ders. (Hrsg.), *Emotion und Existenz* (111–134). Wien: GLE-Verlag.

Längle, A. (2003b). Zur Begrifflichkeit der Emotionslehre in der Existenzanalye. In ders. (Hrsg.), *Emotion und Existenz* (185–200). Wien: GLE-Verlag.

Längle, A. (2008). Existenzanalyse. In ders. & A. Holzhey-Kunz (Hrsg.), *Existenzanalyse und Daseinsanalyse* (21–179). Wien: facultas.

Längle, A. (2010). Gefühle – erwachtes Leben. Zur Begründung und Praxis der existenzanalytischen Emotionstheorie. *Existenzanalyse, 27*(2), 59–71.

Warum tue ich nicht, was ich will?

Emotionale Orientierung zum Umgang mit psychodynamischen Blockierungen

Sie lieben Ihren Partner, trotzdem schreien Sie ihn an, obwohl Sie es nicht wollen. Warum tun Sie das? – Sie sind ein reflektierter, möglicherweise mittels einer Lehranalyse zu vermehrter Einsicht in Ihre eigenen Themen gelangter Psychotherapeut, trotzdem rivalisieren Sie mit Ihren Kindern oder entwerten diese. Warum tun Sie das? – Sie sollten mehr Sport treiben, weniger Alkohol trinken, gesünder essen und weniger arbeiten. Warum tun Sie es nicht, obwohl Sie zutiefst davon überzeugt sind, dass alles davon richtig und gut wäre?

In allen diesen Beispielen sind mächtige Gefühle wirksam, die das Verhalten des Menschen steuern. Will dieser Mensch sich eigentlich – aus einer ihm bislang nicht bewussten Motivation heraus – so verhalten, er weiß es nur noch nicht? Oder will er sich so nicht verhalten, es gelingt ihm jedoch nicht? Und woher nimmt der begleitende Psychotherapeut für die Antwort auf diese Fragen seine Orientierung?

Das Verständnis von Emotionen und die Arbeit an und mit ihnen in der Psychotherapie sind zentrale Aufgaben der psychotherapeutischen Arbeit, um dem Menschen dazu zu verhelfen, das zu tun, was er eigentlich will, dazu so zu leben, wie es für ihn im Grunde gut ist.

Welche Gefühle sind hilfreich? Von welchen sollte der Mensch sich nicht verleiten lassen? Wir wissen: Alle Gefühle sind bedeutsam für das Erleben und Verhalten des Menschen. Sie stellen sich nicht von ungefähr ein. Wie können sie deshalb in ihrer Funktion und Bedeutung verstanden werden? Wem dies gelingt, der erlangt innere Orientierung, möglicherweise sogar Kraft für sich selbst, sein Verhalten und Wollen.

Im Folgenden geht es mir um zwei Anliegen: Erstens möchte ich praktisch einige Möglichkeiten aufzeigen, wie auf der Grundlage von Gefühlen psychotherapeutisch bzw. beraterisch gearbeitet werden kann. Das zweite Anliegen ist, Aspekte und Gedanken zur Bedeutung und zum Umgang mit Emotionen und psychodynamischen Blockierungen in den Kontext der existenzanalytischen Anthropologie zu stellen und ihnen somit einen Ort und Stellenwert in der Theorie zu geben bzw. sie von hierher zu begründen. Damit bietet diese Darstellung einen Orientierungsrahmen, der den Prozess der psychotherapeutischen oder beraterischen Arbeit transparent macht. Er kann Hilfen geben, wie Patienten oder Klienten angeleitet werden können, selbstständig mit Gefühlen und Reaktionsweisen umzugehen, sodass ein freier und verantwortungsvoller situativer Umgang mit Situationen möglich wird.

Ich beginne mit einer grundsätzlichen Übersicht, die die anthropologischen Themenfelder der Existenzanalyse in ihren wechselseitigen Zusammenhängen darstellt. Letztlich geht es der Existenzanalyse in ihrer psychotherapeutischen oder beraterischen Arbeit darum, Menschen dazu zu befähigen, frei und verantwortlich mit Situationen umzugehen, sodass das eigene gelebte Leben und die den Menschen jeweils umgebende Welt von ihm bejaht werden können. Es geht um die Befähigung zur Gestaltung seiner Lebenswelt sowie zur Zustimmung zu diesem seinem Leben.

Der Kontext menschlichen Lebens und die Aufgaben der Person

Die Freiheit, in die der Mensch in seinem Leben gestellt wird, steht immer in einem zweifachen Kontext, wie Frankl sagt: einem Innenpol (die subjektiven Fähigkeiten und Potenziale betreffend) und einem Außenpol (die Möglichkeiten der Situation betreffend). In der Weiterentwicklung des existenzanalytischen Ansatzes spricht Längle (2007, 167f.) von einem Lebens- und einem Welthorizont. Was ist damit gemeint?

Letztlich steht der Mensch immer in einer dialogischen Herausforderung, die prozesshaft angelegt ist: (1) Etwas spricht ihn an, spricht zu ihm. Hierfür muss er eine Haltung der Offenheit, des Hinhörens einnehmen können. Das heißt: Er muss sich auf anderes einlassen können, das zunächst nicht durch ihn selbst verfügbar ist. Er muss »lassen« können, um das, was ihn aus der Welt heraus ansprechen will, wahrnehmen zu können. (2) Dann muss er das Gehörte in seiner Bedeutung mit sich und seiner Welt abstimmen können. (3) Und schließlich muss er seine Antwort geben, wie Frankl sagt, also auf dem Hintergrund einer Entscheidung und Entschlossenheit zu dem, was ihn angesprochen hat, handelnd in die Welt gehen. – Dies geschieht im Akt der Wertrealisation. Der Mensch gestaltet so seine Welt. Indem er dies tut, setzt er sich mit seinen subjektiven Fähigkeiten und seinen Wirkmöglichkeiten (Innenpol) sowie seinen Weltbedingungen und Wertmöglichkeiten (Außenpol) auseinander. Dieser Prozess der Auseinandersetzung, eine Fähigkeit der Person, ist die Freiheit des Menschen. Sie ist also keine Eigenschaft, der Mensch »hat« nicht Freiheit, sie ist vielmehr eine Vollzugserfahrung, er »ist« frei (vgl. Frankl 1959, 680ff.; vgl. Längle 2007, 154ff.), indem er diese Auseinandersetzung vollzieht. Und genau diese Freiheit ist in der zunehmenden Fixierung einer psychischen Störung gefährdet. So ist Psychotherapie zutiefst Arbeit an der Freiheitserfahrung des Menschen. Und Frankl (1985, 94) beschreibt Neurose deshalb als die Abwesenheit der Freiheit.

Die existenzielle Dynamik und der Prozess der Abstimmung

Die Aufgabe und der Prozess der Abstimmung hinsichtlich des Umgangs mit personalen Werten lassen sich zunächst folgendermaßen darstellen: Ein Wert trifft auf die Person über deren intentionale Emotionalität. Die Person nimmt ihn in ihrer primären Emotionalität, die sowohl von personalen Werten aber auch von Ängsten und Copingreaktionen geleitet sein kann, wahr und auf. Sie stimmt ihn und das gesamte Erleben in seiner Bedeutung mit den existenziellen Voraussetzungen des Leben-Könnens nach innen ab (Innenpol – Lebenshorizont) sowie mit den Bedingungen im Außen (Außenpol – Welthorizont) und integriert auf diese Weise die emotional bedeutsamen Aspekte. In einem weiteren Schritt realisiert sie diese auf der Basis einer integrierten Stellungnahme als ihren personalen Wert, gestaltet damit ihre Welt und erlebt Sinn-Erfüllung. Motivation entsteht also über die Berührung mit personalen Werten und eine Abstimmung dieser Werte mit den existenziellen Grundbedingungen für personale Existenz, den individuellen Voraussetzungen des Leben-Könnens.

Deshalb ruht jedes Wollen idealiter auf vier Pfeilern: dem Können, dem Mögen, dem Dürfen und dem Sollen. Ist einer dieser Pfeiler gestört, so irritiert oder blockiert dies das Wollen, die Motivation.

Ich-Stärke als Grundlage für die Dialogfähigkeit der Person

Um diese innere und äußere Abstimmung in guter Weise vollziehen zu können, bedarf es einer Ich-Stärke, die – wenn sie stabil ist – von intakten Ich-Funktionen getragen ist. Andernfalls ist dieser Prozess der Abstimmung entweder verunsichert oder gestört oder sogar blockiert. Hierzu lassen sich zwei Blickwinkel einnehmen:

1. Die existenziellen Ich-Funktionen leiten sich unter einer existenzielldynamischen Perspektive in der Existenzanalyse von der Dialogfähigkeit der Person ab. Insbesondere zu nennen sind die »Fähigkeit[en], das aus der Innen-, Um- und Außenwelt der Person Auftauchende *aufzunehmen, ernst zu nehmen,* in Bezug zu sich als Person zu setzen, *sich gerecht zu werden* und aus dieser eigenmächtigen Position seine *Antwort gestalten* zu können« (Tutsch 2010, 6; vgl. Kolbe 2019, 8). Es handelt sich dabei um Fähigkeiten, die den Themen der Grundmotivationen entsprechen.
2. Unter einer strukturellen Perspektive lassen sich die Ich-Funktionen mit Kernberg nach dem Niveau der Pathologie unterscheiden: Hier ist das Neurotische, das Borderline und das Psychotische Organisationsniveau der Persönlichkeit zu nennen. Als diesbezüglich wesentliche Bereiche bezeichnet er Identität, Abwehrmechanismen, Realitätsprüfung und Angstniveau (vgl. Tutsch 2010, 6).

Sofern dieser Prozess gelingt, handelt es sich um die Abstimmung der Person mit dem existenziell Richtigen und Stimmigen in der Situation angesichts der persönlichen Voraussetzungen und Möglichkeiten.

Motivationsblockade *Wertekonflikte*

Nun lässt sich die Frage nach der Blockade des Wollens, also der Motivation, auf zwei unterschiedlichen Ebenen klären, die von Bedeutung sein können: Wertekonflikte und Konflikte aus dem Kontext der Psychodynamik.

Die erste Ebene ist die Irritation oder Unklarheit auf der Ebene der personalen Werte. Das bedeutet: Blockaden, Verunsicherungen oder Konflikte der Motivation entstehen aus der Diffusität oder dem Verlust personaler Werte. So kann ein Mensch beispielsweise unsicher sein, eine Entscheidung für eine Urlaubsreise zu treffen, weil ihn sowohl das Meer als auch die Berge reizen. Er schiebt die Planung der Reise hinaus, bis die Zeit für eine Buchung zu knapp wird. Diese Unsicherheit mit einhergehendem Motivationsverlust kann sich einstellen, wenn personale Werte auf gleichrangiger Ebene stehend erlebt werden. Ein anderes Beispiel für den Verlust von Motivation ist die persönlich erlebte Sinnlosigkeit von Aufgaben oder in Funktionen, wie es häufig in beruflichen Zusammenhängen anzutreffen ist. Der plötzliche Verlust zentraler Werte, zum Beispiel des Arbeitsplatzes kann ebenso zu massiver Antriebslosigkeit führen. Wir haben es auf dieser Ebene der Motivationskonflikte bzw. -blockaden im Wesentlichen mit Entscheidungs- und Orientierungsthemen sowie Verlustverarbeitungen zu tun.

Diese Themen haben im Grunde das Niveau einer Beratung. Denn: Hier gelingt der Abstimmungsprozess nach innen (Innenpol) im Wesentlichen, es besteht gute Ich-Stärke, »lediglich« die existenzielle Relevanz eines Wertes ist zu klären bzw. zu verarbeiten. Dies kann dann gut gelingen, wenn die personalen Voraussetzungen intakt sind. Die klassische Logotherapie beschreibt vornehmlich dieses Anwendungsfeld.

Im Abstimmungsprozess nach innen trifft der personal bedeutsame Wert jedoch immer auch auf individuelle Voraussetzungen des Leben-Könnens, die in den existenziellen Grundbedingungen für personale Existenz wurzeln. So kann die Möglichkeit entstehen, dass beispielsweise der Verlust eines personalen Wertes auch eine Gefährdung der individuellen Lebensmöglichkeiten darstellt. Ein Beispiel: Der Verlust des Arbeitsplatzes kann für einen Menschen dazu führen, nachzudenken, ob mit einer anderen Berufstätigkeit noch weitere Interessen und Fähigkeiten gelebt werden könnten. Geschieht der Verlust jedoch in einer Zeit starker materieller Absicherungsnotwendigkeit (er hat gerade ein Haus gekauft, was mit einer anderen beruflichen Tätigkeit finanziell nicht bewältigt werden kann), dann liegt die Bedrohung nicht nur im Wertverlust dieses Arbeitsplatzes, sondern zusätzlich in den Rahmenbedingungen des Daseins (Kann er sein Leben so weiterleben?), was in der Regel in Verbindung mit Angst erlebt wird. Es ergibt sich also eine Problemstellung auf zwei Ebenen. Auf der *Kontext*ebene ist der Frage nach einer neuen Berufstätigkeit nachzugehen sowie der Verlust zu bewältigen, auf der *Sicherheits*ebene ist das Ausmaß der Verunsicherung und deren Bewältigung zu klären. Gehen wir in unserem Beispiel immer noch von einer guten Ich-Stärke aus, dann wird es sehr wahrscheinlich sein, dass dieser Mensch mit dieser Herausforderung gut fertig wird, auch wenn sie ihn fordert.

Die Aufgabe des Menschen besteht darin, die Situation in ihrer Bedeutung emotional zu integrieren, um eine angemessene Stellungnahme zu realisieren. Angemessen ist sie, wenn sie sowohl den als persönlich bedeutsam erlebten Wertkontext integriert, als auch der Bedrohung auf der Ebene des Leben-Könnens Rechnung trägt, diese also situativ angemessen einschätzt und sich diesbezüglich positioniert und verhält.

Soviel zu der bis hierhin für die therapeutische oder auch beraterische Begleitung eher noch einfache, weil weniger komplexe Ebene der Wertkonflikte (wenngleich das nicht die subjektive Herausforderung und Leistung für den individuellen Menschen in ihrem Anspruch schmälern soll). Beginnen wir nun, dieses grundlegende Modell weiter zu differenzieren, und schauen wir dazu besonders auf die Konflikte aus dem Kontext der Psychodynamik.

Bedingungskontexte des Menschen

Der Mensch steht in Situationen, die auf ihn treffen. Natürlich ist er dabei nicht neutral, er steht selbst vielmehr in einem Kontext, kommt aus Prägungen, hat seine Geschichte. Die Situation mit ihren Wertmöglichkeiten trifft also auf einen Menschen, der bereits spezifische Bedingungen mitbringt. Das ist zum Beispiel die Kultur, die ihn prägt, es ist seine Persönlichkeitsstruktur, die ihn typisch sein lässt, es sind seine Haltungen und Einstellungen, die er aufgrund seiner Erfahrungen und Prägungen bewusst oder unbewusst in sich trägt, es ist die Biografie, die ihn geformt hat – insbesondere hinsichtlich seiner Fähigkeiten und Stärken, aber auch seiner internalisierten Über-Ich-Strukturen sowie unerfüllt gebliebenen Bedürfnisse oder mehr oder weniger starken Verletzungen. Es ließen sich weitere Bedingungen beschreiben.

Für unsere Zusammenhänge hier möchte ich drei Einflussfaktoren, die eine zentrale Bedeutung in der psychotherapeutischen bzw. beraterischen Arbeit haben, im Besonderen herausgreifen.

Den *ersten Faktor* haben wir bereits reflektiert: *Situationen* können aufgrund ihrer inhärenten Zumutung so bedeutsam sein, dass der Mensch in den Grundbedingungen des Leben-Könnens, also seinen personalen Voraussetzungen, sein zu können, herausgefordert ist, mit ihnen zurechtzukommen.

Der *zweite Faktor* ist die *psychische Struktur* des Menschen, also seine Persönlichkeitsstruktur, die ihn typisch macht – das strukturell Gegebene und Geprägte, das einen Menschen spezifisch ausmacht, wie es im Typus sichtbar wird. Diese psychische Struktur geht mit einer Gestimmtheit einher, also einer spezifischen Erlebnis- und Reaktionsdisposition. So sind Menschen beispielsweise eher ängstlich, depressiv, histrionisch oder narzisstisch. Wie der Mensch sich im Allgemeinen gibt, wie er vorwiegend etwas erlebt oder reagiert – dies ist Ausdruck seiner Persönlichkeit. Hierzu zählen eine spontane Emotionalität, Affektivität und Reaktionsbereitschaft. In diesem Zusammenhang lassen sich – analog zu den ersten drei existenzanalytischen Grundmotivationen (zu deren Beschreibung vgl. Längle 2008, 29–58) – vier Kernthemen des Menschen formulieren, die ihn auch typologisch prägen. Selbstverständlich lassen sich dann auch Mischformen beobachten, aber bei genauerer Betrachtung dominiert in der Regel ein Thema, ein zweites schwingt häufig etwas nachgeordnet mit. Diese Beobachtung ist insofern von Bedeutung, als sie verstehen lässt, warum für einen Menschen in einer Situation bestimmte Aspekte besonders wichtig oder besonders bedrohlich sind.

Die Kernthemen des Menschen – neben der für alle Menschen wesentlichen Sinnfrage – sind Sicherheit, Beziehung, Lebendigkeit und Selbstgewissheit. Das heißt – auf die Bedürfnis- und Strebungsebene bezogen –, der Mensch will sich

1. *sicher fühlen:* Er ist insbesondere motiviert durch Verlässlichkeit und klare Strukturen. Der ängstliche Typus verkörpert diesbezügliche Prägungen oder auch Defizite.
2. *geliebt wissen:* Er ist insbesondere motiviert durch Nähe und Harmonie. Der depressive Typus verkörpert diesbezügliche Prägungen oder auch Defizite.
3. *erkannt fühlen:* Er ist insbesondere motiviert durch Individualität und Gesehenwerden. Der histrionische Typus verkörpert diesbezügliche Prägungen oder auch Defizite.
4. *anerkannt wissen:* Er ist insbesondere motiviert durch Leistung und Wertschätzung. Der narzisstische Typus verkörpert diesbezügliche Prägungen oder auch Defizite.

Es lässt sich beobachten, dass typologisch betrachtet jeder Mensch einem dieser Themen besonders nahe steht. Das heißt dann auch, dass die Anfragen der Situation stark von diesen Themen gefiltert sind. Aspekte der Wirklichkeit, die diese Themen berühren, werden besonders von diesem Menschen wahrgenommen oder stellen eine besondere Bedrohung dar.

Die Typologie hat auch noch eine andere wichtige Bedeutung: Aufgrund der Strukturdominanten des Typus lassen sich Wahrscheinlichkeitsaussagen für einen Menschen machen, wozu er beispielsweise neigen wird bei einer Entscheidung, was zu ihm eher passt etc.

Persönlichkeitstypologie auf Basis fundamentaler existenzieller Strebungen

Der umsichtige Typ – Sicherheit
motiviert durch Verlässlichkeit und klare Strukturen

- *Stärken:* gründlich, genau, berechenbar, vorausschauend, vorausplanend, strukturiert, gut organisiert, abwartend, zurückhaltend, vorsichtig, abwägend, korrekt, loyal, treu, verlässlich, verantwortungsbewusst, vertrauenswürdig, aufrichtig, tragfähig, konstant, an Anweisungen und Vorgaben orientiert, Regeln setzend und einhaltend
- *Schwächen:* eng, pedantisch, zwanghaft, starr, kontrolliert, perfektionistisch, langatmig, nachfragend, unterwürfig, vermeidend, absichernd, raumgreifend in der Vergewisserung, ängstlich, zurückhaltend, festhaltend, prinzipienhaft
- *Interventionen:* klare Rahmenbedingungen, Strukturen und Übersicht, Aufklärung, Information, Konkretion, Aushalten der Verunsicherung, Aufforderung zur Auseinandersetzung, Verantwortung übertragen
- *Kerngefühl:* Angst der Verunsicherung (als Bedrohung des Haltes)
- *Kernaffekt:* Bedrängnis
- *Copingreaktionen:* (1) Flucht, Vermeidung (2) Kampf (3) Hass, Vernichtung (4) Erstarrung

Der warmherzige Typ – Beziehung
motiviert durch Nähe und Wohlbefinden

- *Stärken:* freundlich, herzlich, verbindlich, empathisch, hilfsbereit, fürsorglich, großherzig, harmonisch, umsichtig, verständnisvoll, tiefgehend, eifrig, verweilend, kommunikativ, anpassungsfähig, atmosphärisch
- *Schwächen:* aufopfernd, grenzenlos, harmoniebedürftig, ständige Beziehungspflege (»Puls fühlen«), positive Befindlichkeit

statt inhaltlicher Auseinandersetzung, konfliktscheu, überfürsorglich, Gefühl der Überforderung, enttäuscht, vorwurfsvoll, klammernd, zäh, gedämpft

- *Interventionen:* Verständnis, Abgrenzung ohne Ablehnung, weg von der atmosphärischen Beschäftigung für das Miteinander hin zu einer Berührung mit den Inhalten, Konfliktvermeidungen aufdecken, zur Auseinandersetzung anleiten
- *Kerngefühl:* Angst der Verlassenheit (als Bedrohung der Beziehung zu anderen)
- *Kernaffekt:* Belastung
- *Copingreaktionen:* (1) Rückzug (2) (beziehungssuchende) Leistung (3) (beziehungssuchende) Wut (4) Stillhalten, Ohnmacht

Der faszinierte Typ – Lebendigkeit
motiviert durch Individualität und Gesehenwerden

- *Stärken:* sensibel, begeistert, intensiv, aufgedreht, engagiert, kreativ, darstellend, unterhaltsam, witzig, einfallsreich, flexibel, mitreißend, großzügig, vielfältig, offen, emotional, lebendig, spontan
- *Schwäche:* sprunghaft, ablenkbar, unberechenbar, ungeduldig, oberflächlich, dramatisierend, radikalisierend, inszenierend, diffus, wenig persönliche Positionierung, manipulativ, intrigierend, achtloser Umgang, schlechte Nachrede, geringe Frustrationstoleranz
- *Interventionen:* verlangsamen, begrenzen, sachlich und konkret bleiben, Begegnung mit dem Inhalt anleiten, verweilen, inhaltlich zu Ende gehen, Relevanz zum Thema heben, Wertschätzung geben
- *Kerngefühl:* Angst der Selbstverlorenheit (als Bedrohung der Beziehung zu sich und zum Gesehenwerden)
- *Kernaffekt:* Empörung
- *Copingreaktionen:* (1) Distanzierung (2) Rechtfertigung, Erklärung (3) (verletzende) Wut, Zorn, Ärger (4) Dissoziation, Spaltung, Leugnung

Der selbstbewusste Typ – Selbstgewissheit
motiviert durch Leistung und Anerkennung

- *Stärken:* ergebnisorientiert, zielstrebig, überzeugend, charismatisch, faszinierend, beeindruckend, motivierend, gewinnend, durchsetzungsstark, sachbezogen, belastbar, leistungsbereit, engagiert, unabhängig

- *Schwächen:* grandiose Pläne (Prestigeprojekte), Imagepflege, distanziert und unnahbar, wenig einfühlsam, rücksichtslos, latent oder offen rivalisierend, schwer teamfähig, abwertend, arrogant, zynisch, stark bewertend, einsam, starke Anspannung
- *Interventionen:* Leistungsansprüche und Ergebnisse anerkennen und wertschätzen, Erdung ermöglichen, Rivalitätskämpfe vermeiden, auf Schutz und Abstand achten, Rückmeldung aus dem persönlichen Erleben zur Sache (nicht zu den Ansprüchen) geben
- *Kerngefühl:* Angst des Ungenügendseins (als Bedrohung der Bedeutung)
- *Kernaffekt:* Rivalität
- *Copingreaktionen:* (1) Distanzierung, (sachbezogene) Leistung (2) Entwertung, Rivalität, Rechtfertigung (3) (abgrenzende) Wut, Zorn, Ärger (4) (schizoide) Dissoziation, Spaltung, Leugnung

Zum *dritten Faktor: Psychische Störungen und ihre Gefühle.* Je stärker nun diese existenziellen Kernthemen, die für jeden Menschen eine wesentliche Bedeutung haben, in der Lebensgeschichte eines Menschen, also seiner Biografie, bedroht waren oder unerfüllt geblieben sind, desto gravierender haben sie Spuren in der Psyche eines Menschen hinterlassen, die ihn nicht nur typologisch prägen, sondern eben auch neurotisch (oder stärker) reagieren lassen. In diesem Fall sind die Themen der Bedrohung nicht aufgearbeitet, weshalb sie weiterwirken und in der Regel mit Copingreaktionen beantwortet werden. Dieses Verhalten nennt die Tiefenpsychologie ein »Agieren«. Es geht meist mit starken psychodynamischen Gefühlen einher, die zuständlichen Charakter haben (z.B. Angst) und sich im Affekt entladen (z.B. Wut oder Empörung).

Menschen, die diese Gewissheiten stabiler existenzieller Grundbedingungen für personale Existenz nicht in sich tragen, leiden unter den jeweils genannten *zuständlichen Kerngefühlen*, die bewusst oder unbewusst sein können. Diese Ängste versucht der Mensch mit Copingreaktionen zu bewältigen. Damit reguliert er seine spezifische Angst. Diese Angst drückt sich dann insbesondere in der Psyche und durch die Psyche aus. Warum ist das so? Weil die Psyche der Ort des Menschen ist, der über die vitalen oben beschriebenen Voraussetzungen wacht, die der Mensch braucht, um seinerseits gut leben und Werte in der Welt verwirklichen zu können (vgl. Längle 2003a, 112ff.). Sind also diese für jeden Menschen grundlegenden Themen bedroht, so schützt die Psyche den Menschen. Dieses Schutzverhalten drückt sich psychodynamisch aus (vgl. Kolbe 2010, 46–54; hier im Buch die Seiten 139–153). Es handelt sich um Copingreaktionen. Ihr Sinn ist, den Menschen zu schützen. Diese ihm in seiner Biologie mitgegebenen Reaktionsmuster können sich im Verhalten fixieren, dann sind sie maladaptiv zur gegebenen Wirklichkeit.

Die fixierten Copingreaktionen sind von einem spezifischen Erleben begleitet, die auf einem jeweiligen Kerngefühl ruhen und von Kernaffekten ausgelöst werden. Diese sind dargelegt in der Übersicht auf den Seiten 146–150. Die Borderline-Störung ließe sich hier noch ergänzen mit dem Kerngefühl des Schmerzes, verlassen zu werden, und dem Kernaffekt der dissoziativen Leere und Sinnlosigkeit.

Wir können also verschiedene Arten der Gefühle unterscheiden. Neben intentionalen Gefühlen, die sich als personale Emotionen zeigen, sind es Gefühle der Bedrohung in grundlegenden Voraussetzungen des Leben-Könnens, die zuständlichen Charakter tragen, Gefühle, die mit der Abwehr dieser Bedrohungsgefühle im Zusammenhang stehen (Affekte), und Gefühle, die dieses Gesamtgeschehen beurteilen und bewerten (vgl. auch Längle 2003b, 190f.).

Zum Verständnis der Gefühle

So können wir nun verschiedene Kategorien der Gefühle feststellen, aber auch unterschiedliche Arten: vordergründig wahrnehmbare Gefühle, die auf hintergründigen ruhen, ursprüngliche Gefühle, bewältigende Gefühle, schützende, aber für die Situation nicht angemessene Gefühle, auf anderes ausgerichtete Gefühle sowie auf die Befindlichkeit ausgerichtete Gefühle.

Begriffsklärungen

In der Existenzanalyse treffen wir vier wesentliche Unterscheidungen hinsichtlich der Gefühle.

Das *Spüren* richtet sich ganz auf das andere. Es ist die »intuitive, phänomenologische Wahrnehmungsfähigkeit von Qualitäten« (Längle 2010, 60), also ein intentionales Fühlen – analog zum Verständnis bei Scheler (1980, 261f.). Das Spüren erspürt, ob etwas an sich bedeutsam ist, dass etwas an dem anderen dran ist etc. Es geht dabei über den eigenen Lebensbezug hinaus und nimmt den Gehalt dieses anderen in seiner grundlegenden Bedeutung wahr.

Das *Fühlen* ist davon grundlegend zu unterscheiden und beschreibt die Bedeutung des anderen für sich selbst, das innere »Berührtsein durch das Erleben von Nähe zu einem (realen oder imaginären) Objekt« (Längle 2010, 61). Dieses Fühlen gibt eine grobe Orientierung, nämlich ob das, was ist, für das Leben des Menschen förderlich oder hinderlich ist. Es lässt sich mit zwei Qualitäten unterscheiden: die Emotion und den Affekt.

In der *Emotion* erfährt der Mensch, ob das, was auf ihn trifft, einen Wert für ihn hat oder eben keinen. Weil der Mensch in Beziehung zum Leben steht, erfährt er in der Emotion, wie ihn das Berührende oder Bewegende hinsichtlich der eigenen Zustimmung zum Leben bewegt. Er erlebt somit, ob es sich diesbezüglich um einen personalen Wert handelt oder nicht. Zum Beispiel in der Trauer, der Freude, dem Interesse oder im Protest, dem Widerspruch oder der Ablehnung. Emotionen sind durch das Moment der Freiheit charakterisiert.

Der *Affekt* bezieht sich auf den unmittelbaren Schutz oder die Abwehr von Gefahren. Damit dient er dem Erhalt des Lebens im Sinne der Triebe und Bedürfnisse. Allerdings ist der Affekt nicht personalisiert, also vom Eigenen, von der Tiefe getragen, er ist vielmehr ursachenbezogen, von einem Reiz ausgelöst. Deshalb auch unfrei und unpersönlich, eben eine Reaktion. Und genau hierin können Affekte kultiviert werden (vgl. Fernsehshows mit der Pflege ihrer Statussymbole oder reizvoller Auftritte).

Fassen wir zusammen: Emotionen sind personale Gefühle. Sie stehen in Korrespondenz mit personalen Werten. Das heißt: Über die Intentionalität des Spürens erlebt der Mensch emotional das, was für ihn wichtig, was für ihn personal bedeutsam ist. Das personale Gefühl ist ein sich aus dem Inneren herausbewegendes Gefühl *(e-movere)*. Demgegenüber stehen Affekte. Sie sind psychodynamische Gefühle. Sie sind durch den Erhalt des Lebens im Sinne der Triebe und Bedürfnisse stimuliert *(adficere)*, also angestoßen. Weil sie eher eine Bedrohung repräsentieren, tragen sie zuständlichen Charakter (vgl. Längle 2003b, 186f.).

Quellen der Gefühle

Somit speisen sich Gefühle aus verschiedenen Quellen, die es perspektivisch zu unterscheiden gilt: die Quelle der Bedrohung, der Abwehr dieser

Bedrohung, der Bewertung zu diesem Bedrohungserleben (repräsentiert zum Beispiel im Über-Ich, in bedürftigen oder verletzten Inneren-Kind-Anteilen, im Erwachsenen-Ich), des Gewissens. Diese Perspektiven gehen nicht nur mit Gefühlen einher. Sie enthalten auch (bewusste oder unbewusste) Stellungnahmen und Überzeugungen.

Mit Blick auf den situativen Kontext und das eigene Wachstum lässt sich nun zwischen angepassten, das heißt angemessenen (adaptiven) und unangepassten, das heißt unangemessenen (maladaptiven) Gefühlen unterscheiden.

Motivationsblockade Angst

Die Motivation wird zu einer Wesentlichen, das heißt existenziellen, wenn sie im freien »Ja«, das die Person zum Grund einer Verhaltensweise gibt, und so in der Zustimmung ein personal begründetes Wollen wird. Sofern der Mensch diesen freien Willen lebt, nennen wir sein Verhalten ein Handeln – im Unterschied zu einer Reaktion, die er auch vollziehen könnte, der jedoch diese Entscheidung fehlt. Wesentlich für den Umgang mit einer Motivation, die aus den verschiedensten Quellen gespeist sein kann, ist also die Stellungnahme der Person. Erst wenn diese gegeben ist, handelt es sich um einen existenziellen, personalen Umgang mit der Situation, um eine Handlung, einen existenziellen Lebensvollzug. Alles andere sind Verhaltensweisen, Reaktionen, Getriebenheiten, jedoch kein in personaler Hinsicht motiviertes Verhalten (vgl. Frankfurt 2007, 26ff.).

Nun begegnen wir folgendem Problem: Dieses »Ja« der Person erfolgt häufig deshalb nicht, weil der Mensch Angst hat. Die spezifischen Ängste, die er haben kann, wurden zuvor bereits ausgeführt. In der Lebenswirklichkeit finden wir oft diese Situation: Eigentlich ist der Mensch interessiert an etwas (personaler Wert). Er setzt sich dafür ein, weil es ihm bedeutsam ist (Motivation). Plötzlich korreliert dieser Wert mit (unverarbeiteten) Themen aus der Lebensgeschichte (z.B. Verunsicherung). Jetzt können Copingreaktionen erfolgen, und der personale Wert wird aufgrund dessen nicht realisiert. Dies wird dann häufig als »innerer Verrat« erlebt.

Ein Beispiel: In einer Beziehung wünscht sich der eine Partner, in ein weiter entferntes Land auf einem anderen Kontinent zu reisen. Dieser Reisewunsch macht dem anderen Angst, weil er aufgrund lebensbiografischer Erfahrungen ein sehr sicherheitsorientierter Mensch ist. Weil er jedoch

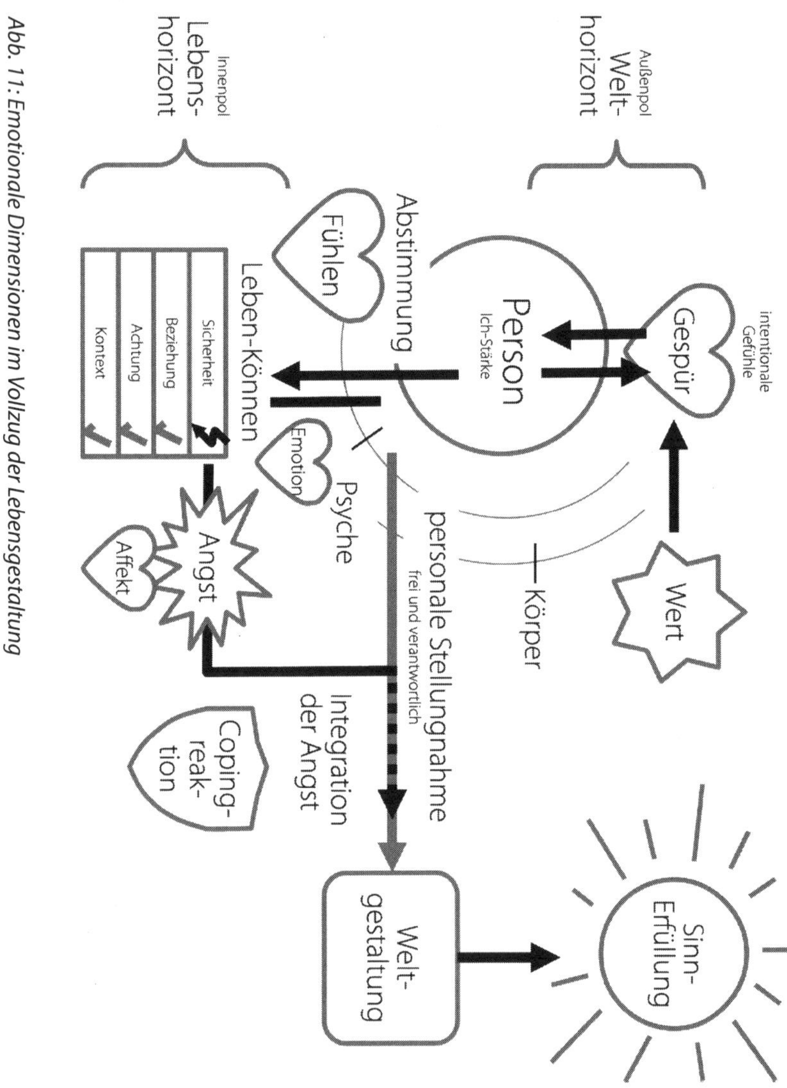

Abb. 11: Emotionale Dimensionen im Vollzug der Lebensgestaltung

seinen Partner liebt, möchte er dieser Reise nicht im Wege stehen. Außerdem ist er selbst auch ein wenig am Kennenlernen einer anderen Kultur interessiert. Aus dieser Unsicherheit heraus verschiebt der ängstliche Partner die Buchung der Reise, bis es zu spät ist, diese Reise noch organisieren zu können (Copingreaktion). Damit handelt er sich schlussendlich nicht nur den Ärger und die Enttäuschung seines Partners ein, er ist ebenfalls unglücklich darüber, dem geliebten Menschen die Reise »vermasselt« zu haben und er empfindet Ärger und Unglück über die eigene Unfähigkeit.

Integration von Gefühlen

Wie kann der Prozess der Integration von Gefühlen gelingen? Um Erfahrungen zu verarbeiten, sind die sie begleitenden Gefühle zu integrieren. Die Gefühle erschließen nämlich die Bedeutung, die die Situation für einen Menschen hat. Gleichzeitig sind in den primären Emotionen auch Bedeutungen früherer Erfahrungen zu ähnlichen Situationen gespeichert. Dies muss aber nicht zwangsläufig bewusst sein.

Wir stehen nun vor der Schwierigkeit, wie viel Nähe zu einem Gefühl vom Menschen zugelassen werden kann. Für die Nähe zu belastenden Gefühlen gilt folgende Regel: Wenn auf das Ich zu viel Emotionalität trifft, kann dieses so überschwemmt werden, dass der Verarbeitungsprozess durch die Person nicht gelingt. Dies ist in der Regel bei Traumata der Fall. Etwas tut dann unerträglich weh, macht Todesangst etc. (vgl. Tutsch 2010, 5). Die Folge sind Copingreaktionen und in der Steigerung Abwehrmechanismen (= fixierte Copingreaktionen). Bei stark gestörter Ich-Struktur besteht die therapeutische Aufgabe darin, hinreichende Selbstdistanzierung zu ermöglichen, damit es nicht zu Überflutungen bzw. Überschwemmungen kommt, sodass ein Umgehen mit diesen Emotionen möglich bleibt. Tutsch (ebd., 6) nennt als Faustregel: »Je schwächer die Ich-Struktur bzw. je heftiger das Gefühl oder je massiver die Gefühlsabwehr, desto größer die erforderliche Selbstdistanzierung für den Verarbeitungsprozess.«

Sofern die Ich-Struktur des Menschen intakt ist und kein biografisches Trauma zugrunde liegt, was zumindest in Beratungen häufig der Fall ist, ist das Aufspüren der ursprünglichen Emotionalität nachgerade eine Notwendigkeit, um das ursprünglich Erlebte in seiner ursprünglichen Bedeutung für den Menschen zu verarbeiten und dann statt einer Copingreaktion eine integrative personale Stellungnahme zu erarbeiten. Ist die Ich-Struktur nicht intakt, ist zunächst insbesondere an Stabilisierung, Stärkung und Entwicklung zu arbeiten, damit dieser Weg ebenfalls möglich wird (vgl. ebd.).

Eine wesentliche Aufgabe besteht also darin, zu unterscheiden, aus welchen Quellen sich die Gefühle des Menschen speisen, um sie zu verstehen und mit ihnen adäquat umzugehen. Hierfür möchte ich ein Modell Emotionaler Orientierung (EMO) geben, das die zuvor dargelegten Zuordnungen aufnimmt und in einen Orientierung gebenden Rahmen stellt.

Modell Emotionaler Orientierung

Die *Evaluation der Emotionen und Affekte* ist ein *erster wesentlicher Schritt* der Klärung. Dies ist ausgesprochen anspruchsvoll. Es handelt sich um die Arbeit an der Wahrnehmung und Bewusstwerdung: »*So* geht es mir *eigentlich*!« Damit ist das innere Erleben mehr als undifferenzierte Befindlichkeit (»Mir geht es nicht gut.«). Hier ist oft Hilfestellung seitens des Therapeuten bzw. Beraters notwendig.

Der *zweite Schritt* besteht darin, die *Quellen oder Perspektiven* des genaueren Erlebens oder auch Sprechens zu unterscheiden, aus denen sich die Emotionen bzw. Affekte verstehen lassen (vgl. hierzu u. a. auch Tutsch 2011):

- Antreiber: Speicher der Über-Ich-Normen
- Innere-Kind-Anteile: Speicher der Bedürftigkeit oder Verletztheit
- Erwachsener: Speicher des Realitätsbezugs und des Funktionierens
- Gewissen: Speicher der Weisheit und des Gespürs für das Richtige
- Person: Eigentlichkeit sowie Fähigkeit, mit Situationen umzugehen
- Angst: Kerngefühl der Bedrohung
- Copingreaktion: Schutz der Vitalität und der Erhaltung der Art (insb. Affekte)

Der *dritte Schritt* ist das *Verstehen* der Perspektiven und Klarheit zu gewinnen, aus welcher Perspektive ein Klient sich gerade so fühlt, woraus sich dieses Gefühl eigentlich speist und in welche Lebensphase es besonders gehört. Auf diesem Weg wird deutlich, dass alles in uns seine Bedeutung hat! Da ist nichts einfach nur »dumm«, »blöd« oder »falsch«. Weiter gehört in diesen Schritt auch die Auseinandersetzung mit den Quellen dieses Erlebens. Das kann zum Beispiel sein, Betroffenheit neu zuzulassen etc.

Der *vierte Schritt* bedeutet ein *Positionieren* und Stellungnehmen zu den jeweiligen Emotionen, Affekten und ihrer Bedeutung: die integrative Stellungnahme als Aufgabe der Person. Achtung: Das Verstehen der Emotionen und Affekte und ihrer Quellen sowie die Auseinandersetzung mit ihnen bedeutet noch nicht zwangsläufig eine Positionierung!

Der *fünfte Schritt* sieht ein *Umgehen* mit den Emotionen und Affekten vor: die weitere Aufgabe der Person in der Umsetzung, ein Selbstmanagement hinsichtlich des Wesentlichen. So entsteht Raum für den Menschen. – Zum Beispiel einer Angst entgegentreten, um einen personalen Wert trotzdem zu verwirklichen.

I. *Evaluieren* der Gefühle	Welche konkreten Emotionen und Affekte sind vorherrschend? Gibt es außerdem Gefühle hinter den vorherrschenden Emotionen?
II. *Zuordnen* der Perspektiven	Aus welchen bewussten oder unbewussten Quellen oder inneren Betrachtungs- und Bewertungsebenen sind diese Emotionen und Affekte gespeist?
III. *Verstehen* der Perspektiven	Wie lassen sich diese Betrachtungs- und Bewertungsebenen, die sich in den Gefühlen offenbaren, verstehen?
IV. *Positionieren* zu den Gefühlen	Welche Position soll zur Bedeutung einzelner Emotionen und Affekte eingenommen werden, so dass es stimmig ist?
V. *Umgehen* mit den Gefühlen	Wie gelingt das Selbstmanagement mit Emotionen und Affekten? Auf welche Schlüsselaffekte ist zu achten, um die personal-existenzielle Ausrichtung nicht zu gefährden?

Tab. 1: Emotionale Orientierung

Zum Abschluss soll ein Bild stehen, das der Arbeit mit dem inneren Team (Schulz von Thun 2016) entlehnt ist. Der psychotherapeutischen Arbeit geht es darum, den Patienten so zu stärken, dass er als Person die innere Kanzlerschaft wieder zurückgewinnt innerhalb der Stimmenvielfalt seines inneren Kabinetts. Ohne dass es dem Menschen – zumindest anfangs – bewusst ist, haben Ängste, Zweifel, Über-Ich-Internalisierungen oder andere Persönlichkeitsanteile die Position des Kanzlers übernommen und führen die Regierungsgeschäfte. Sie stehen alle für wichtige Erfahrungen und Aspekte des Menschseins. Sie dürfen aber hierbei kein dominantes Eigenleben führen. Psychotherapeutische Arbeit besteht deshalb wesentlich darin, die Person zu befähigen, dass sie diesen Kanzlerstuhl zurückerobert und somit Gestalter der spezifischen Lebenswirklichkeit ist, indem sie frei und verantwortlich mit den Gegebenheiten sowie den situativen Anfragen des Lebens umgehen kann.

Literatur

Frankfurt, H. G. (2007). *Sich selbst ernst nehmen*. Frankfurt/M.: Suhrkamp.

Frankl, V. E. (1959). Grundriss der Existenzanalyse und Logotherapie. In ders., V. E. Freiherr v. Gebsattel & J. H. Schultz (Hrsg.), *Handbuch der Neurosenlehre und Psychotherapie, Bd. 3: Spezielle Psychotherapie I* (663–736). München: Urban & Schwarzenberg.

Frankl, V. E. (1985). *Ärztliche Seelsorge. Grundlagen der Logotherapie und Existenzanalyse*. Frankfurt/M.: Fischer.

Kolbe, C. (2010). Zur Bedeutung der Psychodynamik in der existenzanalytischen Psychotherapie. *Existenzanalyse, 27*(2), 46–54.

Kolbe, C. (2019). Person-Ich-Selbst. Klärungen sowie existenzanalytische Anmerkungen zur Ich-Struktur. *Existenzanalyse, 36*(2), 4–11.

Längle, A. (2003a). Psychodynamik – die schützende Kraft der Seele. Verständnis und Therapie aus existenzanalytischer Sicht. In ders. (Hrsg.), *Emotion und Existenz* (111–134). Wien: facultas.

Längle, A. (2003b). Zur Begrifflichkeit der Emotionslehre in der Existenzanalyse. In ders. (Hrsg.), *Emotion und Existenz* (185–200). Wien: facultas.

Längle, A. (2007). Existenzanalyse der Freiheit – Zur lebenspraktischen und psychotherapeutischen Fundierung personaler Freiheit. In E. Bauer (Hrsg.), *Freiheit in philosophischer, neurowissenschaftlicher und psychotherapeutischer Perspektive* (148–183). München: Fink.

Längle, A. (2008). Existenzanalyse. In ders. & A. Holzhey-Kunz, *Existenzanalyse und Daseinsanalyse* (23–179). Wien: facultas.

Längle, A. (2010). Gefühle – erwachtes Leben. Zur Begründung und Praxis der existenzanalytischen Emotionstheorie. *Existenzanalyse, 27*(2), 59–71.

Scheler, M. (1980). *Der Formalismus in der Ethik und die materiale Wertethik*. Bern: Franke.

Schulz von Thun, F. (2016). *Miteinander reden 3: Inneres Team und situationsgerechte Kommunikation*. Reinbek: Rowohlt.

Tutsch, L. (2010). Emotionen im psychotherapeutischen Prozess: aktivieren oder managen? *Existenzanalyse, 27*(2), 4–11.

Tutsch, L. (2011). Stürmisch mit sonnigen Abschnitten. Diagnostik und Methoden in der Therapie einer Patientin mit schwerer Traumafolgestörung. *Existenzanalyse, 28*(1), 18–27.

Grafische Gestaltung der Abb. 11: F. Gottschling.

Psychodynamik

Und ihre Bedeutung in der existenzanalytischen Psychotherapie

Verschiedentlich ist im Vorangegangenen das Verständnis und die Bedeutung von Psychodynamik im Horizont der Existenzanalyse skizziert worden. Im Folgenden wird dieses nun differenziert dargelegt. Zunächst sollen anthropologische Überlegungen vorangestellt werden. Weil Psychodynamik das psychische Erleben und Reagieren des Menschen fokussiert, ist es wichtig, das Verhältnis von Psyche und Geistigem zu reflektieren. Dies hat Längle (2003) in einem Beitrag zum Thema Psychodynamik sehr grundlegend getan, auf dem die diesbezüglichen nachfolgenden Ausführungen fußen.

Anthropologische Überlegungen zum Verhältnis von Psyche und Geistigem

Frankls zentrale Beschreibung des Menschen ist, dass dieser nicht nur durch innerpsychische Bedürfnisse motiviert ist, sondern ebenfalls – und für Frankl noch wichtiger – durch selbsttranszendente Werterfüllung. Dies ist der Mensch deshalb, weil er ein geistiges Wesen ist. Und Ausdruck dieser Geistigkeit ist sein Personsein. Person zu sein bedeutet, berührbar zu sein, sich auseinandersetzen zu können, frei und verantwortlich umzugehen mit den Situationen des Lebens und eben auch den eigenen Bedürfnissen zu trotzen, sich ihnen entgegenstellen zu können (vgl. auch Kolbe 2001). Insbesondere dieser Aspekt wird von der neueren Traumatherapie bestätigt, weshalb Frankl in einigen Ansätzen dort eine entsprechende Beachtung findet. Er entwickelt seine Idee des psychonoetischen Antagonismus, in der er kategorial verschiedene Quellen der Motivation des Menschen unterscheidet und spricht gar von einem Hiatus, also einem Graben, durch den die psychische von der geistigen Dimension getrennt sei.

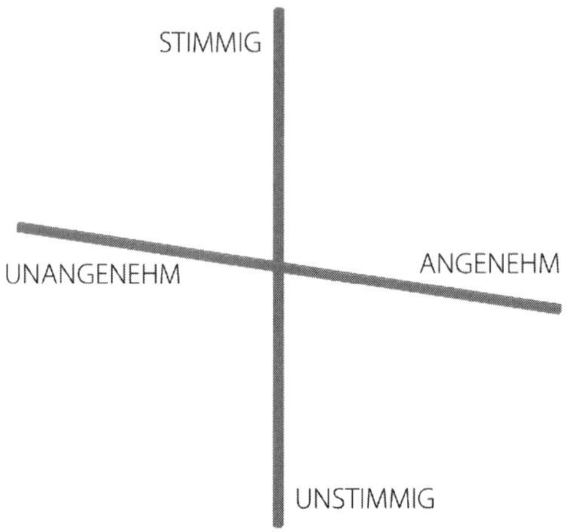

Abb. 12: Psychonoetischer Antagonismus

Dieser Ansatz ist einerseits überaus hilfreich, um den Menschen mit seinen manchmal divergenten Motivationslagen zu verstehen. Insbesondere die Unterscheidung von zuständlichen und intentionalen Gefühlen ist hier von zentralem Wert. Am Beispiel von Angst und Interesse kann dies deutlich werden. Trotz Angst, einem zuständlichen Gefühl, ist es dem Menschen möglich, aufgrund seines Interesses etwas Wichtiges in einer Gruppe zu sagen. Trotz Angst kann der Mensch sich einer unangenehmen Situation nähern, usw.

Dies ist verständlich, wenn es darum geht, die Fähigkeit des Menschen qua Personsein herauszustellen, psychischen Bedürfnislagen gegenüber zu treten. Der Mensch ist eben immer auch mehr als seine psychische Befindlichkeit. Was ist jedoch die Gefahr dieses anthropologischen Ansatzes? Er wäre problematisch, wenn die psychische Verfasstheit des Menschen einen abgewerteten Stellenwert bekäme, indem sie den Status einer Antagonistin, also einer Widersacherin zur geistigen Dimension erhielte. Und umgekehrt. Solcherart entstünde ein Ungleichgewicht, eine Wertung läge vor. Die Psyche wäre in diesem Verständnis das zu Überwindende.

Anthropologisch ist die Frage nicht in der Alternative zwischen Psyche und Geistigem zu entscheiden. Bedeutend ist vielmehr die Frage, welche Aufgabe die Psyche für die menschliche Existenz und für das personale Dasein hat. Es ist eher so, dass gerade psychodynamische Affekte wie Kränkung, Belastung, Unruhe oder Ängstlichkeit existenziell lebenswichtige

Themen zum Ausdruck bringen, die – real oder befürchtet – für einen Menschen in Gefahr stehen. Psychodynamik wird hier in ihrer Schutzfunktion für existenzielle Themen gesehen. Auch Krankheit hat diese Schutzfunktion. In der therapeutisch-beraterischen Arbeit ist sie deshalb besonders auch unter dem Aspekt der Verweisfunktion zu sehen. Dies soll im Folgenden näher ausgeführt werden. Bevor jedoch das Verständnis der Psychodynamik eingehender erläutert wird, sind vorab noch *zwei grundsätzliche Fragen* zu klären: die Aufgabe und der Bezugsrahmen der Psyche.

Aufgabe der Psyche

Die Aufgabe der Psyche ist dreifach:

(1) *Die Psyche bringt die vitalen Voraussetzungen der Existenz in ein gefühltes Erleben.* Sie hat also – anders als im franklschen Verständnis – die Funktion eines Bindeglieds zwischen der noetischen und der physischen Dimension, zwischen Existenzvollzug und Körper. Sie ist »Wächterin der vitalen Lage des Menschen« (Längle 2003, 113), sorgt für das Überleben und Wohlbefinden. Diese Kontrollfunktion, die sich in Form zuständlicher Gefühle zeigt, übernimmt die Psyche hinsichtlich der körperlichen Verfassung (Kräfte, Bedürfnisse und der Erhaltung des Lebens dienende Triebe). Deren Bedürfnisse – zum Beispiel Hungergefühl, Bewegungsbedürfnis, Sexualtrieb, Schutzbedürfnis etc. – verlangen Befriedigung, damit der Mensch sich wohl fühlt.

(2) *Weiterhin repräsentiert die Psyche das Erleben des In-der-Welt-Seins im Sinne der Gestimmtheit.* Die Psyche zeigt, ob wir uns belastet, bedroht, glücklich oder freudig fühlen. Sie spiegelt die vitale Lage. Sie ist also ein »Speicher« typischer Erfahrungen des In-der-Welt-Seins und beeinflusst als »Eindruck« bzw. »Einprägung« alle Akte der Person hemmend oder fördernd (z.B. ängstliche, depressive oder sich selbst entfremdete psychische Empfindungslagen). Damit schafft die Psyche gleichzeitig eine entsprechende Reaktionslage. Ein Beispiel: Wer alles als Last erlebt, wird die aktuellen situativen Lebensherausforderungen auch schnell als überfordernd erleben.

(3) *Die dritte Funktion ist die der Mobilisierung der Kräfte.* Die Psyche setzt sich dafür ein, Vitalität und Überleben zu gewährleisten. Dies geschieht durch zwei Mechanismen: (a) durch Wachsamkeit für das Bedrohte und (b) durch Ausbilden autonomer Schutzreaktionen (Copingreaktionen),

die ohne nennenswerte personale Entscheidungen und unter Umgehung des Noetischen ablaufen. Die Psyche entwickelt so zum Beispiel Angstreaktionen oder depressive Verstimmungen, um einen Konflikt zu lösen, der in personaler Hinsicht noch nicht verantwortet werden kann. Dies ist übrigens die Funktion einer psychischen Krankheit. Psychische Krankheit ist somit ein Verweis, existenziell Relevantes zu schützen – jedoch mit einem Mangel an Personalität.

Zuständigkeit der Psyche und der Geistigkeit

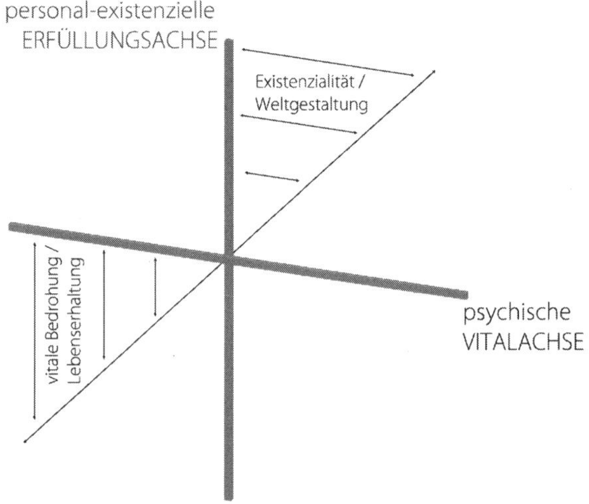

Abb. 13: Lebenserfüllung und Psychodynamik

Die Psyche achtet auf das leibliche Wohl und auf die Gefahr der Überforderung. Ihr Bezugsrahmen ist deshalb binnenhaft. Dies dient der Lebenserhaltung. Demgegenüber ist die Geistigkeit auf die Weltgestaltung ausgerichtet. Die Psyche ist »spezialisiert auf das Wohlbefinden und Überleben, während das Geistige die überdauernden und gemeinschaftlichen Werte im Auge hat« (ebd., 116). Die Psyche vermittelt demnach den Zugang zur Lebensfreude. Gleichzeitig ist diese situative Lebensfreude auf ihre integrale und existenzielle Bedeutung hin zu prüfen, was eine Stellungnahme im Sinne der integrierten Emotion erfordert. Es bleibt also über die Wahrnehmung der psychischen Befindlichkeit hinaus eine personale Aufgabe, die der Mensch erfüllen kann.

Somit lässt sich die franklsche Grafik des psychonoetischen Antagonismus neu fassen, indem man eine psychische Vitalachse von einer personal-existenziellen Erfüllungsachse unterscheidet. Es kann dann für den einzelnen Menschen in einer jeweiligen Situation ein Mehr oder Weniger an Bedrohung der Vitalität vorliegen und/oder ein Mehr oder Weniger an erfüllter Existenzialität.

Soviel zu den grundsätzlich anthropologischen Überlegungen. Diese sollen nun für die psychotherapeutisch-beraterische Arbeit konkretisiert werden.

Aufgabe der Psychodynamik: Lebenserhaltung

Die »Psyche als Wächterin des Überlebens des Menschen« (ebd., 122) steuert in diesem Zusammenhang gleichzeitig eine Dynamik bei. Diese ist notwendig, damit die Person die existenzielle Bedeutung der Themen – insbesondere hinsichtlich ihrer Bedrohung – realisiert und beachtet. Wesentliche Aufgabe der Psyche ist deshalb ihr Schutz vor Bedrohung. Die Psyche sorgt somit für die Erhaltung des Lebens. Die Frage der Weltgestaltung ist nicht ihre Zuständigkeit.

Diese Dynamik wird sichtbar und vital empfunden als Bedürfnis, Verlangen, Strebung und Sehnsucht. *Psychodynamik spiegelt deshalb (1) die vitale Selbsterhaltung (Triebstruktur: Lebenserhaltungstrieb, Sexualtrieb o.ä.) und (2) den Schutz existenzieller Haltungen, die den Menschen als sich selbst gestaltendes Wesen betreffen.* Diese existenziellen Haltungen entfalten eine starke motivationale Kraft hinsichtlich der Lebensgestaltung (z.B. die Liebe zu einem Menschen, die Bedeutsamkeit einer Aufgabe). In diesem Zusammenhang sprechen wir in der Existenzanalyse von Grundmotivationen, die hinter den Alltagsmotivationen stehen. Diese Grundmotivationen sind gleichzeitig existenzielle Grundbedingungen für eine personale Existenz. Ihre Folge ist Lebenserfüllung. Ohne sie ist »ein Existieren im vollen Sinne des Wortes nicht möglich« (ebd., 121). Es handelt sich um ontologische Fundamentalstrebungen. Diese Grundbedingungen für personale Existenz sind in der Psyche vital verankert und im Grad ihrer Erfüllung spiegelt sich die Kraftmenge der Psyche (z.B. die Lust zu Leben, das Sicherheitsgefühl oder die Selbstachtung).

Umgekehrt gilt: Die personal-existenziellen Grundmotivationen erhalten Bedürfnischarakter, wenn sie in einen Mangel geraten, also nicht hinreichend berücksichtigt werden, verletzt oder übergangen werden. Diese nicht erfüllten Bedürfnisse zeigen sich dann als vitale Mangelzustände, die Druck erzeugen und Ausgleich verlangen.

So lässt sich also sagen: Die Psychodynamik verkörpert lebensrelevante Inhalte. Ziel und Aufgabe ist es somit, diese psychische Energie ins Personsein zu integrieren. Dann kann die Person mehr Wirkungskraft bei ihrer Umsetzung in Existenz entfalten. Denn das Ziel ist ein Maximum an Existenz.

Psychodynamik im Ausdruck der Copingreaktionen

Das Problem ist die zunehmende Fixierung der Emotionalität und die Ausbildung immer stärkerer Störungen. Neurotisches Verhalten zeigt sich in fixierten Copingreaktionen. Persönlichkeitsstörungen sind tiefer gehende Fixierungen im Erleben und Verarbeiten (vgl. Kolbe 2017).

Copingreaktionen, also spontane Reaktionsweisen, die jeder Mensch zur Verfügung hat, wendet dieser an, wenn er sich gefährdet erlebt, um sich in einer Situation schnellstmöglich zu retten. Diese Copingreaktionen helfen ihm, mit der aktuellen Situation fertig zu werden, sie haben deshalb entlastende und Angst reduzierende Funktion. Es handelt sich dabei um Reaktionsmuster, die im Prinzip jedem Menschen zur Verfügung stehen. Als Reaktionsmuster laufen sie jedoch relativ spontan und autonom ab, ihnen fehlen also die Momente der Freiheit und personalen Stellungnahme im Handlungsvollzug. Deshalb werden diese Verhaltensweisen auch nicht allen Aspekten, die eine konkrete Situation in sich trägt, gerecht. Das ist ihr Nachteil. Somit kann sich der Mensch in die konkrete Situation nicht wirklich einlassen und ihr ganzheitlich personal begegnen. Mit einer Copingreaktion schützt sich ein Mensch, wenn ein (tatsächliches oder befürchtetes) psychodynamisches Mangel- oder Bedrohungsthema auftritt und ihm ein Einlassen auf die Situation nicht wirklich möglich ist. Die diesbezüglichen Themen, auf die sich Copingreaktionen beziehen können, lassen sich in vier große Gruppen einteilen: Gefühle der Bedrohung, Belastung, Verletzung und Aussichtslosigkeit. Diese Grundgefühle spiegeln schlussendlich die Gefährdungen der vier grundlegenden existenziellen Strebungen, also der existenzanalytischen Grundmotivationen wider (vgl. hierzu auch Längle 2008).

Bedeutung für die psychotherapeutische Arbeit

Je fixierter Copingreaktionen auftreten, desto neurotischer zeigt sich der Mensch in seinem Erleben und Verhalten. Dies lässt sich bis ins Erleben der Gegenübertragung aufseiten des Therapeuten bzw. Beraters wiederfinden (vgl. hierzu Kolbe 1999). Für jedes psychotherapeutische Gespräch ist zunächst eine grundsätzliche Parallelität von Bedeutung:

1. die situativ thematische Ebene dessen, was der Patient oder Klient konkret hinsichtlich eines Ereignisses, Vorfalls etc. anspricht oder berichtet,
2. die in der Schilderung sichtbar werdende Persönlichkeitsstruktur und Psychodynamik (inklusive der damit einhergehenden Copingreaktionen) des Patienten oder Klienten, die in der Regel relativ unabhängig von dem konkret berichteten Ereignis sind.

Es sind also »zwei Ohren«, mit denen der Therapeut zu hören hat: zum einen mit dem thematischen Ohr und zum anderen mit dem psychodynamischen Ohr (siehe hierzu auch Seite 87 in diesem Buch). Hier gilt nun folgende Regel: Je fixierter Copingreaktionen auftreten, desto stärker ist die Arbeit an den Themen der psychodynamischen Ebene zu leisten. Deshalb greifen in diesen Fällen auch keine schnellen Lösungen. Sie werden erst gelingen, wenn die Bedrohung oder Gefährdung des jeweiligen psychodynamischen Themas beruhigt sind. Ebenso bleibt reine Arbeit am situativen Thema flach, weil die Bedrohung oder Gefährdung ebenfalls nicht im Blick sind und im Erleben und Verhalten immer wieder durchschlagen werden.

Diagnostisch sind die Copingreaktionen für die psychotherapeutische Arbeit von zentraler Bedeutung. Sie verweisen schlussendlich thematisch auf die spezifische Verunsicherung der jeweiligen existenziellen Grundhaltung, da sie – wie zuvor ausgeführt – eine Schutzfunktion haben. Die Aufgabe des Therapeuten besteht also darin, die vorfindlichen Phänomene phänomenologisch bis in die Tiefe des spezifischen Themas hinein zu verstehen. Es geht also weniger um das Beschreiben der Befindlichkeit, des Ereignisses oder der Verhaltensweisen, sondern vielmehr um die Verweisfunktion: Auf welches der vier Kernthemen bezieht sich das verunsicherte, verletzte, gefährdete oder im Mangel befindliche Erleben des Patienten bzw. Klienten: Fühlt er sich im Grunde eher bedroht oder belastet oder verletzt oder aussichtslos?

Die Existenzanalyse beschreibt spezifische Copingreaktionen hinsichtlich der jeweils existenziellen Thematiken (vgl. Längle 2008). Sie werden nachfolgend in ihrer jeweiligen Grundbewegung in einer Übersicht dargestellt. Gelingt das Einlassen in eine existenzielle Thematik, ohne sich mit einer Copingreaktion schützen zu müssen, sind dem Menschen spezifische personale Aktivitäten möglich, wie zum Beispiel Annehmen, Trauern, Begegnen.

Die personalen Aktivitäten werden dann überfordernd erlebt, wenn die Angst im originären Kernthema sehr groß ist. Das Durcharbeiten am Verstehen der Angst und an personalen Stellungnahmen im Horizont der Copingreaktionen ermöglicht ein Zulassen der persönlichen Betroffenheit und somit ein vertieftes Einlassen. Diese Stellungnahme ist dann ein bewusst vollzogener Akt, der die der Copingreaktion inhärente Angst ernst nimmt und sich dieser gegenüber angemessen positioniert. Die nachfolgende Übersicht bietet hierzu einen Überblick. Diese neu zu gewinnende Stellungnahme basiert häufig auf einem (unbewussten) Konflikt der jeweiligen Grundmotivation (GM). Dieser Konflikt offenbart gleichzeitig die Strebung (z.B. nach Halt → Vertrauen) sowie die Angst vor dem Verlust (z.B. von Halt → Verunsicherung). Eben diesen Konflikt gilt es durchzuarbeiten, biografisch zu verstehen und neu in die aktuelle Lebenswirklichkeit zu integrieren.

Hier ist eine Nähe der Existenzanalyse zur Tiefenpsychologie zu konstatieren. Diese deutet Verhaltensweisen als Lösungen für einen unbewussten Konflikt. Im Zentrum der Tiefenpsychologie steht deshalb ein unbewusster Konflikt, der mit einer Symptombildung gelöst wird und durchzuarbeiten ist. Die Existenzanalyse fokussiert hier insbesondere die existenzielle Strebung, die bedroht ist und die aufgrund eines Konfliktes nicht zum Zuge kommt. Außerdem arbeitet sie an einer personalen Stellungnahme zu dieser Angst. Und schließlich geht es ihr um ein Ausloten von Spielräumen der Angst gegenüber, sodass ein personales Umgehen mit der Situation im Angesicht der Angst möglich wird.

Copingreaktionen sowie personale Aktivitäten in thematischer Zuordnung zu existenziellen Strebungen

Folgende Abbildungen geben einen Überblick hinsichtlich personaler Aktivitäten und spezifischer Copingreaktionen bezogen auf existenzielle Themen des Menschen. Dieser ist herausgefordert, mit sich und der Situation umzugehen, wenn er sich bedroht fühlt. Die wesentliche Frage dabei ist, wie es ihm gelingen kann, statt Copingreaktionen personale Aktivitäten zu vollziehen.

Copingreaktionen des bedrohten Strebens nach Sicherheit

Auf der ersten Stufe weicht der Mensch der von ihm empfundenen Bedrohung seiner Sicherheit durch Flucht aus. Er rennt weg, geht nicht hin, beschäftigt sich mit anderen Themen und vermeidet so das Bedrohliche. Auf der energetisch aufwändigeren zweiten Stufe kämpft er mit der Bedrohung. Er ist übertrieben gründlich, sorgfältig und genau. Seine Schilderungen und Verhaltensweisen sind nicht nur präzise, sondern auch langatmig und langwierig. Auf der emotional mit Aggression aufgeladenen dritten Stufe entwickelt er Hassgefühle, die die Funktion haben, denjenigen, der ihn bedroht, zu vernichten, um selbst nicht mehr gefährdet zu sein. Der- oder dasjenige, der oder das ihn bedroht, soll aus der Welt geschafft sein. Die vierte Stufe ist von tiefer Ohnmacht gegenüber der empfundenen Bedrohung geprägt und führt deshalb zur Erstarrung. Wenn der Mensch sich nicht mehr rührt, geht die Gefahr hoffentlich vorüber.

Gelingt es ihm trotz Bedrohung nicht auszuweichen, dann steht er vor der anspruchsvollen Aufgabe, die Situation kraft seiner Personalität zu bewältigen: durch Aushalten, Annehmen und/oder Seinlassen. Diese Fähigkeiten beschreibt die Existenzanalyse als personale Aktivitäten.

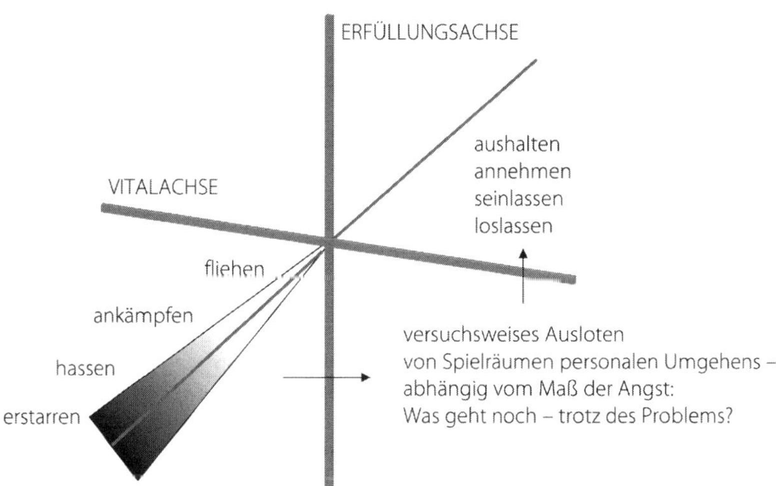

Abb. 14: Copingreaktionen sowie personale Verarbeitungsformen angesichts der Bedrohung des Strebens nach Sicherheit (1. GM)

Copingreaktionen des bedrohten Strebens nach Beziehung

Auf der ersten Stufe weicht der Mensch der von ihm empfundenen Bedrohung eines Beziehungsverlustes durch Rückzug aus. Er macht sich unscheinbar, kaum wahrnehmbar, um nicht zur Last zu fallen. Auf der energetisch aufwändigeren zweiten Stufe beugt er der Angst des Beziehungsverlustes durch Leistung vor. Er macht sich unentbehrlich, liest dem Gegenüber die Wünsche von den Lippen ab und engagiert sich bis zur Aufopferung für das Wohlbefinden der Beteiligten – selbst wenn diese das gar nicht erwarten. Auf der emotional mit Aggression aufgeladenen dritten Stufe kommt er in Wutgefühle, die die Funktion haben, denjenigen, der ihn zu verlassen droht, zu erreichen. Er soll sich nicht ab-, sondern zuwenden und sich berühren lassen. Die vierte Stufe ist von tiefer Ohnmacht gegenüber der empfundenen Bedrohung des Beziehungsverlustes geprägt und führt deshalb zur Lähmung. Dies kann sich in Resignation oder Erschöpfung zeigen, um nicht gänzlich überwältigt zu werden.

Gelingt es dem Menschen nicht auszuweichen, trotz Angst vor dem drohenden oder realen Beziehungsverlust, dann steht er vor der anspruchsvollen Aufgabe, die Situation kraft seiner Personalität zu bewältigen: durch Trauern, Zuwenden, Nähe-Halten oder Sich-berühren-Lassen.

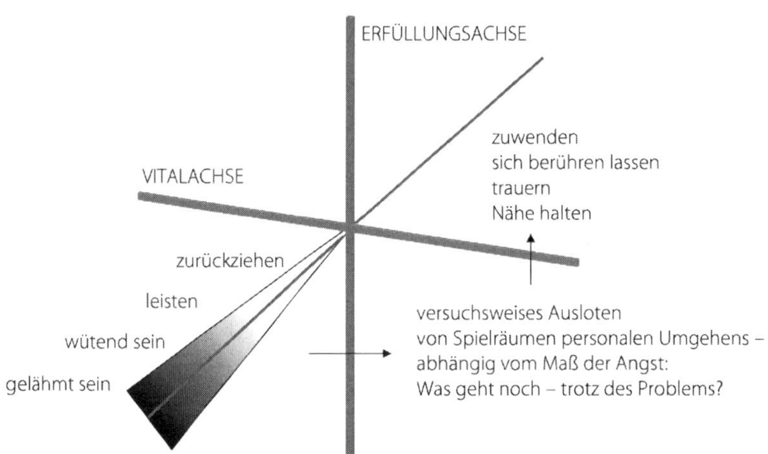

Abb. 15: Copingreaktionen sowie personale Verarbeitungsformen angesichts der Bedrohung des Strebens nach Beziehung (2. GM)

Copingreaktionen des bedrohten Strebens nach Selbstsein

Auf der ersten Stufe weicht der Mensch der von ihm empfundenen Bedrohung der Achtung und Wertschätzung durch Distanznahme aus. Indem er beispielsweise witzig oder schnippisch wird oder sich entzieht, schützt er sich vor der Bedrohung, nicht gesehen und geachtet zu werden. Auf der energetisch aufwändigeren zweiten Stufe beugt er der Angst des Selbstverlustes durch Funktionieren vor. Er wird umtriebig, funktioniert ohne innere Beteiligung, weiß es immer besser oder spielt sich in den Vordergrund, um sich in den Blick zu bringen. Auf der emotional mit Aggression aufgeladenen dritten Stufe entwickelt er trotzige Wut, Empörung und vorwurfsvollen Ärger. Dieser hat die Funktion, denjenigen, der ihn nicht beachtet, spüren zu lassen, wie weh dies tut. Er soll hinschauen und wertschätzende Anerkennung geben. Die vierte Stufe ist von tiefer Ohnmacht gegenüber dem Schmerz des Achtungsverlustes geprägt und führt deshalb zur Spaltung bzw. Dissoziation. Dies kann sich in Verbitterung, Abspaltung des Gefühls vom Körper oder Leugnung zeigen, um den Schmerz der Verletzung nicht fühlen zu müssen und ihn so zu ertragen.

Gelingt es dem Menschen nicht auszuweichen, trotz Angst vor dem drohenden Verlust der Achtung, dann steht er vor der anspruchsvollen Aufgabe, die Situation kraft seiner Personalität zu bewältigen: durch Bereuen, Begegnen und Ansehen, aber auch Stellung nehmen und Abgrenzen.

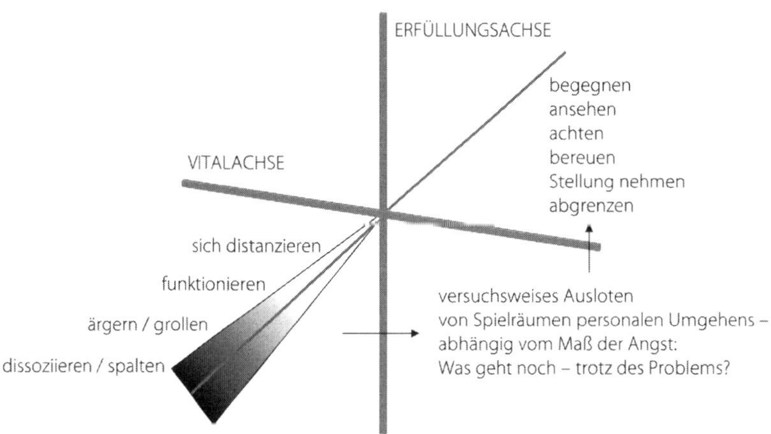

Abb. 16: Copingreaktionen sowie personale Verarbeitungsformen angesichts der Bedrohung des Strebens nach Achtung (3. GM)

Copingreaktionen des bedrohten Strebens nach Sinn

Auf der ersten Stufe weicht der Mensch der von ihm empfundenen Bedrohung eines Sinnverlustes dadurch aus, sich nicht wirklich in die Situation einzulassen. Er lebt provisorisch, vorläufig oder unentschieden, flüchtet in Ablenkungen und bleibt oberflächlich. Die vielfältigen Möglichkeiten der Zerstreuung bedienen Befindlichkeiten und Stimmungen, um sich dem Zweifel und Sinnverlust nicht stellen zu müssen. Auf der energetisch aufwändigeren zweiten Stufe beugt er der Angst des Sinnverlustes durch Projektion oder Verzweckung vor. Der Kontext wird umgedeutet, aus allem wird ein Spiel gemacht, Ziele werden idealisiert oder fanatisch gelebt. Oder Werte werden reduziert auf den Zweck, auf irgendeinen Nutzen. Auf der emotional mit Aggression aufgeladenen dritten Stufe entwickelt er eine entwertende Lebenshaltung. Alles wird zynisch betrachtet, Kontexte werden mutwillig zerstört. Die vierte Stufe ist von tiefer Hoffnungslosigkeit geprägt, die in eine nihilistische Passivität oder Betäubung durch Drogen führt.

Gelingt es dem Menschen nicht auszuweichen, trotz Angst vor dem drohenden oder realen Sinnverlust der Aussichtslosigkeit, dann steht er vor der anspruchsvollen Aufgabe, die Situation kraft seiner Personalität zu bewältigen: indem er sich abstimmt, handelt, und sich hingibt.

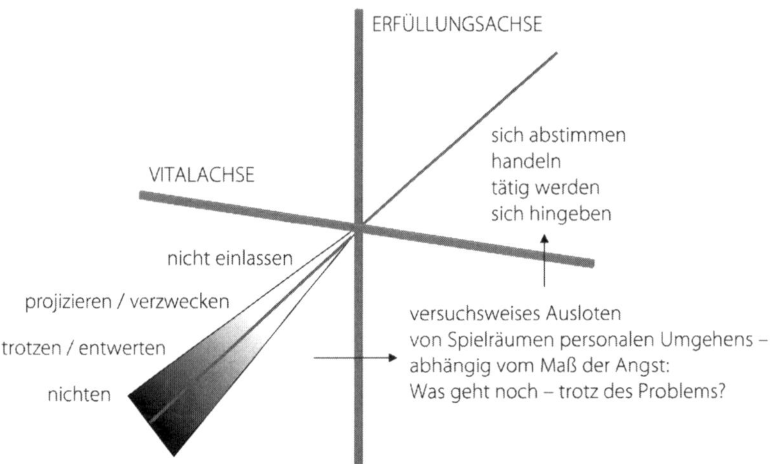

Abb. 17: Copingreaktionen sowie personale Verarbeitungsformen angesichts der Bedrohung des Strebens nach Sinn (4. GM)

Auswirkungen der Psychodynamik auf zwischenmenschliche Kommunikation und Beziehungsgestaltung – ein Kommunikationsmodell

Selbstverständlich wirken sich psychodynamische Reaktionsmuster gleichfalls auf die alltägliche Kommunikation aus. Dies erklärt, weshalb viele Beziehungen (partnerschaftlicher, beruflicher oder anderer Prägung) häufig so belastet sind. Im Folgenden soll ein schematischer Überblick gegeben werden, der einerseits die Struktur gelingender bzw. nicht gelingender Kommunikation darstellt, andererseits damit Ansatzpunkte für die Bearbeitung und Hilfestellung gelingender Kommunikationsstrukturen (z.B. in der Paartherapie, im Coaching etc.) aufzeigt.

Innerhalb gelingender Kommunikation begegnen sich die Beteiligten aufgrund ihrer authentischen Betroffenheit in einer jeweiligen Situation, die sie sich mitteilen. Diese Ebene lässt sich als *personale Kommunikation* (Abb. 18) bezeichnen. Die Beteiligten kommen in einen Dialog hinsichtlich ihrer emotional bewegenden, existenziellen Werte und Empfindungen. Die Kommunikation ist klar und unverwickelt.

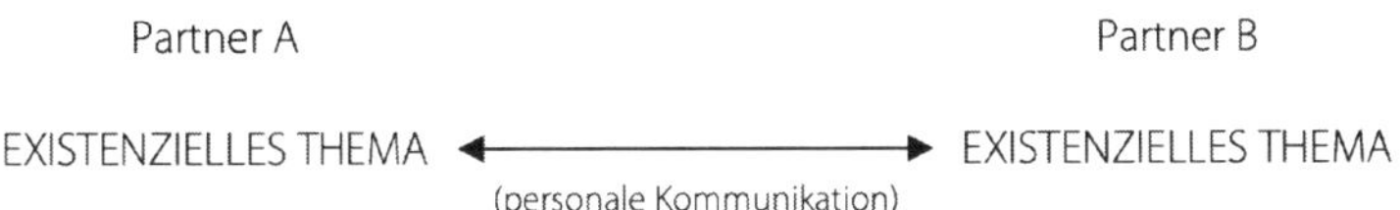

Abb. 18: Ebene personaler Kommunikation

In dem Moment, in dem zu der authentischen Betroffenheit Befürchtungen oder Ängste (in manchen Fällen auch Frustration oder Enttäuschung) ins Spiel kommen, wird es nicht selten kompliziert. In vielen Fällen entgleitet die Kommunikation und bildet damit den (unglückseligen) Normalfall häufig anzutreffender Kommunikationsmuster. Denn Befürchtungen, ob begründet oder nicht sei zunächst einmal dahingestellt, lösen den Schutzmechanismus der Copingreaktionen aus. Für die Kommunikation bedeutet dies, dass sie sich in diesem Fall auf den Austausch von Copingreaktionen verlagert. Denn auch der Partner reagiert häufig auf die Copingreaktion des Gegenübers aufgrund seiner eigenen Befürchtungen und Ängste (oder Frustrationen oder Enttäuschungen) mit einer Copingreaktion. Der Dialog verlässt dann die Ebene der personalen Kommunikation und wird zum »Schlagabtausch« auf der Ebene der Copingreaktionen, der Ebene *psychodynamischer Kommunikation* (Abb. 19). Dieses ist den beteiligten Partnern in der Regel nicht bewusst. Sie gehen in ihrem Bewusstsein von der Annahme aus, sich zum aktuellen Thema bzw. Sachverhalt zu äußern. Im Grunde aber agieren sie ihre Angst oder Frustration im Kontext des Themas. Dies ist der Grund, warum der Dialog dann nicht mehr gelingt.

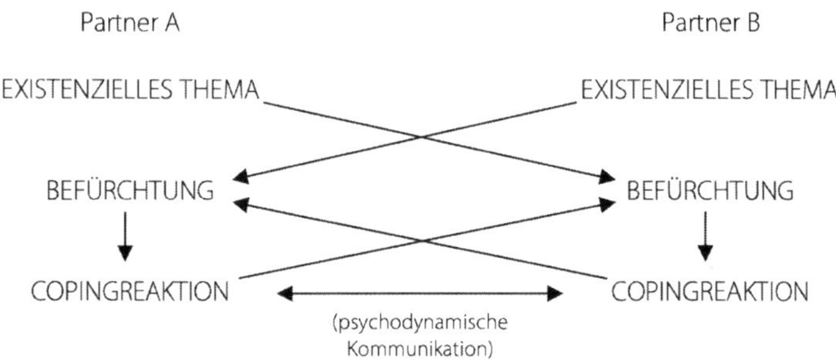

Abb. 19: Ebene psychodynamischer Kommunikation

Erst wenn es einem der beteiligten Partner gelingt, aus seinem Schutzmechanismus der Copingreaktion auszusteigen und seinem Gegenüber authentisch die eigene Befürchtung, Angst, Frustration oder Enttäuschung oder besser noch die persönliche Bedeutung der existenziellen Thematik darzulegen, entsteht eine neue Möglichkeit, auf der Ebene der personalen Kommunikation in einen Dialog zu kommen. Dies hängt maßgeblich vom Ausmaß und der Verarbeitung der zugrunde liegenden Befürchtung oder Angst ab, ob dieser Ausstieg in eine neue, der Beziehung dienliche Kommunikation gelingt. Natürlich spielt hierbei eine wesentliche Rolle, aus welchen Quellen sich diese Befürchtung speist. Kommt sie »nur« aus der konkreten Situation, lässt sich hierfür meist eine Lösung finden. Sie wird deshalb in der Regel nicht überfordernd erlebt.

Anders ist es bei Befürchtungen, die eine stark biografische Beteiligung haben. Aufgrund eines in der persönlichen Lebensgeschichte erlebten Mangels oder einer andauernd oder auch nur einmal erlebten starken Verletzung schiebt sich diese Erfahrung, sofern sie noch nicht bewältigt ist, als drohende Gefahr in die aktuelle Situation mit ein. Dem Betroffenen ist dies jedoch in der Regel nicht bewusst. Er versteht seine Angst oder Betroffenheit lediglich aus der Aktualität der Situation. Dabei enthält diese eine Analogie zum damals erlebten Ausmaß eines Mangels, einer Gefährdung oder Verletzung. Dies erklärt, warum Menschen in aktuellen Situationen »mit Kanonen auf Spatzen schießen«, also mächtige Copingreaktionen zeigen, die dem aktuellen Anlass gar nicht gemäß sind. Das Gegenüber wehrt sich dann – ebenfalls oft mit Macht – gegen diese Reaktionen. Es handelt sich um typische Kollateralschäden.

Weil jede Befürchtung, wie zuvor ausgeführt, auf ein existenziell bedeutsames Thema verweist, geht es darum, zu diesem Thema Stellung zu nehmen und es eigenverantwortlich zu vertreten. Abbildung 20 zeigt eine gelingende Kommunikation.

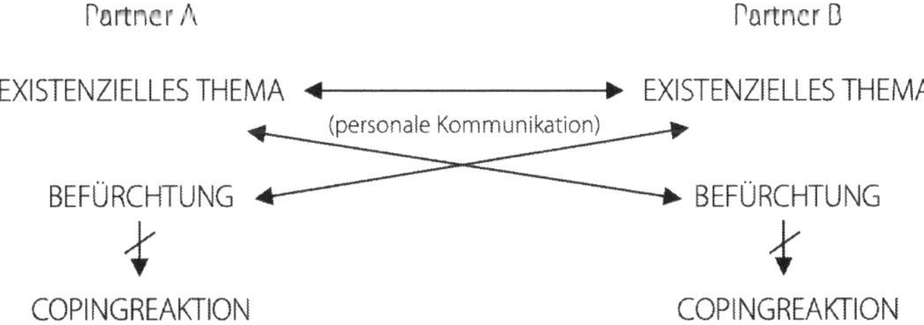

Abb. 20: Integration der Befürchtung in die personale Kommunikation

Das Modell ist eine Orientierung, den Stellenwert psychodynamischer Affekte, wie sie sich in Copingreaktionen ausdrücken, hinsichtlich ihrer Verweisfunktion zu würdigen und gleichzeitig vor Augen zu haben, wie ein fruchtbarer Dialog gelingen kann.

Literatur

Kolbe, C. (1999). Übertragung und Gegenübertragung. *Existenzanalyse, 16*(2), 24f.

Kolbe, C. (2001). Gesundheit als Fähigkeit zum Dialog. Zum Personverständnis der Existenzanalyse und Logotherapie. *Existenzanalyse, 18*(2+3), 54–61.

Kolbe, C. (2017). Das verletzte Selbst. Persönlichkeitsstörungen aus existenzanalytischer Sicht. *Existenzanalyse, 34*(2), 19–25.

Längle, A. (2003). Psychodynamik – die schützende Kraft der Seele. Verständnis und Therapie aus existenzanalytischer Sicht. In ders. (Hrsg.), *Emotion und Existenz* (111–134). Wien: GLE-Verlag.

Längle, A. (2008). Existenzanalyse. In ders. & A. Holzhey-Kunz. *Existenzanalyse und Daseinsanalyse* (23–179). Wien: facultas.

Existenzanalytische Paartherapie

Spannungsfelder der Paarbeziehung und Grundzüge der Behandlung

Wie begleitet ein Therapeut bzw. Berater ein Paar, damit dieses das Schwierige, Beunruhigende und Unglückliche in der Beziehung miteinander klären kann? Um den existenzanalytischen Horizont dieser Frage sichtbar werden zu lassen, sollen den folgenden Ausführungen einige grundsätzliche Gedanken zur Liebe vorangestellt sein, die das Verständnis von Begegnung und Beziehung erhellen, das in der Existenzanalyse und einer diesbezüglichen Paartherapie wesentlich ist. Diese Aussagen sind jedoch nicht idealistisch zu verstehen. Denn ein großes Problem in der Auseinandersetzung um das Phänomen Liebe ist ihr romantisierendes Missverständnis, das ein Ideal zeichnet, demgegenüber jede reale Partnerschaft wie ein unvollkommenes Abbild wirkt und somit Frustration stiftet. – Eine nicht unerhebliche Schwierigkeit auch in der Paartherapie.

Gedanken zur Liebe

In uns allen lebt die *Sehnsucht nach dem Gelingen der Liebe:* Wir sehnen uns danach, geliebt zu werden und lieben zu können bzw. zu dürfen. Deshalb leiden wir, wenn dies nicht gegeben ist. Einerseits ist Liebe also der grundlegende Faktor für das Gelingen einer Paarbeziehung. Andererseits ist es interessanterweise schwer zu sagen, was Liebe eigentlich im Grunde ist. Dies zeigt sich schon darin, dass es keine allgemein gültige Definition des Phänomens Liebe gibt. Repräsentanten einer phänomenologischen Psychotherapierichtung stört dies nicht, aber es ist gleichwohl ein bedeutsamer Aspekt, dass ein derart zentrales Phänomen so schwer oder man könnte auch sagen: so vielfältig zu fassen ist. Dies scheint zum Geheimnis, das der Liebe eigen ist, zu gehören. Dennoch lassen sich wesentliche Aussagen treffen.

Für Frankl (1985, 131) ist Liebe »das Erleben des anderen Menschen in dessen ganzer Einzigartigkeit und Einmaligkeit«. Der geliebte Mensch erfährt sich deshalb einerseits als *einmalig in der Tatsache seines Daseins*, also in herausragender Bedeutung stehend im Vergleich zu allen anderen Menschen. Das erklärt, warum wir uns so wichtig und bedeutsam fühlen, wenn wir geliebt werden. Alles in der Welt erhält eine neue Tiefe und Konturierung, weil uns jemand anderes wichtig findet – und wir ihn auch. Es lohnt sich, noch einmal in den Spiegel zu schauen, das frische Hemd anzuziehen und sich einzustellen auf die Begegnung. Der andere Aspekt dieser franklschen Sichtweise der Liebe beschreibt die *Einzigartigkeit des Soseins*. Uns wird auf einmal klar, dass wir etwas Unverwechselbares haben, das uns besonders macht. Dieser Blick stiftet Selbstwertgefühl und tut gut. Eigene Wesenseigenschaften werden im Horizont dieser Wertschätzung auch für uns selbst neu bedeutsam. Und: Plötzlich sind wir für einen anderen Menschen nicht mehr ersetzbar durch jeden anderen. Natürlich gilt dies auch umgekehrt: Wir sehen, dass da jemand Besonderheiten hat, die uns anziehen und diesen Menschen aus der Masse aller anderen Menschen herausheben. Eduard Spranger (zit. n. ebd., 146) spricht davon, dass die Liebe die Wertmöglichkeiten des geliebten Menschen erkennt. Liebe sieht also nicht nur, was im Augenblick ist, sondern auch was potenziell ist, was also werden kann bzw. soll. Sie richtet sich auf den anderen Menschen in seiner ganzen *Potenzialität*. Dies schließt die unverwirklichten persönlichen Möglichkeiten des anderen ein – ein Aspekt, der für die Paartherapie von besonderer Bedeutung ist. So sieht die Liebe immer auch die Entwicklungsmöglichkeiten eines Menschen aufgrund seiner Unabgeschlossenheit. Gerade deshalb erleben wir es so verletzend, wenn im Schwinden der Liebe nur noch das Faktische festgeschrieben wird: »Immer geht es dir nur um …« oder »Du bist ja sowieso nur …«

Noch ein Aspekt der Liebe: Das Erstaunliche an ihr ist, dass wir für die Erfahrung, geliebt zu werden, nichts tun müssen, ja sogar nichts tun können. Liebe ist *Gnade*, eben kein Verdienst, wie Frankl sagt (vgl. ebd., 132). Für ein neugeborenes Kind mag uns das noch selbstverständlich erscheinen, ohne Leistung geliebt zu werden. Aber darf auch der erwachsene Mensch darauf hoffen, dass ihm dies ebenso gilt?

Und ein weiterer Aspekt ist der Liebe eigen: ihr *Zauber*. Er taucht, wie Frankl sagt, »die Welt in eine zusätzliche Werthaftigkeit. Die Liebe erhöht beim Liebenden die menschliche Resonanz für die Fülle der Werte«

(ebd.). Damit ist gemeint, dass wir dann, wenn wir lieben, alles Wertvolle intensiver erleben. Es entsteht eine innere Bereicherung, weil die Liebe zu einem anderen Menschen uns insgesamt aufschließt und wir aufgrund dessen mit der Fülle der Werte in der Welt in Korrespondenz kommen. Wir erleben uns reich und voller Schwingung. Die Blumen duften stärker, der Himmel hat ein intensiveres Blau, und die Landschaft entfaltet eine ungeheure Faszination, wir sind erfüllt mit noch mehr Glück. Liebe bewahrt sich den Blick für das Liebenswerte am anderen, auch unabhängig von aktuellen eigenen Bedürfnissen und Interessen. Das ist die Kunst des Liebens, nicht abhängig von sich selbst zu sein, sondern in die Offenheit zu finden, den anderen zu sehen.

Somit kommen wir zum *Wunder der Liebe*, nämlich dass diese als »ein spezifisches Humanum« (ebd., 134) letztlich nicht aus einer Kausalität zu erklären ist. Liebe ist – in intentionaler Hinsicht nach existenzanalytischem Verständnis – zuletzt nicht das Ergebnis kausaler Wirkung – wenngleich dieses Element immer auch in Liebesbeziehungen enthalten ist. Sie ist Ausdruck einer Werteaffektion und bleibt ein Geschenk und Geheimnis, das – wie Frankl im Hinblick auf alles personal Wertvolle sagt – im Horizont unbewusster Geistigkeit wurzelt. Nicht nur weil ich etwas brauche, liebe ich den anderen Menschen. Dann wäre ja Liebe eine Funktion meiner selbst. Liebe entsteht eben gerade und auch, weil ein anderer Mensch mich anspricht, mir in seiner Werthaftigkeit gewahr wird und mich berührt. Ich erlebe dann den geliebten Menschen als »gut« für mich. Es zieht mich zu ihm hin, ich sehne mich nach Nähe mit dem geliebten Partner, ich fühle mich ihm zugehörig, und ich will, dass diese Liebe andauert. Somit wird in der Liebe und durch die Liebe der Wert, den ein anderer Mensch für mich hat, erlebbar.

Zusammenfassend lässt sich mit Längle (2004, 13) sagen: Liebe ist die

> »intensivste, emotional gefärbte Beziehungsform, in der der andere in seinem Wesen und in seinen Entwicklungsmöglichkeiten gesehen und gefühlt wird, sodass man sich zu ihm hingezogen fühlt und das tiefe Bedürfnis spürt, für ihn da sein zu wollen und ihn für sich haben zu können.«

Wenn dies von beiden Seiten füreinander vereinbart wird, werden zwei Menschen ein Paar. Als charakteristische Dynamik der Liebe lässt sich ein Gefühl beschreiben, dass man dem anderen gut tut so wie der andere einem selbst gut tut.

Diese letzte Charakterisierung der Liebe wirft nochmals einen Blick auf das Leiden, wenn die Beziehung in der Krise ist. Der Mensch »besitzt neurobiologische Rezeptoren, die auf gestörtes Beziehungserleben besonders empfindlich reagieren«, sagt Bauer (2004, 34) Das heißt: Störungen auf der Beziehungsebene belasten uns immer. Sie werden nicht selten von gesundheitlichen Störungen begleitet. Um wie viel mehr belasten sie uns, wenn wir lieben, weil dies die intensivste emotionale Beziehungsform ist, die wir eingehen?

Hier setzt dann auch das Aufgabenfeld der Paarbegleitung an: die Krise. Konflikt, Enttäuschung, Krise und Auseinandersetzung gehören zum Alltag der Liebe. Das stiftet zwar Unbehagen und manchmal auch das Gefühl des Unglücklichseins. Es ist aber auch Herausforderung. Denn Krisen und Auseinandersetzungen tragen die Chance in sich, an ihnen zu reifen und zu wachsen.

So ist das Missverständnis, das einem romantischen Ideal einer Liebesbeziehung entspringt, aufzudecken, dass eine gute Partnerschaft immer ausgeglichen und harmonisch sei. Dieses Bild der Liebesbeziehung ist falsch, sie gibt es nicht. Das hat damit zu tun, dass Partnerschaft auf Spannung hin angelegt ist. Wir kennen diesen Gedanken in der Existenzanalyse als existenzielle Dynamik, als Spannung, die jeder Wertbegegnung inhärent ist. Im Wertbezug – und zuvor haben wir gesehen, dass Liebe immer zutiefst eine Wertbegegnung ist – steht der Mensch in der Spannung von Sein und Sollen. Es wartet also immer noch etwas auf ihn, was letztlich dem Leben Ziel, Bedeutung und Zukunft gibt.

Vier Pole einer Paarbeziehung – Strukturdominanten aufgrund fundamentaler Strebungen

Im Folgenden werden grundlegende Strukturdominanten einer Paarbeziehung aufgezeigt, die eine Äquivalenz zu den personalen Grundmotivationen der neueren Existenzanalyse (vgl. Längle 2008, 23–58) haben. Diese existenziellen Fundamentalstrebungen, wie ich sie nennen möchte, können – übertragen auf die Partnerschaft – als Modell bzw. konstitutive Elemente jeder Paarbeziehung verstanden werden. Gleichzeitig bieten sie eine hervorragende Möglichkeit, die Struktur einer Paarbeziehung existenzanalytisch zu diagnostizieren. Dies ist für Therapeuten hinsichtlich der Einschätzung des Prozesses, des Ortes der Störungen und der möglichen Interventionen von entscheidender Bedeutung.

Die folgenden vier Kernthemen, die ich als vier Pole jeder Paarbeziehung bezeichnen möchte, sind aus existenzanalytischer Sicht maßgeblich für das Gelingen einer Beziehung. Was braucht es also, dass Liebe gelingen kann?

Substanz-Pol: »Miteinander sein können«

Beim Substanz-Pol geht es für das Paar um die Frage: *Können wir (überhaupt) miteinander sein?* Anders gefragt: Wie weit ist ein Paar mit seiner Partnerschaft identifiziert? Wie ist diese Welt, in der das Paar sich eingerichtet hat und lebt? Ist sie so, dass fundamentale Voraussetzungen gegeben sind, um sich überhaupt begegnen und miteinander sein zu können?

Zu einer guten Beziehung gehört zunächst die Erfahrung von Halt in der Beziehung. Hierzu gehört die Klarheit, dass die Beziehung Bedeutung hat, dass beide Partner voneinander wissen und spüren: Wir haben uns aufeinander eingelassen. Dann ist die Tragfähigkeit der Beziehung spürbar, ihre Verbindlichkeit und Verlässlichkeit. Dies wird sichtbar an Gewohnheiten und Ritualen, die das Paar miteinander hat und die ihm helfen, zueinanderzukommen und miteinander zu sein. Oder ist der Rahmen so eng, dass wenig Spielraum bleibt füreinander und miteinander, weil zum Beispiel immer viel zu erledigen ist, weil permanent Kinder anwesend sind, oder weil es keine Rückzugsmöglichkeiten gibt? Ist die Beziehung ausgehöhlt, weil das Paar zu weit auseinander wohnt oder weil die Partner beruflich bedingt so häufig getrennt sind, dass es schwer ist, zusammenzukommen? Dann ist zu wenig Begegnungsfläche gegeben. Oder ist es gar für einen Partner gar nicht mehr sicher, ob er diese Partnerschaft noch fortsetzen möchte? So viel lässt sich sagen: Gemeinsame Überzeugungen, Gemeinsamkeiten geben Halt und stiften Vertrauen. Diese aber können sich verändern und müssen somit immer neu gefunden werden. Wenn das gelingt, gibt das einer Beziehung die Halt gebende Struktur und stiftet Sicherheit.

Nähe-Pol: »Gern miteinander sein mögen«

Beim Nähe-Pol geht es um die Frage: *Mögen wir gern miteinander sein?* Es geht um die Frage nach dem qualitativen Wirgefühl, nach emotionaler Bezogenheit und wechselseitigem Austausch. Vielleicht stimmen die äußeren Rahmenbedingungen – das Haus ist eingerichtet und groß genug, Geld wird hinreichend verdient, der Beruf frisst das Paar nicht zur Gänze auf –, aber mögen diese beiden eigentlich miteinander sein? Mögen sie sich? Finden sie sich attraktiv? Fühlen sie sich hingezogen zueinander? Was tun sie, dass sie sich miteinander wohl fühlen und dass der andere sich in der Gegenwart des jeweiligen Partners wohl fühlt?

Das zweite Fundament jeder Beziehung ist ihre Lebendigkeit. Freude aneinander, Lust aufeinander, Hingezogensein zueinander entstehen, wenn der eine den anderen mag. Dazu ist Nähe erforderlich. Denn erst in der Nähe kann das Mögen entstehen.

Und weiterhin braucht es Zeit – um sich spüren und mögen zu können, um sich aufeinander einzulassen. Dies ist auch für die gemeinsame Sexualität wesentlich. Wenn das Miteinander-Mögen nicht gespürt wird, weil die gemeinsame Zeit fehlt, dann wird Sexualität zu einer »Pflichtveranstaltung« oder findet nicht mehr statt. Es muss also eine Zeit und einen Raum der Nähe geben, in dem so etwas wie gern miteinander sein zu mögen und Lust aufeinander entstehen kann. Die Partnerschaft entfaltet so ihre Vitalität.

Individualitäts-Pol: »Im Miteinander eigen sein dürfen«

Beim Individualitäts-Pol geht es um die Frage: *Darf jeder von uns im Miteinander auch eigen sein?* Es geht also um die Eigenständigkeit und die Möglichkeit persönlicher Entwicklung in der Partnerschaft. Auch wenn zwei Menschen sich entschieden haben, miteinander einen Weg zu gehen, bleiben sie zwei einzelne Menschen, die letztlich immer wieder auch sich fremd sind und bleiben. Darf diese Einzigartigkeit in der Partnerschaft zum Ausdruck kommen? Ist das begrüßt oder wird es bekämpft? Darf die Unterschiedlichkeit, die Eigenständigkeit ein wichtiger Bestandteil der Beziehung sein? Wird ihr mit Respekt und Achtung begegnet? Ein Problem mancher Beziehungen ist es, dass der eine Partner sich mehr im Sinne des Individualitäts-Pols engagiert und der andere mehr im Sinne des Nähe-Pols, was dann wie ein Gegeneinander wirkt, obwohl es gut wäre, beides in ein Miteinander zu überführen. Jede Partnerschaft steht also zwangsläufig in einer Spannung aufgrund der Einzigartigkeit beider Beteiligter. Dies nicht als Bedrohung zu erleben, sondern als Chance für ein Mehr an Tiefe und Originalität zu sehen, ist die Herausforderung an eine moderne partnerschaftliche und gleichberechtigte Begegnung. Schließlich vertieft sich die Beziehung, wenn beide Partner die wechselseitige Erfahrung machen, in der Gegenwart des anderen ganz der sein zu können, der man im Grunde sein will, ohne sich rechtfertigen oder legitimieren zu müssen. Es entsteht (im guten Sinne) Selbstverständlichkeit in der Beziehung, die Reifung und Entwicklung möglich sein lässt.

Sinn-Pol: »Im Miteinander Erfüllung finden«

Der Sinn-Pol hat als zentrale Frage: *Worin finden wir miteinander Erfüllung?* Es geht um das, was beiden Partnern als sinnvoll und bedeutsam erscheint. Welche gemeinsamen Werte verbindet das Paar? Welche Übereinstimmungen hinsichtlich grundsätzlicher Überzeugungen haben beide? Wie viele und welche gemeinsamen Interessen leben sie? Die Antwort auf diese Fragen bildet für beide Partner die Grundlage sinnvoller Lebensgestaltung. Hieraus resultiert schlussendlich das Gefühl der Lebenserfüllung. Deshalb ist dieser Aspekt so wesentlich.

Mit zunehmender gemeinsamer Geschichte entsteht auch durch die Partnerschaft selbst ein Sinnhorizont: die gemeinsamen Kinder, das geschaffene Heim, die erlebten Reisen oder die durchgestandenen Schicksalsschläge. All dies stiftet eine zunehmende Identifikation mit der Partnerschaft, wenn sie von längerer Dauer ist, die deshalb nicht mehr so ohne Weiteres oder eben nur unter großen Schmerzen infrage gestellt wird. Hier wird das »Wir« deutlich, die gemeinsam durch das Paar geschaffene Welt, die es nur deshalb gibt, weil dieses Paar bis hierher seinen Weg miteinander gegangen ist.

So sind es diese gemeinsamen Werte, die dem Paar – oftmals unausgesprochen – zum roten Faden ihrer Lebensaufgabe werden, der sie mit Einsatzbereitschaft und Ansporn, aber auch Glück, Freude und Dankbarkeit erfüllt.

Konfliktebenen partnerschaftlicher Begegnung

Im Folgenden werden zentrale Konfliktebenen jeder Paarbeziehung, die in eine Krise geraten ist, beschrieben (vgl. Kolbe 2007, 7–9).

Horizontale Ebene: interpersonale Konflikte

Auf der horizontalen Betrachtungsebene stehen sich zwei Partner Auge in Auge und gleichberechtigt gegenüber. Sie verhandeln miteinander über das, was in ihrem Leben wertvoll ist, worum es ihnen einzeln und gemeinsam geht, was sie an gemeinsamen Wertüberzeugungen verbindet usw.

Übertragen beispielsweise auf die Ebene des Sinn-Pols hieße das: Jede Liebe stiftet einen Sinnzusammenhang, eine eigene Welt, die es vorher so noch nicht gab. In diesen Sinnzusammenhang fließen die personalen Werte und Werthaltungen, die die Partner verbinden, ein. Hinzu kommt mit zunehmender Dauer der Partnerschaft die gemeinsame Geschichte, die ebenfalls Werte schafft. Dieser Sinnzusammenhang gibt Halt und der Beziehung eine innere und äußere Struktur: zum Beispiel die gemeinsamen Kinder, das Haus, gemeinsame Hobbys, politische oder religiöse Weltanschauungen und zunehmend gemeinsame Erinnerungen. Wenn eine Beziehung auf der horizontalen Ebene lebendig ist, ist sie von personalen Werthaltungen getragen.

Diese Werthaltungen können vom Einzelnen gemäß geltender Normen übernommen worden sein, sie können aber auch in einem Prozess der Verarbeitung von Erfahrung, der inneren Stellungnahme und der Erkenntnis vom Einzelnen jeweils gefunden werden. Ein Konfliktfeld moderner Partnerschaft ist deshalb die Herausforderung zu einem Höchstmaß an Personalität, an personaler Verantwortung. Eine Beziehung kann also nur dann als gut erlebt werden, wenn beide Beteiligten in ihr die ihnen gültigen Werte leben können. Konflikte ergeben sich deshalb aus:

- Veränderungskrisen (z.B. der Geburt eines Kindes, Hausbau, berufliche Veränderungen)
- Reifungskrisen (Midlife-Crisis, Übergang in den Ruhestand)
- paarzyklischen Interferenzen (z.B. wenn der eine Partner noch in der Phase der Verliebtheit ist, der andere aber gerade schon seine Liebesenttäuschung und Einsamkeit in der Liebe klärt [vgl. Willi 2002, 176f.])

Ein besonderes Problem stellt die Tatsache dar, dass diese Prozesse in der Regel asynchron ablaufen. Der eine Partner steht bereits im Umbruch einer Veränderung, der andere findet es so, wie es gerade ist, ganz in Ordnung und ist zufrieden.

In diesen Phasen der Beziehung stellt sich besonders die Frage, welchen Stellenwert die Liebe selbst als zentraler Wert hat, für den krisenhafte Neuorientierungen ausgehalten und durchgestanden werden können. Das Spannungsfeld liegt also in der Aufgabe, die individuellen personalen Werte des jeweiligen einzelnen Partners auszutarieren mit dem Wert, den die gemeinsame Liebe darstellt. In jedem Falle geht dieser »Verhandlungsprozess« nur über die wechselseitige Achtung der jeweiligen personalen Werte. Wesentlich ist deshalb: Jedes Paar muss die Balance finden zwischen dem, was für den Einzelnen wichtig ist, und dem, was für das Gemeinsame von Bedeutung ist. In der Liebe geht es also um die personale Entfaltung von zwei Beteiligten, die sich entschieden haben, miteinander eine gemeinsame Welt aufzubauen. Dafür sind zwei Blickrichtungen wesentlich: (1) die Fähigkeit, sich selbst mit den eigenen Bedürfnissen gut im Blick zu haben, gleichzeitig aber auch den anderen mit seinen Bedürfnissen und Strebungen wahrzunehmen und zu achten; (2) diese Entfaltung hat nicht nur die Selbstverwirklichung des Einzelnen, sondern gerade auch die gemeinsame Liebe selbsttranszendent im Blick. Gute Partnerschaft lebt deshalb von Hingabefähigkeit, Hingabe an den Wert der gemeinsamen Liebe, die es zu vertiefen gilt mit der Frage, was ihr gut tut. Beide Partner zentrieren sich in der Liebe also auf etwas gemeinsames Drittes hin, eben auf ihre Liebe.

So ergeben sich bis hierher fünf zentrale Fragen für die existenzanalytische Paartherapie:

- Was will ich?
- Was willst Du?
- Was wollen wir?
- Kann das gemeinsam Wirklichkeit werden?
- Wie kann es Wirklichkeit werden?

Hauptfrage auf dieser Ebene der interpersonalen Konflikte ist also: Wie können Werte miteinander verständigt, gefunden, geachtet etc. werden? Hierfür ist phänomenologische Offenheit und Achtsamkeit eine wichtige Voraussetzung. Aber auch der Wunsch, sich hierzu mit Respekt und wechselseitiger Achtung in Wahrhaftigkeit auseinandersetzen zu wollen. Konflikte auf dieser Ebene sind deshalb »normale« Partnerkonflikte. Sie sind zwangsläufig und begleiten jede Partnerschaft.

Gestörter Dialog

Wenn Paare zur Beratung oder Paartherapie kommen, dann kommen sie primär nicht, weil sie eine Krise haben, unglücklich sind, schon lange nicht mehr miteinander reden. Sie kommen vielmehr deshalb, weil ihnen klar wurde, dass ihre Mittel nicht mehr ausreichen, diese Krise zu meistern, das Unglück zu wenden oder miteinander ins Gespräch zu kommen. Sie sehen als Paar keine Möglichkeiten mehr, diese Krise im Horizont der ihnen bislang bekannten Möglichkeiten zu bewältigen. Also ist die Aufgabe der Paarberatung und Paartherapie, anders als bisher mit den vorhandenen Problemen und Fragen umzugehen.

So stellt sich nun die Frage: Was ist gestört, wenn ein Paar in der Krise ist und zur Beratung kommt? Da die Existenzanalyse einen personalen Fokus hat, ist hier auch das Spezifikum dieses Ansatzes: Dem Leiden in der Beziehung liegt eine Störung des Dialogs zugrunde, die zur Folge hat, dass die Begegnung nicht mehr gelingt und keine produktive Auseinandersetzung mehr stattfindet.

Es geht in der Existenzanalyse um die Dialogfähigkeit des Menschen mit seiner ihn umgebenden Welt (vgl. Kolbe 2001, 54–61). Weil der Mensch nicht bei sich bleiben will, weil er grundsätzlich weltoffen ist, wird es für ihn lebendig, wenn er sich angesprochen erlebt und die ihm gemäße Antwort geben kann. Gesundheit lässt sich deshalb auch als Fähigkeit zum Dialog beschreiben (siehe hierzu die Seiten 93–108 in diesem Buch). Dialog heißt dann, dass die Antwort des einzelnen Menschen auf die gegebenen Fragen der jeweiligen Situation nicht vorherbestimmt und von anderen festgelegt ist, sondern von ihm frei und offen gewählt werden kann. Und genau dies ist ein zentrales Thema in krisenhaften Paarsituationen. Der Partner wird nicht mehr angesprochen und angefragt. Ihm werden vielmehr Vorwürfe, Vorhaltungen oder Vorgaben gemacht, die ihn in die Position der Rechtfertigung oder zum Verstummen bringen. Dies ist die klassische Kommunikationsstruktur des Paares im Streit. Kommunikation verkommt somit zum Schlagabtausch. Generalisierende Aussagen – »Immer machst du, was du willst.« »Nie kann man sich auf dich verlassen.« – oder reduktionistische Verkürzungen – »Du begreifst das sowieso nicht.« »Du bist ja schon zufrieden, wenn du fernsehen kannst.« – sind nur zwei Beispiele für das Gefängnis einer derartigen Kommunikation der Not. So benötigt der personale Dialog mehr als Kommunikationsregeln (also z. B. das Ausredenlassen des anderen und ein Wiederholen des Inhaltes), ihm geht es vielmehr um ein wechselseitiges Verstehen: Worum geht es dem anderen? Kann ich bei dem bleiben, was ihm wichtig ist, auch wenn das gerade nicht mein Interesse ist oder wenn es mich sogar beunruhigt? Die meisten Paare geraten sofort in eigene Betroffenheiten und Sichtweisen hinüber und sind damit nicht mehr beim anderen. Dies ist das größte Kommunikationsproblem der meisten Paare. Da beginnt der eine mit Mut und klopfendem Herzen etwas von dem zu erzählen, was ihm wichtig ist, und der andere antwortet sofort darauf, wie es ihm damit geht oder welche Erfahrungen er dazu hat. Schon ist der Dialog beendet. Die Störung dieser Dialogfähigkeit liegt in der Regel in Verletzungen oder in gravierenden Mangelerfahrungen, die entweder der realen Paarbeziehung oder auch biografischen Erfahrungen entstammen. Das, was der andere in der jeweiligen Situation sagt, wird dann nicht mehr offen gehört, sondern gemäß der Vorerfahrungen bereits gedeutet. Der Fluss der existenziellen Dynamik ist gestört.

Personaler Dialog lebt demgegenüber vom Interesse und der Möglichkeit, mit den eigenen Fragen ganz beim anderen bleiben zu können. Zum Beispiel: »Wie geht es dir mit dem, was gerade los ist? Was bewegt dich? Was ist dir wichtig? Was ist gut für dich?« Dies in der Paartherapie zu erarbeiten und erlebbar werden zu lassen, ist eine wesentliche Aufgabe der professionellen Begleitung. Dann ist Entfaltung möglich, und ein Nährboden wird geschaffen.

Ein weiterer Aspekt kennzeichnet den gestörten Dialog: Die Begegnung gelingt nicht mehr. Viele Beziehungen sind begegnungsmäßig tot. In jeder Beziehung nisten sich Gewohnheit und eine gewisse Praktikabilität ein, was zwangsläufig und grundsätzlich in Ordnung ist. Die Frage aber ist, inwieweit es darin noch zur Begegnung kommt, es Interesse aneinander gibt, man sich aufeinander freut und eine gemeinsame Welt erschaffen will. Sonst verliert die Beziehung im Miteinander ihr existenziell Bedeutsames.

Ein weiteres Merkmal kennzeichnet die Krise: Es findet keine produktive Auseinandersetzung mehr statt. Diese Aussage mag einerseits selbstverständlich erscheinen, andererseits verwundern. Streiten nicht Paare in der Krise aufs Heftigste? Das ist doch Auseinandersetzung pur, könnte man denken. Wer in der Paartherapie tätig ist, kennt es, dass man den Impuls hat, die geöffneten Fenster des Therapiezimmers zu schließen, um die Nachbarn am gerade stattfindenden eskalierenden Streit nicht teilhaben zu lassen. Andererseits ist offensichtlich, dass dieser Streit wie viele andere vorher nicht mit einer produktiven Lösung enden wird.

Tatsächlich findet im existenzanalytischen Verständnis bei diesem verbalen Schlagabtausch keine Auseinandersetzung statt. Es handelt sich vielmehr um ein Abreagieren gemäß der Copingreaktionen der jeweils Beteiligten. Die Fortsetzung dieser Eskalation ist dann zumeist das Verstummen. Es habe sowieso keinen Sinn mehr, miteinander zu reden. Es komme nichts dabei heraus, außer erneuten Verletzungen. So berichten es die Betroffenen – und haben in der Regel Recht mit dieser Einschätzung.

Unter dem Aspekt des Personseins betrachtet erleben die Beteiligten sich in diesen Krisen als ohnmächtig, selbst wenn sie heftig streiten und laut werden. Diese Erfahrung der Ohnmacht ist letztlich das Bedrückende und Belastende. So wird es in der Paartherapie darum gehen, beide Partner zu befähigen, sich produktiv auseinanderzusetzen, somit zu einem als frei erlebten Umgehen mit der Situation zu befähigen.

Frankl hat zwei Aspekte als Wesen der Person und damit des Menschseins herausgearbeitet: (1) Personsein ist ein Beim-anderen-Sein (Selbsttranszendenz). (2) Personsein ist ein Sich-Abgrenzendes (Selbstdistanzierung). Dies hat bedeutsame Implikationen für die Paartherapie: Bedeutet es doch, dass beide Aspekte für das Gelingen einer Liebesbeziehung berücksichtigt werden müssen. Der Mensch kann nicht für sich sein und für sich existieren. Er braucht die andere Person zu seiner Entfaltung. Er will bei und mit ihr sein. Deshalb geht es nach existenzanalytischem Verständnis in der Paarbeziehung um das Gegenüber, das zur Hingabe oder zur Stellungnahme herausfordert. Gleichzeitig geht es aber auch darum, dass das Gegenüber, also der Partner, sichtbar macht, worin die eigene Authentizität in der Begegnung besteht, was also in der konkreten Situation für den Betroffenen jeweils stimmt und was nicht.

Übertragen auf die paartherapeutische Situation bedeutet dies Folgendes: Solange jemand immer wieder dahin zurückkehrt, das bestehende Problem zu beschreiben, stellt er oder sie in der Regel den Aspekt der Ohnmacht dar. Es wird deutlich, dass das Umgehen mit diesem Problem, dieser Situation noch nicht gelingt. Deshalb besteht in der Gesprächsführung ein Problem darin, zu stark auf das Problem einzusteigen, dieses immer wieder einer Bearbeitung zuzuführen. Damit wird das Faktische zwar herausgearbeitet, aber die Frage des Umgehens mit dieser Realität bleibt vernachlässigt. Sich auseinanderzusetzen fokussiert deshalb die Möglichkeiten, mit dem Problem authentisch umzugehen. Indem jeder der Beteiligten zu sich selbst und dem, was für ihn in der jeweiligen Situation im Horizont der Beziehung stimmig ist, steht und dies in die Beziehung einbringt, entstehen Lebendigkeit und Bewegung. Es wird wieder personal.

Vertikale Ebene: intrapsychische Konflikte

Auf dieser Betrachtungsebene stehen die Partner sich nicht horizontal, also Auge in Auge, sondern eher in einem Gefälle, also von oben nach unten (oder umgekehrt) gegenüber. Hier werden Defizite, Störungen, aber auch Ressourcen sichtbar. Dies hat damit zu tun, dass in Liebesbeziehungen tiefe persönliche Dispositionen angesprochen werden, die in anderen Beziehungen nicht zum Tragen kommen. Deshalb macht es eben auch Angst zu lieben. Liebe berührt tiefste Wünsche, Sehnsüchte und Verunsicherungen.

Ausgangsthese ist hier: Das intrapsychische Konfliktfeld des einen Partners trifft auf das intrapsychische Konfliktfeld des anderen Partners. Arbeit an der Beziehung konzentriert sich unter diesem Fokus auf das Herausfinden dieser intrapsychischen Repräsentanzen und der jeweiligen innerseelischen Weiterverarbeitung mit ihren späteren Auswirkungen.

Wie entstehen diese intrapsychischen Repräsentanzen? Es lassen sich entwicklungspsychologisch zwei Quellen beobachten. Zum einen bilden intrapsychische Repräsentanzen Erinnerungsspuren kindlicher Interaktionserfahrungen in der Herkunftsfamilie ab. Wie haben es die einzelnen Beteiligten erlebt, geliebt worden zu sein? Wie haben sie partnerschaftliches Zusammensein kennen gelernt in ihrer Biografie? Wie haben die Eltern als Vorbild Partnerschaft gelebt? Mit welcher Rollenaufteilung? Wie war die eigene Beziehungserfahrung mit Vater und Mutter? Diese Erfahrungen schaffen Hoffnungen und Selbstverständlichkeiten, aber auch Ängste. Es geht hier also um die Bedeutung von früheren und aktuellen Familienbeziehungen und Rollenzuschreibungen für die psychosoziale Entwicklung des Individuums während des ganzen Lebens.

Zum anderen entstehen die inneren – oftmals unbewussten – Überzeugungen aus lebensgeschichtlichen Mangel- und Trauma-Erfahrungen samt ihrer Verarbeitung. Unaufgearbeitete eigene Lebensthemen mit unbewussten inhärenten Überzeugungen bilden sich in den intrapsychischen Repräsentanzen der Partner ab und führen zu Konflikten. Hier handelt es sich in der Regel um sogenannte Ambivalenzkonflikte: Eine Auflösung alter Leiderfahrungen wird angestrebt, doch gleichzeitig besteht die Angst, alles werde wieder so sein, wie es damals erlebt wurde. Deshalb stellen Menschen unbewusst paradoxerweise oft sogar das Scheitern selbst her.

Typisches Beispiel ist der Mensch, der Angst hat verlassen zu werden und aus seiner Angst heraus nun den an sich verlässlichen Partner so kontrolliert und einengt, bis dieser ihn schließlich tatsächlich verlässt. Wenn jemand als Kind erlebt hat, permanent zu früh verlassen worden zu sein, dann trägt er oft eine unbewusste Überzeugung in sich, die lautet: »Wahrscheinlich werde ich in Bälde wieder verlassen.« Er unterstellt dann dem Partner in dem Moment, wo dieser in seine Welt hinausgeht, dass dieser wahrscheinlich sowieso bald weg ist. Das ist ihm aber nicht bewusst. So bilden die Menschen aus diesen unbewussten Themen Erwartungen, Ansprüche und aus unbewussten Ängsten Verhaltensweisen, die die Beziehung in der Regel sehr einengen und sehr kompliziert machen.

Nun kann man sogar noch einen Schritt weitergehen: Viele Partner passen auf einer unbewussten Ebene zusammen wie Schlüssel und Schloss. Willi (1975) beschrieb diese Beobachtung als das sogenannte Kollusionsprinzip. Kollusion meint, Menschen suchen – unbewusst – den Partner, der zu diesem Modell, das sie in sich tragen, gut passt und es ergänzt. Wenn jemand, wie zuvor beispielhaft ausgeführt, aufgrund frühkindlicher Erfahrungen die Angst in sich trägt, ständig verlassen zu werden, dann sucht er eher den Partner, von dem er ein hohes Erleben hat, dass dieser verlässlich und treu sein wird. Ein manifest Ängstlicher wird sich in der Regel nicht so schnell in jemandem verlieben, der völlig unberechenbar ist. Mit dem geht er gern mal ein Bier trinken und sagt: »Du bist immer so lustig. Du hast immer neue Ideen usw.« Aber den wird er nicht für eine dauerhafte Paarbeziehung suchen.

Was aber macht diese Beziehungsform selbst pathologisch? Sie wird zu einer wechselseitigen Verpflichtung, aus der es kein Entrinnen gibt und die keine weiterführende Entwicklung und Veränderung zulässt (vgl. Willi 2002, 188). Menschen bilden dann Erwartungen an den Partner, die jede Entwicklung blockieren. Wenn aber Reifung und Entwicklung essenziell in die Beziehung integriert werden müssen, dann stellt die unaufgearbeitete Kollusion ein Hindernis dar.

Praxis der Paartherapie

Ich möchte diese grundsätzlichen Ausführungen nun in die paartherapeutische Praxis übertragen und ein Modell der Paartherapie skizzieren, das mir typisch für eine Verlaufsstruktur des paartherapeutischen Prozesses zu sein scheint. Dieser Prozess verläuft in fünf Phasen bzw. Schritten.

1. Phase: Herausarbeiten grundlegender Anliegen im Horizont der Konflikte

Im ersten Schritt geht es darum, die hinter dem Konflikt liegenden Gründe und Anliegen (Werte, Bedürfnisse) der jeweiligen Partner herauszuarbeiten. Liegen sie auf interpersonaler oder intrapsychischer Ebene? Welcher Partner hat hier welche Motive?

Indem zunächst vom Paar die Konflikte beschrieben werden, ist die Aufgabe des Therapeuten, hinter diesen Konflikten phänomenologisch die eigentlichen Anliegen zusammen mit dem Paar zu entdecken. Solche Anliegen könnten zum Beispiel sein: »Ich möchte in meiner Selbstbestimmung von dir mehr geachtet werden.« »Ich möchte mehr Zeit mit dir verbringen.« »Wenn ich dir mehr Freiraum zugestehe, werde ich unsicher, ob du mich verlassen wirst.« Tatsache ist, dass immer beide Beteiligten wesentliche Anliegen haben – auch wenn nur ein Partner leidet bzw. zur Paartherapie motiviert ist. Dies ist dahingehend entlastend, dass das Problem aus diesem Blickwinkel betrachtet nie nur an einem Partner liegt.

Wesentlich ist hier die phänomenologische Offenheit aller am Gesprächsprozess Beteiligten, um nicht an den vordergründigen Konflikten hängen zu bleiben, sondern die dahinter liegenden Anliegen sehen zu können. Das ist nicht immer einfach, weil die offensichtlich destruktiven Kommunikationsstrukturen diesen Blick häufig verstellen und ablenken.

In dieser Phase der Paartherapie sind die zuvor ausgeführten Kernthemen gelingender Partnerschaft von diagnostischer Relevanz. Sie sind ggf. in Beziehung zu setzen hinsichtlich der erarbeiteten Anliegen der beteiligten Partner. Ziel dieser Phase ist es, eine gemeinsame Übereinkunft hinsichtlich der wechselseitigen Anliegen und eine Anerkenntnis ihrer jeweiligen Berechtigung zu erreichen.

2. Phase: Fragen nach diesen Anliegen in der Beziehung – Dialogfähigkeit

Im zweiten Schritt geht es um eine Analyse der Ist-Situation des Paares hinsichtlich dieser Anliegen: Wird auf diese Anliegen von beiden Beteiligten eingegangen? Oder werden sie übergangen? Und wenn ja, warum?

Manchmal gelingt es schnell, dass ein Paar seine eigentlichen Anliegen versteht, sodass dieses anschließend achtsam und aufmerksam füreinander hinsichtlich dieser neu erkannten Themen miteinander umgeht. Dann ist in der Regel keine längere weitere paartherapeutische Arbeit erforderlich. Nicht selten aber rühren die Anliegen an tiefe Ängste zumindest von einem der Beteiligten. Die Frage ist dann, ob eine Offenheit besteht, diesen Blick in die eigene seelische Verletztheit oder Verunsicherung zuzulassen, um daran arbeiten zu können. Im Grunde kann erst dann ein neuer Dialog möglich werden. Dies ist einer der entscheidenden Gründe, weshalb Paartherapien scheitern, dass dieser Blick in die Tiefe große Angst machen kann und deshalb abgewehrt wird.

Das Problem in diesem Zusammenhang ist, dass die Partner im Horizont ihrer bewussten oder unbewussten Befürchtungen in der Regel gemäß ihrer Copingreaktionen kommunizieren. Die destruktive Kommunikationsstruktur zeigt sich darin, dass kein personaler Dialog geführt wird, sondern dass der eine Partner gemäß seiner Copingreaktion agiert (z.B. aus der Verletztheit heraus wütend wird), während der andere Partner ebenfalls mit seiner Copingreaktion antwortet (also sich z. B. aufgrund der Wut des anderen zurückzieht). Keinem der Beteiligten geht es anschließend wirklich gut, vordergründig herrscht jedoch erst einmal wieder Ruhe. Der Konflikt ist nicht gelöst, die eigentlichen Anliegen sind meist gar nicht sichtbar geworden.

In dieser Phase der Paartherapie sind diese dialogischen Strukturen herauszuarbeiten und Möglichkeiten ihrer Änderung bzw. Verbesserung zu entwickeln (siehe hierzu das auf den Seiten 151–153 dargelegte Modell personaler und psychodynamischer Kommunikation). Ziel dieser Phase ist es deshalb, mithilfe der Personalen Existenzanalyse Möglichkeiten eines personalen Dialogs zu erarbeiten. Das kann schwierig sein und längere Zeit in Anspruch nehmen, da im paartherapeutischen Prozess die Konflikte oftmals massiv aufbrechen. Während dieser Blütezeit der Konflikte findet häufig viel Agieren, aber auch Regression statt. Dies hängt damit zusammen, dass in der Bearbeitung der Konflikte immer auch alte Ängste und Wunden berührt werden, für die oft noch keine neuen oder guten Lösungen gefunden wurden. Sie werden durch das Agieren geschützt. Insofern braucht es seitens des Therapeuten ein entsprechendes Verständnis für diese Verhaltensweisen, auch wenn sie auf der kommunikativen Ebene destruktiv sind. Das Gute an diesem Prozess ist jedoch, dass dies alles im Verlauf der Therapie dem Paar einer Bewusstheit zugeführt werden kann.

3. Phase: Arbeiten an Selbstdistanzierung

In einem dritten Schritt geht es nun darum, sich von den destruktiven Mustern in der Kommunikation und Begegnung zu lösen. Wie kann ein konstruktiver Umgang mit Enttäuschungen und Erwartungen an den Partner möglich werden? Wie können Übertragungen an den Partner, stellvertretend eine nährende Mutter oder ein stärkender Vater sein zu sollen, gelöst werden? Wie kann es gelingen, die kommunikativen Schleifen aufzubrechen, die aus der Erfahrung des Paares im Nichtverstehen oder in der Eskalation enden?

Ziel dieser Phase ist es, Abstand zur eigenen Psychodynamik zu bekommen, um sich situationsgerechter und adaquater hinsichtlich der erarbeiteten Anliegen zu positionieren. Dies kann gelingen, indem die Themen, die die Psychodynamik aufladen, bewusst gemacht werden. Und indem erarbeitet wird, wie diesen Themen Rechnung getragen werden kann, ohne die Partnerschaft zu gefährden. Im Grunde wird es darum gehen, diese Themen in den Horizont der Eigenverantwortung der Beteiligten zu nehmen. Somit entsteht ein Spielraum, in der konkreten Situation nicht nur sich selbst zu sehen, sondern auch das Gegenüber im Blick zu behalten.

Besonders wird es deshalb darum gehen, aus den Mustern der Copingreaktionen auszusteigen. Dies lässt sich in einer Situation, die gerade nicht psychodynamisch aufgeladen ist, in der Regel gut besprechen. Manchmal helfen vereinbarte Signale, an die in dem Moment, in dem eine Auseinandersetzung droht, ihren üblichen unguten Verlauf zu nehmen, erinnert wird. Die meisten Klienten haben übrigens ein gutes persönliches Gespür dafür, wann sie in diese inneren Muster geraten. Es entstehen dann ein innerer Druck und die Erfahrung von Unfreiheit. Manchmal hilft auch das Abbrechen des Gesprächs, wenn es ins Muster zu rutschen droht – zum Beispiel auch durch Rausgehen. Mit mehr Abstand kann das Gespräch dann wieder aufgenommen werden.

Mittels der Fähigkeit zur Selbstdistanzierung soll es möglich werden, konstruktive Wege in der Auseinandersetzung um ein wichtiges Anliegen zu beschreiten.

4. Phase: Nach vorn blicken

Die paartherapeutischen Ansätze vertreten unterschiedliche Meinungen, wann im Kontext der Paartherapie der Blick in die Zukunft des Paares zu richten ist. Nach meiner bisherigen Erfahrung scheint dieser Blick erst dann zielführend zu sein, wenn Themen und Verarbeitungsweisen bis dahin unbewusster Ängste und Verunsicherungen, aber auch Anliegen und Hoffnungen ins Bewusstsein gehoben werden konnten. Um Neues leben zu können, bedarf es der inneren Möglichkeit, dieses Alte, das in unguter Weise bindet, loszulassen. Erst dann entsteht wirkliche Offenheit für das Neue. Ansonsten schmuggelt sich das Alte sofort wieder in das Neue hinein. Ist dieses Alte in seiner Bedeutung und Tragweite für die aktuelle Gestaltung der Partnerschaft jedoch geklärt, wird der Blick frei für die zukünftige Gestaltung der Beziehung. Wesentliche Fragen sind hier: Was kann noch werden? Worum soll es noch gehen? Wofür setze ich mich diesbezüglich ein? Wie kann sich der Partner in meiner Gegenwart wohlfühlen?

Ziel dieser abschließenden Phase des Gesprächsprozesses ist es, in den Blick zu nehmen, was für das Paar noch wichtig ist, worum es ihnen miteinander in nächster Zeit gehen wird. Dieser Blick stiftet Zukunft. Die Welt ist wieder offen und spannend, weil sie nicht mehr verstellt ist von der Macht der Konflikte.

Schluss

Die Sehnsucht, dass Liebe und Beziehung gelingen mögen, lebt in uns allen. Gleichzeitig hat die freie Selbstbestimmung des einzelnen Menschen einen hohen Wert in unserem individuellen und gesellschaftlichen Bewusstsein. Vor diesem Hintergrund ist es eine Herausforderung, Partnerschaft erfüllend zu leben. Hierzu einen Beitrag zu leisten, ist die besondere Aufgabe der Paartherapie.

Literatur

Bauer, J. (2004). »Ein Lehrer kann seine Schüler nicht einfach entlassen, wenn sie ihm nicht passen.« Interview. *Psychologie Heute*, (Jan.), 34–38

Frankl, V.E. (1985). *Ärztliche Seelsorge. Grundlagen der Logotherapie und Existenzanalyse.* Frankfurt/M.: Fischer.

Kolbe, C. (2001). Gesundheit als Fähigkeit zum Dialog. Zum Personverständnis der Existenzanalyse und Logotherapie. *Existenzanalyse, 19*(2+3), 54–61.

Kolbe, C. (2007). Was die Liebe so kompliziert macht, und wie sie trotzdem gelingen kann. *Existenzanalyse, 24*(1), 4–11.

Längle, A. (2004). Lernskriptum zur Existenzanalyse (Logotherapie), VI. Teil: Grundlagen für die Praxis der Beratung und Therapie.

Längle, A. (2008). Existenzanalyse. In ders. & A. Holzhey-Kunz, *Existenzanalyse und Daseinsanalyse* (23–179). Wien: facultas.

Willi, J. (1975). *Die Zweierbeziehung*. Reinbek: Rowohlt.

Willi, J. (2002). *Psychologie der Liebe. Persönliche Entwicklung durch Partnerbeziehungen*. Stuttgart: Klett-Cotta.

Übergang

Christoph Kolbe & Helmut Dorra

»Wissen, dass man nicht weiß«

Existenzanalytische Perspektiven zum hermeneutischen Vorrang der Frage

Rücksicht auf ein Vorverständnis

In seinen Vorlesungen über die Logik erklärt Immanuel Kant, dass sich »das Feld der Philosophie« in ihrer »weltbürgerlichen Bedeutung« auf folgende Fragen bringen lasse: »Was kann ich wissen? Was soll ich tun? Was darf ich hoffen?« (Kant 1963, 446). Diese existenziellen Grundfragen münden ein in die Frage nach dem Selbstverständnis des Menschen und seinem Dasein in der Welt, was er als frei handelndes Wesen aus sich selbst machen kann und soll.

Das Menschsein weist sich darin aus, dass wir nach der Welt und uns selbst fragen können und müssen. Jeder Einzelne ist gefragt, wie er sein eigenes Leben führen will, das jedem selbst aufgegeben und anvertraut ist. So ist die Fraglichkeit des Menschen eine existenzielle Grunderfahrung unseres Daseins in der Welt, wie denn das Fragen-Können Signum unserer Freiheit ist.

Wenn wir nun nach einer Sache oder nach uns selbst fragen, was etwas ist und wie wir uns verstehen oder woraufhin wir handeln sollen, dann muss uns das, was wir erfragen, durch bestimmte Vorerfahrungen bereits vertraut sein. Mit unseren Fragen kommen wir von etwas her, das uns in irgendeiner Weise bekannt ist. Zugleich sind wir auf etwas ausgerichtet, das wir noch nicht wissen, aber wissen wollen. Unser Fragen hat stets eine bestimmte Hinsicht, ein intentionales Sich-Richten und Sich-Beziehen auf etwas, es setzt ein Vorwissen um das Erfragte voraus, und dieses Vorwissen bestimmt den Sinnbereich der Antwort. Dieses Woraufhin der Frage wird die Erwartung einer Antwort in eine bereits vorgegebene Richtung lenken. Fragen wir zum Beispiel nach einem Weg und wohin er führt, dann haben wir bereits ein Vorverständnis, was es bedeutet, sich im Raum zu bewegen, und die Antwort muss gleichsam im Horizont eines Sinnbereiches erfolgen, der mit der Frage vorgegeben ist, damit eine Verständigung gelingen kann. Schon die Bezeichnung eines Sachverhaltes oder eines Geschehens ist eine Antwort auf die Frage, was dieses oder jenes sei, und welchen Sinnzusammenhängen die Dinge zugeordnet werden. In praktischer Hinsicht geben wir im Umgang mit den Dingen Antwort auf die Frage nach ihrem Zweck und Nutzen, wie etwas funktioniert und was wir damit anfangen können. Wie wir uns selbst verstehen und worüber wir uns verständigen, setzt immer ein Lebensverhältnis zur gemeinten Sache voraus, die in einer Aussage zu Wort kommt.

Gewöhnlich sind wir im Gebrauch der Sprache an Sachverhalten orientiert, die das Seiende im Sinne des Vorhandenen oder Zuhandenen gegenständlich aussagen. Begriffe aber, die wir zur Beschreibung und zur Erklärung innerweltlicher Dinge verwenden, übernehmen wir jedoch häufig auch für das Seiende, das wir selbst sind, also zur Bezeichnung der Phänomene unseres *mit*menschlichen Daseins, die wir dann gleicherweise objektivieren und verdinglichen. Worte jedoch, die den Menschen meinen, sind von seiner existierenden Seinsweise her zu bestimmen, damit die Möglichkeiten unseres Sein-Könnens in der Welt ihren entsprechenden Ausdruck finden und zu einem ausdrücklichen Verstehen führen. Uns ist damit aufgegeben, die geschichtlich-existierende Dimension unseres Daseins angemessen zu bekunden und so zur Sprache zu bringen, dass der gemeinte Sinn eines Geschehens oder Verhaltens offenbar werden kann.

Menschen verstehen ist möglich im Dialog, in der Wechselseitigkeit von Frage und Antwort, die vom Eigenen ausgeht, und die bereit ist, sich vom anderen etwas sagen zu lassen, der uns mithin zumutet, herkömmliche Vorstellungen und gewohnte Erwartungen zu revidieren und eigensinnige Vorverständnisse zu verändern. Der hermeneutische Vorrang der Frage hat deshalb eine ethische Relevanz, weil der Einzelne als Subjekt der Freiheit zu würdigen ist. Er steht unter dem Vorbehalt der Unverfügbarkeit und Frag*würdigkeit*, sodass die Erkenntnis eines anderen die Anerkennung seines Anderssein voraussetzt. Eine sogemeinte hermeneutische Haltung ist eine beständige Aufgabe, die wir immer wieder einüben und einholen müssen. Sie ist keine methodische Anweisung, die wir ein für alle Mal erlernen oder erlangen. Sie erfordert vielmehr ein bescheidenes und entschiedenes Anfangen.

Haltung der Offenheit

Was bedeuten diese Überlegungen für das psychotherapeutische Gespräch? Psychotherapeuten haben sich ihrer Fragehinsicht bewusst zu sein. Fragen beruhen auf subjektiven Annahmen, die aus der phänomenologischen Begegnung oder eigenen anthropologischen Überzeugungen, beispielsweise hinsichtlich existenzialer Daseinsstrukturen, tiefenpsychologischer Konfliktmodelle oder der Organisationsstruktur von Systemen, stammen können. Wir können aber als Gesprächsbegleiter nie wissen, ob diese unsere Annahmen für das Gegenüber zutreffend sind. Deshalb braucht es die Bereitschaft, diese eigenen Annahmen gleichzeitig infrage zu stellen, bis sich in stimmiger Weise zeigen kann, worum es dem Anderen eigentlich, also im Grunde geht. Dies kann nur gelingen, wenn der Gesprächsführende ein Interesse an der Antwort seines Gegenübers hat. Voraussetzungen für dieses Interesse sind die Hinwendung zum Anderen und dem, was ihn bewegt, die radikale Offenheit für seine Antworten, das Einlassen auf das, worum es in der Begegnung geht sowie ein Verweilen-Können bei dem, was sichtbar werden will, um es in seiner Bedeutung für den Anderen zu verstehen. Die Phänomenologie beschreibt dies als Grundhaltung der Offenheit. Sie nennt es »Gelassenheit zu den Dingen und Offenheit für das Geheimnis« (Heidegger 2008 [1955], 24).

Unbewusste Geistigkeit

Neben einer physischen und psychischen Dimension ist der Mensch im Unterschied zum Tier maßgeblich durch seine geistige Dimension konstituiert. Während sich in psychophysischer Hinsicht die Bedürfnisse des Menschen beschreiben lassen, auf deren Befriedigung dieser angewiesen ist, um seine Vitalität zu sichern, geht es ihm in geistiger Hinsicht um die zutiefst menschliche Frage der Lebenserfüllung (Längle & Kolbe 2014, 150f.). Befriedigung und Erfüllung werden deshalb in der Existenzanalyse kategorial unterschieden: So kann der Mensch befriedigt sein, ohne sich erfüllt zu erleben; und er kann erfüllt sein von etwas, obwohl er auf die Befriedigung von Bedürfnissen verzichtet. Bedürfnisse sowie die Dynamik ihres Mangels oder ihrer Verletzung lassen sich mit einer gewissen logischen Kausalität beschreiben. Diesen Zusammenhang hat die Tiefenpsychologie vor Langem entdeckt. Diese Sichtweise gilt jedoch nicht hinsichtlich der geistigen Dimension des Menschen. Für die Erfahrung der Erfüllung bedarf es der Verwirklichung personaler Werte. Und diese Werte entspringen eben nicht Bedürfnismotiven. Sonst wären alle Werte, die Menschen verwirklichen und somit erfüllen, schlussendlich aus einem Bedürfnis ableitbar. Es ginge somit nicht mehr um den Wert, sondern um den Wert im Hinblick auf eine Bedürfnisbefriedigung. In der Liebeserfahrung ginge es dann nicht mehr um den anderen, den geliebten Menschen. Es ginge dem liebenden Menschen vielmehr um die Sicherung des eigenen Bedürfnisses nach Zugehörigkeit oder Selbstwertbestätigung. Das aber wäre ein Reduktionismus. Der Mensch liebt ja nicht nur deshalb, weil er etwas davon hat. Warum und wann aber ein Wert zu einem personalen Wert wird, der den Menschen ergreift und erfüllt, bleibt letztlich ein Geheimnis. Frankl verortet diese Erfahrung in den Raum des geistig Unbewussten. Über das Gewissen, das in der Existenzanalyse gänzlich vom Über-Ich unterschieden wird, erschließt sich dem Menschen die Bedeutung personaler Werte. »[G]erade die großen, echten – existentiell echten – Entscheidungen im menschlichen Dasein erfolgen allemal durchaus unbewusst: an seinem Ursprung taucht das Gewissen ins Unbewusste ein« (Frankl 1987, 77). Eine Psychotherapie, die dem Menschen mit Respekt vor dessen personalen Werten begegnen will, hat deshalb auf dieser existenziellen Ebene nicht die Warum-Frage zu stellen, sondern die offenen Wie-, Was und Wozu-Fragen. Außer sie möchte klären, inwieweit personale Werte auch im strukturellen Kontext von Bedürfnissen stehen.

Denn die Würde des Menschen erweist sich in seiner ureigenen Antwort, die er auf die offene Frage des Lebens an ihn mittels seiner Lebensgestaltung gibt.

Literatur

Frankl, V. E. (1987). *Logotherapie und Existenzanalyse.* München: Piper.

Gadamer, H. G. (1965). *Wahrheit und Methode. Grundzüge einer philosophischen Hermeneutik.* Tübingen: Mohr Siebeck.

Heidegger, M. (2008 [1955]). *Gelassenheit.* 14. Aufl. Stuttgart: Klett-Cotta.

Kant., I. (1963). *Logik A 25. Werke in 6 Bde. III* (hrsg. v. W. Weischedel). Darmstadt: wbg.

Längle, A. & Kolbe, C. (2014). Existenzanalyse – Die Zustimmung zum Leben finden. In W. Eberwein & M. Thielen (Hrsg.), *Humanistische Psychotherapie. Theorien, Methoden, Wirksamkeit* (149–163). Gießen: Psychosozial-Verlag.

Herleitung und Begründung wesentlicher anthropologischer Theoreme

Helmut Dorra

Eigentlich leben

Sich selbst erkennen und vertreten im Mitsein der Menschen

»Vor dem Gesetz«

Ein Mann vom Lande kommt zum Gesetz, dessen Tor offen steht. Vor dem Tor aber wird der Mann von einem Torhüter mit fremdartigem Aussehen aufgehalten, der ihm sagt, dass er jetzt nicht eintreten könne, später vielleicht.

Als nun der Mann durch das offene Tor in das Innere des Gesetzes zu spähen versucht, erklärt ihm der Torhüter, dass er auch trotz seines Verbotes eintreten dürfe, aber die Schwierigkeiten seien groß, denn das Gesetz habe viele Türen und vor jeder stehe wieder ein Torhüter größer und mächtiger als er selbst.

Der Mann vom Lande hatte sich den Zugang zum Gesetz leichter vorgestellt und schreckt vor so vielen Schwierigkeiten zurück. So gibt ihm der Torhüter die Erlaubnis, sich vor dem Tor niederzulassen, um zu warten. Dort sitzt er nun auf einem Schemel und ermüdet den geduldigen Torhüter durch Bitten und Fragen, denn er glaubt, dass dieser das einzige Hindernis für ihn sei, in das Gesetz einzutreten.

Jahre vergehen und allmählich wird der Mann alt und schwach, schließlich kommt er zum Sterben. Da fällt ihm eine letzte Frage ein, die er dem Torhüter noch nie gestellt hat: »*Alle* streben doch nach dem Gesetz, wieso kommt es, dass in den vielen Jahren *niemand außer mir* Einlass verlangt hat?«

Weil es mit dem Mann zu Ende geht, und er sich nicht mehr aus eigener Kraft aufrichten kann, muss der Torhüter sich tief zu ihm herabbeugen: »Hier konnte niemand *sonst* Einlass erhalten, denn dieser Eingang war *nur für dich* bestimmt. Ich gehe jetzt und schließe ihn« (vgl. Kafka 1988, 476f.).

Bedingung unseres Daseins in der Welt

Die eingangs nacherzählte Legende vom Torhüter vor dem Gesetz gehört zu Franz Kafkas nachgelassenen, von Max Brod herausgegebenen Werken. Kafka hatte dem Freund seine unvollendeten Manuskripte anvertraut und ihm abverlangt, diese späterhin zu vernichten. Brod jedoch wollte die bedeutsamen Werke eines genialen Schriftstellers nachkommenden Generationen erhalten und überliefern. Dazu gehörte auch *Der Process* (1925), ein Romanfragment Kafkas, dem die Torhüterlegende in eigener Bearbeitung hinzugefügt wurde. Eigenwillig hatte der Herausgeber die ihm überlassenen Werke ohne Einvernehmen ihres Verfassers der Veröffentlichung freigegeben (vgl. Brinkmann 1960, 42f.). Was konnte ihn dazu berechtigen? Brod war der Überzeugung, das Gesetz im Sinne Kafkas als unbedingte und verbindliche Instanz individueller Entscheidung auszulegen. Vor *diesem* Gesetz haben wir keine Wahl, uns als freie und verantwortliche Menschen zu erfahren und zu vertreten.

Das ist Bedingung und Bürde zugleich unseres endlichen Daseins in der Welt: Wir sind uns selbst gegeben und aufgegeben, gegenwärtig darüber zu entscheiden, wer wir sein wollen und gewesen sein werden. Der Eingang in das Gesetz, nach dem alle streben, ist nur für den Einzelnen bestimmt. Mithin mag einer sein Leben lang auf ausdrückliche Erlaubnis warten, dass andere ihm gewähren, was allein in *eigener* Gewissheit gewollt und gewagt werden kann. Seiner selbst nicht sicher wird man sich umso mehr mit Genehmigungen oder Argumenten versehen, die das Eigene *von anderen her* zu begründen suchen.

Gleichförmigkeit im Mitsein der Menschen

Gern folgen wir darum den Verordnungen und Geboten, die allen gleichermaßen gelten. Denn im Allgemeinen braucht keiner sein Verhalten selbst verantworten, oder – salopp gesagt – »auf die eigene Kappe nehmen«. Man lässt sich davon bestimmen, wie man sich gewöhnlich im Miteinander verhält und kann sich darauf berufen, im Recht zu sein. Was sich gehört, das verfügen die gültigen Normen einer offenen und freiheitlich genannten Wertegemeinschaft, von denen wir uns im praktischen Leben leiten lassen. Selbstverständlich orientieren wir uns an bewährten Umgangsformen und gewohnten Verhaltensweisen, die ein umgängliches Zusammenleben der

Menschen ermöglichen. So sind wir im hermeneutischen Horizont unseres verstehenden Daseins nicht zuletzt durch den Gebrauch der Sprache mit den Verweisungen und Bewandtnissen einer gemeinsamen Lebenswelt vertraut geworden. Jeder weiß im Raum gesellschaftlicher Konventionen, wonach wir uns zu richten haben, sodass mit uns zu rechnen ist und wir uns untereinander berechenbar bleiben. Die Signale einer Ampel sind eindeutig. Das ist ein banales Beispiel: Rot bedeutet stehen und Grün bedeutet gehen. Das gilt für alle gleichermaßen. Was allen generell geboten ist, gewährleistet im öffentlichen Leben, mit Sicherheit vorauszusehen und vorherzusagen, wie man wahrscheinlich reagieren wird. In unserem Tagesgeschehen sind somit Typisierung und zugleich Pragmatismus zu herrschenden Prinzipien geworden, die Menschen einheitlich normieren und auf mechanistische Modelle reduzieren.

Nun ist aber bemerkenswert, dass uns die funktionalen Verhaltensmuster mit ihren definitiven Eindeutigkeiten kaum noch zu denken geben. Wo immer das Gewohnte und Wiederholbare Recht und Vorrang hat, da wird durch eine Minderung der Eigenständigkeit und Selbstbestimmung unsere schöpferische Freiheit eingeschränkt und allgemein »in Schach gehalten«. Im Umfeld einer kritischen Sozialforschung der Frankfurter Schule hatte Max Horkheimer (1982, 127) vom »Zeitalter einer formalisierten Vernunft« gesagt, es reduziere den modernen Menschen auf ein routiniertes Rollenverhalten: »Eine formalisierte Vernunft verliert die Spontanität und Produktivität, Inhalte *neuer* Art zu entdecken und in Geltung zu bringen, sie verliert, was ihre Subjektivität ausmacht: die Fähigkeit, sich selbst zu besinnen.«.

So werden wir zumeist unbemerkt in den sozialen Strukturen internalisierter Automatismen von einem verallgemeinernden Mehrheitsverhalten vereinnahmt, das einem modernen Image individueller Lebensweisen maßgeblich geworden ist. Jetzt handeln wir nicht mehr in uns selbst gegründet aus der Jemeinigkeit freier und verantwortlicher Entscheidungen, vielmehr fügen wir uns dem allgemeinen Reglement im Modus einer indifferenten und diffusen Öffentlichkeit, die uns von unserem eigentlichen Selbstsein entlastet.

Im Allgemeinen geht es nun nicht mehr um diesen oder jene, sondern um jedermann, mit dem wir *zu tun* haben, der als *unbestimmter* Einzelner und Irgendeiner im System umfassender Funktionen austauschbar und zu ersetzen ist. Hier ist jeder wie der andere ein Phänomen der Masse, die uns alle im Mitsein der Menschen gleichförmig macht.

An die Stelle der Freiheit, des eigenen schöpferischen Denkens und Handelns tritt eine von anderen verursachte, uneigentliche Geschäftigkeit, die im Trend flüchtiger Beschleunigungen und kurzfristiger Erfolge unser Dasein dominiert. Im umsichtigen Besorgen der Dinge versäumen wir die Sorge um uns selbst, um den je eigenen guten Grund. Modebewusst übernehmen wir in einer medialen Lebenswelt die Ansichten anderer, mit denen wir gemeinhin die eigenen zu begründen suchen. Man möchte sein, wie es dem Mainstream sozialer Profilierungen förderlich erscheint. Man richtet sich nach den Erwartungen und Bewertungen anderer, um ihnen gefällig zu sein.

Erich Fromm (1989, 364) hat diese Lebensform als »Marketing-Orientierung« bezeichnet: dem ständigen Bemühen, bei anderen Aufmerksamkeit zu erzeugen, bei ihnen Zustimmung zu finden und von ihnen Bestätigung zu erfahren: »Der moderne Mensch lebt in der Illusion, zu wissen, was er wolle, während er in Wirklichkeit nur das will, was er nach Ansicht der anderen wollen sollte.«

Infolgedessen werden wir von außen geleitet, verlieren eine eigene Haltung und inneren Halt und versuchen wiederum, das Gefühl der Leere und Belanglosigkeit durch hastigen Aktionismus zu kompensieren. Mithin muss diese Selbstentfremdung zu Verunsicherungen führen, die sich in möglichen pathologischen Phänomenen manifestieren und profilieren.

Modalitäten unseres Daseins

Was in der Sphäre des Allgemeinen nützlich oder auch notwendig erscheint, das wird sich *nun dem Einzelnen gegenüber* als Mangel erweisen und dem Einmaligen entgegenwirken. In *existenzieller Sicht* wird das Eigensein eines Menschen als einmaliges und jemeiniges vorrangig: ein Verhältnis, das bei allen sich wandelnden Eigen*heiten*, die wir *haben,* mit sich selbst identisch und beständig bleibt. Wie immer wir uns auch verändern: Wir sind, die wir schon waren und noch sein werden, unser selbst gewiss und gegenwärtig, wann immer wir uns in Empfang nehmen und selbstverständlich »Ich« sagen. So bleiben wir in allem Möglichen, das wir wählen, je unsere eigene Möglichkeit, um zu werden, die wir sein sollen.

Mit seiner Fundamentalontologie hat Martin Heidegger zwei Grundmodalitäten unserer Daseinsweisen aufgezeigt, die wir geschichtlich existierend jeweils im Modus der *Eigentlichkeit* oder der *Uneigentlichkeit* vollziehen. Existieren bedeutet in diesem Sinne ein *Sein-Können*, nämlich die Möglichkeit, *man* oder *Ich* selbst zu sein. Die Möglichkeit, *Ich* selbst zu sein, führt zum *eigentlichen* Dasein und die Möglichkeit, *man* selbst zu sein, zum *uneigentlichen* Dasein.

Zunächst und zumeist leben wir – Heidegger (2006, 128) zufolge – im Modus der Uneigentlichkeit, sofern wir uns selbst im Allgemeinen verfehlen und an die Welt verfallen: »Jeder ist der Andere und Keiner ist er selbst. Das *Man*, mit dem sich die Frage nach dem *Wer* des alltäglichen Daseins beantwortet, ist das *Niemand*, dem alles Dasein im Untereinandersein sich je schon ausgeliefert hat.« Bezeichnend für unser »Verfallensein« an die Welt ist das »Gerede«, ein Mitteilen oder auch Mitreden, ohne vorgängige Zueignung der Sache: Es »bildet eine indifferente Verständlichkeit aus, der nichts mehr verschlossen erscheint« (ebd., 169). Eine Sache ist so, weil man es sagt. Wir bezeichnen sie im Vorhandenen mit bekannten Begriffen, die sich eindeutig definieren und empirisch feststellen lassen. Solange wir den Dingen einen Namen geben und sie in den Fundus unserer Vorverständnisse vereinnahmen können, meinen wir Bescheid zu wissen. Auf diesem Wege des Nachredens und Weitersagens muss die bloße Mitteilung fertiger Informationen einem *uneigentlichen* Verstehen hinreichend erscheinen. Statt aber Worte zu wiederholen oder zu verwenden, sollten wir im Modus der *Eigentlichkeit* interessiert und fragend darauf ausgerichtet bleiben, das mit ihnen Gesuchte und Gemeinte uns zu eigen zu machen. Wollen wir die existenziellen Phänomene unseres menschlichen Daseins angemessen erfassen und aus dem eigenen Erleben heraus zu verstehen lernen, dann müssen die vermeintlich sicheren Gehäuse allgemeiner Ansichten fragwürdig bleiben, nicht zuletzt auch die gelernten Begrifflichkeiten und logischen Konstrukte psychologischer Lehrsysteme.

Wahrheit im Werden

Nur so werden wir auf der Suche nach Wahrheit nicht nur Wissen vermitteln, sondern *Antworten* finden und Einsichten gewinnen. Die Wahrheit ist konkret, im Alltag der Welt stets im Werden, eine geschichtlich sich vollziehende Wahrheit auf dem Wege, zu der wir uns im Medium der Zeit immer wieder verhalten müssen (vgl. Jaspers 1971, 13). Sie wird verbindlich in der Verbundenheit mit den Menschen, in Relation zu ihrem subjektiven Erleben, nicht vorrangig zu einem objektiven oder normativen Sachverhalt.

Die Existenzphilosophie war von Søren Kierkegaard ausgehend am Phänomen der Wahrheit interessiert, das, vom griechischen »alätheia« abgeleitet, ein *Offenbarwerden des Verborgenen* bezeichnet. Was aber *entborgen* wird, um offenbar zu werden, das ist unserem verstehenden Dasein nicht durch überliefertes Wissen ein für alle Mal zu erlangen und auf die »hohe Kante« unserer erworbenen Kenntnisse zu legen: »Wir können die Wahrheit nicht *von anderen* übernehmen«, so notiert Kierkegaard (zit. n. Landmann 1966, 207) in seinen Tagebüchern,

> »sie muss vielmehr in ihrer allgemeinen Verbindlichkeit und Idealität vom Einzelnen angeeignet und ver-innert werden [...]. Was nützte es mir, viele einzelne Phänomene erklären zu können, wenn sie für mich selbst und mein Leben keine Bedeutung hätten [...]. Anstelle des abstrakten Allgemeinen muss ich die Wahrheit suchen, die konkret meine ist, für die ich mich einsetzen und engagieren will.«

Kierkegaard wendet sich gegen die Bewusstseinsphilosophie idealistischer Weltanschauung, die versucht, im theoretischen Denken die Wirklichkeit umfassend darzustellen: eine geordnete Welt sachlicher Richtigkeiten und logisch sortierter Aussagen. Objektive Tatbestände und funktionale Sachverhalte lassen sich im starren Gehäuse abstrakter Begriffe tradieren oder konservieren, ohne von ihnen emotional betroffen und an ihnen existenziell beteiligt zu sein. Was wir schon wissen, das mag man »getrost schwarz auf weiß nach Hause tragen«. Fragen wir aber nach Antworten, die sich in unserem alltäglichen Leben bewähren sollen, dann wird sich die Wahrheit in Wort und Werk jedes Einzelnen erweisen und *existenzielle* Bedeutung gewinnen.

Nun liegt es an uns, immer wieder anzufangen, das vermeintlich Selbstverständliche infrage zu stellen, damit das Verborgene offenbar werden kann. Je mehr wir uns mit allen möglichen Phänomenen unserer Lebenswirklichkeit vertraut machen, werden wir zugleich treffende und differenzierende Worte finden, die den Menschen *wesentlich* sind, die möglichst viele Facetten unseres endlichen Daseins erfassen. Mit diesem hermeneutischen Bemühen bleiben wir auf ein *eigentliches* Verstehen ausgerichtet, das im Sinne der Selbstaneignung von der Ausgelegtheit des *Man* zu je eigenen Möglichkeiten gelangen kann.

Existenz im Horizont der Zeit

Als eigenste Möglichkeit aber steht uns allen der Tod bevor, den jeder selbst als jemeinigen mitten im Leben übernehmen muss. Er vereinzelt unser Dasein im Mitsein der Menschen, weil wir nicht in der Lage sind, ihn an andere zu delegieren. Der Tod bedeutet in existenzieller Sicht kein Zu-Ende-Sein, das irgendwann einmal stattfinden wird, sondern ein *Sein-zum-Ende*: eine lebensimmanente Weise unseres Daseins, die wir so oder so übernehmen, solange wir sind (vgl. Heidegger 2006, 245).

Mit dieser Rücksicht auf unsere Endlichkeit werden wir gegenwärtig unser Handeln auf Wesentliches hin zentrieren. Hier und heute existieren wir im Horizont der Zeit, die unserer Freiheit Grenzen setzt, sodass wir uns *bescheiden*, wie auch *entscheiden* müssen, auf welche Vergangenheit wir in Zukunft schauen werden, wir entscheiden immer wieder darüber, wer wir gewesen sein werden. So wird es *jetzt* darauf ankommen, in einer konkreten nicht wiederkehrenden Situation den Kairos zu erkennen und wahrzunehmen, was sich in unserem Leben und Zusammenleben als nützlich, mithin auch als notwendig erweist. Nur heute kann die »Treue der Existenz zum eigenen Selbst« im Alltag der Welt und der Gemeinschaft mit anderen sich bewahrheiten und bewähren (vgl. ebd., 391).

Selbstsein in existenzieller Begegnung

So bleiben wir eingebunden in die geschichtlichen Erscheinungen einer politischen, sozialen und kulturellen Gegenwart, die wir als Erbe übernehmen und mitwirkend umsichtig gestalten sollen. Die existenzielle Vereinzelung unseres endlichen Daseins darf also nicht missverstanden werden im Sinne einer monistischen oder monologischen Auffassung, die den Menschen auf seine Befindlichkeiten oder Bedürfnisse wie auf seine Reiz-Reaktions-Mechanismen reduziert und degradiert.

Darum sollten wir nicht meinen, um eigener Anliegen und Belange willen, in der Sorge um uns selbst, von anderen absehen zu müssen. Vielmehr sind wir auf eine solidarische Gemeinschaft angewiesen, von der wir zur Rechtfertigung unseres Handelns in Anspruch genommen werden. So bleiben wir intentional auf ein Gegenüber ausgerichtet, nicht zu verstehen ohne den Anderen, weil Dasein nur im Mitsein der Menschen möglich ist.

Dieses Mitsein muss allerdings vom allgemeinen »Man« funktionaler oder konformer Verhaltensmuster unterschieden werden, wenn es dem Einzelnen darum geht, sich selbst zu erkennen und zu vertreten. Das je Eigene zu finden und zu erfahren, setzt einen *je-meinigen* und *je-meinenden* Anderen voraus, der uns beim Namen nennt und mit einem »Du« anredet, dem wir uns wiederum um seiner selbst willen zuwenden. Eine so gemeinte dialogische und damit eigentliche Beziehungsweise ermöglicht ein Gemeinschaftsleben der Menschen, indem Selbstsein und Freiheit des Einzelnen sich in der Einheit des Miteinander verwirklichen. Hier werden wir in unserem Eigensein gesehen und angesehen, wann immer wir mit Entschiedenheit »Ich« und »Du« sagen und uns gegenseitig zu verstehen suchen. Nur im Gegenüber, nicht aber im Allgemeinen, kann der Einzelne als er selbst in seiner einmaligen Individualität erscheinen. Nur im *Entgegenkommen*, nicht aber in kollektiver Konformität werden wir uns selbst *erkennen* und den Anderen in seinem Eigensein *anerkennen*.

So bleiben wir in existenzieller Begegnung auf den Anderen bezogen mit unseren je eigenen Erlebensweisen, mit unseren subjektiven Beweggründen und Bewertungen, die jedem Menschen meinesgleichen Respekt abverlangen. Daraus lässt sich ein ethischer Imperativ ableiten, wie ihn Karl Jaspers (zit. n. Burkhard 1982, 126) formuliert: »Ich will, dass jeder sei, wie ich zu werden mich bemühe, in seiner Wahrheit er selbst zu sein!« Noch einmal anders gewendet: »Der Entschluss ich selbst zu sein, bedeutet stets auch die Wahl eines anderen, der mich als empirisches Dasein infrage stellt, damit ich zu dem werde, der ich sein kann« (Weidmann 2004, 13).

Hier wird sich die »Treue der Existenz zum eigenen Selbst« im Gegenüber durch Wahrhaftigkeit bewähren, hinsichtlich einer vom Einzelnen bezeugten Zusage, die als Versprechen gegeben und gehalten wird. Ein Wort wird glaubwürdig und gewiss, durch den, der selbst darin gehalten zu antworten vermag, wie denn der Lehrende zur Lehre gehört. Mit einer wahrhaftigen hermeneutischen Gesinnung kann es uns gelingen, im Horizont einer geschichtlich gemeinsamen Welt, das Eigene zu leben. So gewinnt der Einzelne im Wechsel und Wandel der Zeiten Kontinuität und Identität, weil er sich an sich selbst bindet und damit zugleich dem Anderen verbunden bleibt. Diese dialogische und dynamische Dimension unseres Daseins geschieht zuverlässig und überzeugend im Zusammenwirken der Menschen, wo immer wir uns selbst mitteilen und den Anderen meinen.

Literatur

Brinkmann, K. (1960). *Franz Kafka. Erzählungen*. Hollfeld: C. Bange.

Burkhard, F.-P. (1982). *Ethische Existenz bei Karl Jaspers. Würzburger Wissenschaftliche Schriften, Bd. XIII*. Würzburg: Könighausen & Neumann.

Fromm, E. (1989). *Gesammelte Werke, Bd. I: Analytische Sozialpsychologie*. München: dtv.

Heidegger, M. (2006). *Sein und Zeit*. Tübingen: Niemeyer.

Horkheimer, M. (1982). Das Scheitern einer Revolte der Natur gegen das Prinzip der Herrschaft. In K.-H. Delschen & J. Gieraths (Hrsg.), *Praxisthemen Philosophie* (126–138). Frankfurt/M.: Diesterweg.

Jaspers, K. (1971). *Einführung in die Philosophie*. München: Piper.

Kafka, F. (1988). *Das erzählerische Werk, Bd. 2*. Berlin: Rütten & Loening.

Landmann, M. (1966). *Ursprungsbild und Schöpfertat. Zum platonisch-biblischen Gespräch*. München: Nymphenburger.

Weidmann, B. (2004). *Existenz in Kommunikation. Zur philosophischen Ethik von Karl Jaspers*. Würzburg: Könighausen & Neumann.

Sorge für die Seele

Hinwendung zu einem selbstbestimmten Leben

Selbstbesinnung auf ein Sein-Können

Der Existenzanalyse ist daran gelegen, Antworten zu finden auf die Frage, wie unser Leben im Alltag der Welt und im Miteinander der Menschen gelingen kann. Existenzanalyse bietet ihre spezifische Hilfe an zu eigenverantwortetem Handeln, zur freien Entfaltung personaler Fähigkeiten und zu einer sinnvollen Lebensgestaltung (vgl. Längle 2008, 19f.). Die *existenzanalytische Praxis* ist methodisch-hermeneutisch geleitet durch eine dialogische Gesprächsführung, die von dieser Zielbestimmung her den Menschen in seiner je eigenen Daseinsweise zu verstehen und zum je eigenen Selbstverstehen beizutragen sucht.

Als *philosophische Anthropologie* wurde Existenzanalyse von Viktor E. Frankl (2011, 129ff.) definiert als Analyse des Menschseins auf Verantwortlichsein hin. Vorrangig ist die Frage nach den Existenzbedingungen und den daraus sich ergebenden Möglichkeiten sinnvoller Lebensgestaltung bzw. die Frage nach den möglichen existenziellen Fehlhaltungen, die einen freien Lebensvollzug einschränken oder verhindern. Existenzanalyse als anthropologische Disziplin ist Selbstbesinnung auf ein selbstbestimmtes Leben.

Zur existenziellen Seinsweise gehört, dass es der Existenz um sich selbst geht, sodass es unmöglich ist, sich unbeteiligt zu sich selbst zu verhalten. Die Existenzanalyse wendet sich darum gegen alle (kausal-deterministischen) Versuche, den Menschen auf psychische Mechanismen oder allgemeine Verhaltensmuster zu reduzieren. Denn der Mensch ist *nicht* im Sinne eines Reiz-Reaktionsmechanismus auf sein Verhalten festgelegt. Er hat vielmehr die potenzielle Fähigkeit, zu sich selbst auf Distanz zu gehen (Selbstdistanzierung), sich selbst gegenüber zu treten und sich selbst entgegentreten zu können (vgl. Frankl 1997, 116). Aus diesem

Bewusstsein des eigenen Freiheitsraumes heraus ist es ihm möglich, sich selbst zu transzendieren, sich auf etwas oder jemand anderen einzulassen, auf etwas, das jenseits seiner jeweiligen subjektiven Befindlichkeiten in dieser Welt auf ihn wartet, um von ihm verwirklicht zu werden (vgl. ebd., 145).

Existenz: Werden in der Zeit

Unser menschliches Dasein ist wesentlich ein Werden in der Zeit. Wir bewegen uns stets *vor*wärtig auf etwas hin, das wir zu bewahren suchen, das wir gewinnen oder bewirken wollen. Der Mensch steht somit sich selbst immer wieder bevor: Selbstsein ist, was es sein kann, ein »Sich-vorweg-Sein« oder auch »Möglichsein«, sodass wir uns im Horizont der Zeitlichkeit zu unseren eigenen (faktischen) Möglichkeiten verhalten müssen (vgl. Heidegger 2006, 192). Immer wieder sind wir uns selbst gegeben und aufgegeben im umsichtigen Besorgen unserer alltäglichen Belange und Anliegen. So bleiben wir die je eigene Möglichkeit unserer geschichtlichen Existenz, die wir sind und zu sein haben. In allem, was wir beginnen oder beenden, entscheiden wir über uns in der Wahl unserer Möglichkeiten, wofür wir uns einsetzen und sorgen sollen. So liegt es an uns, an jedem Einzelnen selbst, darüber zu entscheiden, wer wir sein und werden wollen, wer wir zukünftig gewesen sein werden. Mit jeder Entscheidung werden die Weichen auf unserem Lebensweg gestellt.

»Der Mensch ist ein Wesen, das über sich selbst entscheidet« (Frankl 1997, 89). Der Mensch entscheidet *sich* und er entscheidet *über* sich: »Was ich bin, das werde ich durch meine Entscheidungen« (Frankl 1984, 312). Worüber wir heute entscheiden, weist in unsere Zukunft und wird zugleich Vergangenheit, die uns wiederum als Wirklichkeit unseres Gewordenseins bevorsteht. Frankl hat diese perspektivische Verkehrung unserer Hinsichten im chronologischen Verlauf prägnant formuliert: »Wir entscheiden in jedem Augenblick unseres Lebens darüber, auf welche Vergangenheit wir schauen werden [...]. Wir sind vor der Vergangenheit für unsere Zukunft verantwortlich« (ebd., 215).

Jaspers (1971, 50f.) hat darauf hingewiesen, dass der Mensch als eine »Vollzugs- und Werdewirklichkeit« sein eigentliches Wesen immer noch erringen muss. Wir finden uns nicht ab mit dem Faktischen und Vorhandenen. Wir sind »fakultative« Wesen, deren Seinsart bezeichnend ist als ein »Immer-auch-anders-werden-Können« (Frankl 1997, 103).

Der Begriff »Existenz« bezeichnet den Raum des Möglichen. Darum befindet sich der Mensch in einer Grundspannung zwischen Sein und Sollen, zwischen dem, was (faktisch gegeben) ist, und dem, was noch werden kann und soll: »Menschliches Sein ist dadurch bestimmt, dass es immer schon ein gewähltes ist und dass es immer je zur Wahl steht, das heißt, es ist ihm nicht einfach vorgegeben, sondern es ist Bevorstehendes« (ebd., 153f.). Als »Werdewirklichkeit« hat der Mensch sein Dasein niemals endgültig gewonnen, sondern in immer neuen Anfängen zu verwirklichen. In diesem Sinne ist der Mensch ein »anfangliches Wesen« (ebd., 153). Wir sind grundsätzlich frei, uns zu entscheiden, die Richtung unseres Strebens zu bestimmen und unser Leben zu gestalten. Aufgrund dieser ontologischen Bestimmung als freie Menschen sind wir für unser Handeln verantwortlich und müssen Konsequenzen übernehmen.

Auf die Frage nach dem Woher und Wohin unseres Weges können keine fertigen Konzepte gültige Auskunft geben. Hier muss jeder Einzelne selbst die je eigene, ihm gemäße Antwort finden, indem wir in den jeweiligen Verhältnissen uns ihnen gegenüber verhalten. Jeder hat eine bestimmte Veranlagung wie auch sein je eigenes biografisches Schicksal, und es steht infrage, wie er damit umgehen soll und was er daraus machen will. In allen Begebenheiten und Gelegenheiten sind wir gefragt und herausgefordert, zu entscheiden, was aus uns werden kann und soll. Nur auf diese Weise können wir uns selbst gewinnen, indem wir angesichts der Möglichkeiten, die wir haben, uns selbst als je eigene Möglichkeit auf dem Grund der Freiheit wählen und verwirklichen. Nur dem Menschen wird das Leben zur Aufgabe, insofern es von ihm übernommen und vollzogen werden muss. Wir sind nicht in der Lage, dieses einmalige, jemeinige Leben an andere zu delegieren. Es muss mit allen seinen endlichen Vorgaben von jedem selbst geführt und verantwortet werden. Darum ist jeder Einzelne in Anspruch genommen, sich auf sein eigenes Sein-Können zu besinnen, das wir im Vollzug freier Entscheidungen auf eine ungewisse Zukunft hin entwerfen und verwirklichen. Auf diese Weise wird das Eigensein, das Sich-zu-eigen-Sein eines Menschen vorrangig, das sich in der »Treue der Existenz zum eigenen Selbst« bewahrheitet und bewährt (vgl. Heidegger 2006, 391). Dem Einzelnen ist damit aufgegeben, sein Eigensein zu verwirklichen, zu bewahren und zu bewähren, verstehend und zustimmend sein Leben zu gestalten. Das meint umfassend formuliert: Sorge für die Seele.

Sorge als Signatur unseres Daseins

Sorge gehört zur existenzialen, ontologischen Grundverfassung unseres menschlichen Daseins in der Welt als ein Sich-vorweg-Sein im Bevorstehenden und im »entwerfenden« Verstehen des eigenen Seins: »Dieses Sein erfüllt die Bedeutung des Titels ›Sorge‹, der rein ontologisch-existential gebraucht wird« (ebd., 192ff.). In der Sorge ist das Dasein ein Sich-vorweg-Sein. Zugleich ist es zurückbezogen auf die konkrete Situation seines In-der-Welt-Seins und damit immer schon ein Beisein im Umgang mit Etwas oder Jemandem im innerweltlich Begegnenden.

In den Dimensionen der Zeitlichkeit gründet das Sich-vorweg-Sein in der Zukunft, das Schon-Sein-in bekundet die Gewesenheit und das Sein-bei wird im Gegenwärtigen ermöglicht. Anders formuliert: Zukunft, Gewesenheit und Gegenwart zeigen die phänomenalen Charaktere des »Auf-sich-zu«, des »Zurückbringen-auf« und des »Begegnenlassens von« (ebd., 328). Das Sich-vorweg-Sein bezeichnet Heidegger als die Seinsweise der Existenzialität. Das heißt, dass der Mensch ist und zu sein hat im Verhältnis und im Verhalten zu seinen Möglichkeiten, auf die er sein Dasein »entwerfen« muss.

Das zweite Moment der existenzialen Struktur: Mensch sein heißt In-der-Welt-Sein. Diese Wendung ist bezeichnend für die Faktizität unseres Daseins im Bestehenden und innerhalb der Bedingtheiten unserer Welt, wie es sich in den Befindlichkeiten und Stimmungen (Emotionalität) bekundet. Hier vollzieht sich ein »entwerfendes« Verstehen im Hinblick auf die »Geworfenheit« unseres Daseins bezogen auf die faktischen Verhältnisse und die geschichtlichen Erscheinungen einer jeweiligen Gegenwart.

Ein drittes Moment der existenzialen Struktur ist die »Alltäglichkeit« unseres Daseins: Sie ist bezeichnend für das »Sein-bei« anderem, wodurch wir im praktischen Leben und im Umgang mit den Gegebenheiten dieser Welt vertraut werden. Die Alltäglichkeit, die sich im »Man« des Allgemeinen manifestiert, beinhaltet alles, was wir im Gewohnten und Gewordenen übernommen haben. Diese drei Verstehensweisen, das Sich-vorweg-Sein, das In-der-Welt-Sein wie auch das Beisein sind konstitutiv für unser Dasein in der Welt.

Sorge im ontologischen Sinne der »Bekümmerung« ist bezeichnend für alles, was ein voraussehendes und umsichtiges Besorgen umfasst, sofern wir etwas zu bewahren, zu bewirken oder zu gewinnen suchen. Sorgend sind wir auf eine Zukunft hin ausgerichtet, indem wir etwas verwirklichen wollen, das unserer vorausschauenden Umsicht notwendig oder nützlich erscheint. Die Sorge hat ihre je eigenen Weisen der Sicht: als Umsicht, die den geschäftigen Umgang mit den Gebrauchsdingen ermöglicht, als Rücksicht und Nachsicht, die uns leitet im Umgang mit anderen Menschen, und als Durchsichtigkeit im Hinblick auf uns selbst (vgl. ebd., 358f.). Sich sorgen heißt: mit etwas zu tun haben, etwas herstellen, pflegen, verwenden, wie auch etwas unternehmen, durchsetzen, erkunden, betrachten, besprechen oder bestimmen. Dies alles lässt sich mit dem Ausdruck eines »umsichtigen Besorgens« treffend bezeichnen und zusammenfassen (vgl. ebd., 191ff.).

Heidegger sieht das Dasein des Menschen von Sorge bestimmt, wo immer etwas zu besorgen ist. Selbstsorge bedeutet, sich auf seine je eigensten Möglichkeiten hin zu entwerfen, wie auch für andere zu sorgen und da zu sein. Die Sorge konkretisiert sich in den Weisen des Besorgens und der Fürsorge stets so, dass sich in ihnen die Sorge um das eigene Sein manifestiert. Wir sorgen uns, wann immer wir danach fragen, was wir zum Leben brauchen, was wir alltäglich zu besorgen haben. Darum haben wir niemals ausgesorgt, solange wir leben. Sorge ist die Signatur unseres Daseins.

Wir sorgen uns im praktischen Leben um unsere Sicherheiten und Befindlichkeiten in allem, was uns beschäftigt und zu schaffen macht, damit wir »über die Runden kommen«. Diese Sorge jedoch ist nicht eigentlich Sorge für die Seele, sondern Sorge um das »Meinige«. Hier sorgen wir uns um »Lebensmittel«, die wir verwenden und gebrauchen. Unsere »Lebensmittel« aber reichen nicht aus zum Leben, denn die Frage nach einem gelingenden Leben wird noch keine genügende Antwort finden mit allem, was wir haben und uns gehört. »Der Mensch lebt nicht vom Brot allein.« Wir wollen das Leben *er*leben, Gutes bewirken, uns für etwas einsetzen und engagieren, lieben und geliebt werden, wir wollen wissen, wozu wir leben. Wir wollen unser Leben nicht nur erhalten und unseren Alltag bewältigen. Vielmehr sind wir darauf ausgerichtet, uns selbst zu gewinnen und zu verwirklichen, als dieselben, die wir sind und werden können. Darum ist uns geraten, für die Seele zu sorgen, für uns selbst in allen unseren Anliegen und Belangen, damit unser Leben gelingt.

Zumeist vergessen wir bei allen unseren Erledigungen, worum es uns eigentlich geht im Leben, was uns am Herzen liegt. Stattdessen lassen wir uns von außen leiten und folgen fremden Ansprüchen. Wir reagieren und funktionieren in allem Möglichen, das wir unternehmen, und manchmal wissen wir gar nicht mehr, woran uns selbst gelegen ist. Wie oft delegieren wir unser Leben an andere, die uns die Verantwortung abnehmen, für uns selbst einzustehen. Mit allen Fortschritten, die wir machen, geht das Gefühl einher, nicht voranzukommen und sprichwörtlich »auf der Strecke« zu bleiben. So verfehlen wir unser eigenes Leben, das unserer Selbstsorge aufgegeben ist, das je Eigene zu finden und zu vertreten.

Selbstsorge als Leitmotiv einer lebenspraktischen Philosophie

Die Selbstsorge *(epimeleistai eautou)* war von alters her Leitmotiv und Anliegen einer lebenspraktischen Philosophie, allen voran in Platons sokratischen Dialogen. Sokrates (469–399 v. Chr.) ermahnte die Menschen in Athen, für sich selbst zu sorgen *(meleia auto)*, »für die eigene Seele« *(epimeleia tes psyches)*. Der Orakelspruch in Delphi: »Erkenne dich selbst« *(gnothi seuauton)* gab den entscheidenden Impuls für seine Hinwendung zur Philosophie. Der Appell zur Selbsterkenntnis am Eingang des Apollon-Tempels wurde von ihm als Hinweis verstanden, dass die Lösung praktischer Lebensfragen, mit denen die Menschen nach Delphi kamen, in ihnen selbst zu finden sei (vgl. Eckstein 1974, 54ff.). Nicht die äußeren Gegebenheiten und Ereignisse sind entscheidend für unser Leben, sondern wir selbst, sofern wir uns urteilend, verstehend und handelnd den äußeren Bedingungen gegenüber verhalten. Auf die Haltung und Einstellung dem Leben und uns selbst gegenüber kommt es an, woraufhin wir unser Leben ausrichten: auf die eigenen Beweggründe und ethischen Werte, die wir uns zu eigen machen.

Dazu reicht es nicht aus, dass wir einfach Begriffe übernehmen, die uns überliefert wurden, die wir für selbstverständlich halten, ohne zu verstehen, was sie meinen, und ohne von ihnen selbst gemeint zu sein. So wollte Sokrates seine Mitbürger davon überzeugen, dass man sich um nichts von dem, was zu ihnen gehöre, um alles »Hab und Gut« eher kümmern dürfe, als bis man sich um sich selbst gekümmert habe, nämlich darum, dass man so einsichtig wie möglich sei:

> »Nichts anderes tue ich, als dass ich umhergehe, um Jung und Alt zu unterreden, ja nicht für den Leib und für das Vermögen zuvor noch überhaupt so sehr zu sorgen wie für die Seele, dass nicht aus dem Reichtum die

> Tugend entsteht, sondern aus der Tugend der Reichtum und alle anderen menschlichen Güter insgesamt, eigentümliche und gemeinschaftliche« (Platon, Apologie 30a–b; zit. n. Müller 2008, 698).

Die Sorge der Menschen sollte *nicht* darauf gerichtet sein, was ein Mensch hat, was zu ihm gehört, sondern was er selber ist, wie denn der Gebrauchende ein anderes ist als das, was er gebraucht. Diese Unterscheidung zwischen dem »Seinigen« und dem »Selbst«, der »Seele«, leitet die sokratische Philosophie einer praktischen Lebensführung. Die Seele ist bezeichnend für das Selbst des Menschen, das sich allem Vorhandenen gegenüber eigenständig zu verhalten vermag. Die Sorge für die Seele ist darum dem umsichtigen Besorgen der alltäglichen Anliegen vorrangig.

Grundthema einer lebenspraktischen Philosophie war die Frage nach dem Guten und Gerechten *(kalos kai agathos)*, das zu erkennen Voraussetzung sei zu einem glücklichen und gelingenden Leben *(eudaimonia)*. Darum wollte Sokrates auf eine Selbstbesinnung der Menschen hinwirken und ihre Anschauung auf das für alle gleichermaßen gültige Gesetz des Guten hinlenken. Dieses verborgene Wissen ist der Seele a priori vertraut und kann ins Bewusstsein gehoben, das heißt: wieder erinnert und erweckt werden *(anamnesis)*. Der sokratischen Maxime zufolge wurden die Menschen angeleitet, sich selbst zu erkennen, im Dialog sich anfragen zu lassen und verstehen zu lernen. Zur Wahrheit in allen Fragen des praktischen Lebens und Zusammenlebens gelangen wir nur durch eigenes, selbstständiges und kritisches Denken.

Selbsterkenntnis jedoch ereignet sich nicht in monologischer Reflexion, sondern im Gegenüber zu einem anderen Selbst, und also kommunikativ-dialogisch. Sokrates ist beharrlich in seiner fragenden Gesprächsführung, um das Gebotene, das Gute *(kalon)* und Gerechte *(dikaion)*, zu erkunden. Er verzichtet dabei auf jegliches belehrende Dogma oder Urteil. Er vermittelt keine Kenntnisse, Lehrmeinungen oder Anweisungen, sondern ist bemüht, in seinen geführten Dialogen, Erkenntnis zu bewirken, die zu einem ethisch fundierten und einem selbstverantworteten Verhalten führt.

Diese prinzipielle Enthaltung von Belehrungen, die ein Schon-Bescheid-Wissen voraussetzen, erweist sich als eine Offenheit nicht nur dem Gesprächspartner gegenüber, sondern auch hinsichtlich der »Sache« und ihrer thematischen Bestimmungen, die im Dialog zu ergründen und zu prüfen sind. Die Antworten stehen keinesfalls im Vorhinein fest. Sie werden gesucht in einer dialogischen Auseinandersetzung durch je eigene Urteilsbildung und Einsicht. Hier bemühen sich die Gesprächspartner gleichsam als Nichtwissende und somit als Fragende und Gefragte um das Verstehen einer »Sache« und ihrer selbst. Sokrates hat seinen Mitmenschen zugetraut, dass sie selbst die Wahrheit erkennen und zu neuen Einsichten gelangen. Mit dieser sokratischen Maxime wird das Gespräch durch Fragen in Gang gehalten und nicht durch Belehrung:

> »Nicht fremde Gedanken werden aufgezwungen oder in den Gesprächspartner hineingetragen, ihm in den Mund bzw. den Verstand gelegt, sondern der/die Lehrende gibt wie eine Hebamme Hilfestellung dazu, dass die je eigenen Gedankenerzeugnisse ans Tageslicht gehoben werden können. Dies setzt die Annahme und das Zutrauen in die Gesprächspartner voraus, dass sie auch die Ausstattung, die Fähigkeit dazu mitbringen, selbst zum Wesen einer Sache vorzudringen. In den wesentlichen, das Wesen und Grundsätzliche einer Sache betreffenden Fragen des Lebens wie des Erkennens, der Lebensauffassung wie der Weltanschauung, ist jeder ›sachverständig‹. Dieser Gedanke, verbunden mit dem Motiv, sich auf den Weg des Selber-Denkens zu begeben, dürfte in unserer Expertenbestimmten Welt und Gesellschaft brisant sein« (Raupach-Strey; zit. n. Krohn 1989, 113).

In gewisser Weise ist das sokratische Gespräch eine existenzielle Situation, in der hier und jetzt der Einzelne, ausgehend von seinen Alltagserfahrungen, auf lebensentscheidende Fragen Antworten sucht, die ohne erlernte Doktrinen, ohne Rückgriff darauf, was *man* so denkt und tut, erkannt werden können und gefunden werden sollen. Diese Art sokratischer Gesprächsführung, wie der Lebenshaltung und das Ethos eines kritischen Engagements, ist Fundament einer demokratischen Kultur, die im offenen Diskurs Verständigung und Zustimmung erlangt. Die Suche nach Selbsterkenntnis ist mitnichten eine individualistische Eigenbrötelei, sondern steht im Kontext einer geschichtlichen und gesellschaftlichen Lebenswelt, wo Selbsterkenntnis sich als gelebte Antwort im Alltag der Welt zu bewähren hat. Die Sorge für die Seele hat darum eine ethische Qualifikation und eine gesellschaftlich-politische Intention.

Dialog »Alkibiades«

Alkibiades, ein junger aufstrebender Mann, kommt zu Sokrates, um sich über die Voraussetzungen für eine politische Karriere zu erkundigen. Sokrates verweist darauf, dass derjenige, der eine Führungsrolle übernehmen und andere Menschen regieren will, sich zuerst einmal um sich selbst kümmern sollte. Über diesen Prozess der Hinwendung zu sich selbst und der Selbsterkenntnis werden die Voraussetzungen für ein Regierungsamt geschaffen. Im Zentrum dieser Selbstreflexion steht die Seele als Inbegriff der Weisheit. Diese Reflexion, »eine Rede, welche die Seele bei sich selbst durchgeht *(dialegesthai)*, indem sie sich selbst fragt und antwortet, bejaht und verneint über das, was sie erforschen will« (Platon, zit. n. Krohn 1989, 30; Herv. H.D.), gibt der »Besonnenheit« *(sophrosyne)* Ausdruck, die das Gute vom Bösen, das Wahre vom Unwahren zu unterscheiden vermag, um zu wissen, wie man sich angemessen und »gerecht« verhalten soll.

Im Gesprächsverlauf gelangt Alkibiades zur Einsicht, dass die Fähigkeit eines Menschen, für das Seinige (z.B. seinen Besitz und alles, was man durch Leistung erlernen oder erlangen kann) zu sorgen, etwas anderes ist, als die Fähigkeit, für sich selbst, für die eigene Seele zu sorgen, und sich darauf zu besinnen, was das Wahre und Gute im Leben sei. Das Selbst – so findet Alkibiades heraus – ist die lenkende Instanz, der alles Seinige (Besitztum, Körper etc.) zu einem guten und gelingenden Leben anvertraut ist. Darum will sich Alkibiades, der eine Führungsaufgabe in der Polis anstrebt, die Tugend der Besonnenheit erwerben, um Einsicht zu gewinnen, was einem guten Leben förderlich ist.

Sorge für die Seele strebt nach Selbsterkenntnis. Dieses Selbst, so stellt sich im Gespräch heraus, kann nicht der Körper sein oder was einem Menschen sonst zugehörig ist, sondern es ist die Seele als lenkende Instanz der Dinge. Sie ist das eigentliche Selbst eines Menschen. Wer sich um seine Seele kümmert, der sorgt für sich selbst. Sokrates nennt dieses Selbst, die »Seele« eines Menschen, das Zentrum seiner Aktivität als reflexiven Selbstbezug. Mit »Seele« bin stets Ich gemeint: ich selbst als Subjekt eigener Freiheit, die ich in meinem Alltagsleben zu verantworten habe. Die Sorge für die eigene Seele ist darum dem Menschen gemäß, sofern er sich in allen seinen Verhaltungen immer auch sich selbst gegenüber verhält. Kein anderes Lebewesen ist dazu in der Lage, sich selbst in seinem Sosein und Eigensein zu sehen und zu verstehen. Darum ist die Sorge für die eigene Seele ein wesentlich menschliches Phänomen. Wir haben die spezifisch humane Fähigkeit und potenzielle Freiheit, uns auf uns selbst zu besinnen.

Existenz als Sorge um das eigene Sein

Über den breiten Graben der Philosophiegeschichte schlagen wir nun von Sokrates ausgehend eine Brücke hin zum existenziellen Denken, für dessen Daseinsverständnis die Sorge um das eigene Sein bezeichnend ist:

> »Das Dasein ist Seiendes, das nicht nur unter anderem Seienden vorkommt. Es ist vielmehr dadurch ausgezeichnet, dass es diesem Seienden in seinem Sein *um* dieses Sein selbst geht. Zu dieser Seinsverfassung des Daseins gehört dann aber, dass es in seinem Sein zu diesem Sein ein Seinsverhältnis hat. Das Sein selbst, zu dem sich das Dasein sich so oder so verhalten kann und immer irgendwie verhält, nennen wir *Existenz*« (Heidegger 2006, 12).

Das ist ausdrücklich gemeint, wenn wir »Ich« sagen. Dieses »Ich« kann nur von einem »Ich-bin« her verstanden werden. So kann ich zum Beispiel sagen: Der Mensch ist ein endliches Wesen. Damit konstatieren wir einen Tatbestand. Wir können aber auch sagen: Ich bin endlich. In dieser Aussage sind wir selbst existenziell Betroffene und Beteiligte. Denn existenziell muss jeder Einzelne die Endlichkeit als ein »Sein zum Ende« selbst übernehmen. Das bedeutet: Das Sein des Daseins ist ein jemeiniges, es ist mir aufgegeben und anvertraut. Es ist mein je eigenes.

Selbstsorge ist in existenzieller Hinsicht nicht wie bei Sokrates die Erweckung und Wiedererinnerung eines in der Seele verborgenen Wissens, sie ist vielmehr mit der Welt verbunden. Die Welt ist der Horizont unserer Erkenntnis. Der Mensch kann »Seele« genannt werden, sofern er ein reflexives Verhältnis zu sich selbst hat und sich von sich selbst zu distanzieren vermag. Dieses Selbstverhältnis ist allein dem Menschen eigentümlich. Er kann etwas mit sich anfangen, sich für etwas einsetzen, sich entscheiden. Er hat damit die Möglichkeit, sich selbst zu gewinnen oder zu verlieren. Ein Verhältnis zu sich selbst haben heißt existieren: sich selbst gegeben und aufgegeben zu sein, in allen konkreten Möglichkeiten vor sich selbst als eigene Möglichkeit zu stehen. Im Unterschied zum sokratischen Seelenverständnis suchen wir die Antwort auf die Frage nach dem Wahren und Guten nicht in den ewigen, zeitlosen Wesen, die der Seele eigen sind, sondern im existenziellen Verstehen. So kann auch das »Wesen« unseres Daseins allein aus dem Lebenszusammenhang, dem Wechselverhältnis zwischen Selbst und Welt phänomenologisch aufgewiesen werden.

Wie ich mich selbst erfahre und verstehe, geht aus meiner Welt hervor, mit der ich verwoben bin. Keinesfalls können wir den Menschen von der Welt isolieren und ihn in seinem Selbstbezug vereinseitigen. Mensch sein heißt In-der-Welt-Sein. Diese ontologische Bestimmung wendet sich gegen ein idealistisches Verständnis, demzufolge der Mensch als subjektives Eigenwesen aus sich selbst, aus einem »inneren Dialog« heraustritt und sich auf eine Außenwelt hin transzendiert. Das Innen und Außen lassen sich ontologisch nicht voneinander trennen, sodass existenzielles Denken zu vermeiden sucht, von zwei Realitäten oder einem Subjekt-Objekt-Dualismus zu reden.

Darum sollten wir von einem gegenständlichen Weltbegriff absehen, wie wir ihn gemeinhin im Sinne einer innerweltlichen Umgebung verwenden, in der wir uns vorfinden. Welt ist vielmehr eine existenziale Bestimmung unseres Daseins, die dem Menschen eigentümlich ist. Wollen wir etwas Bestimmtes erreichen oder ausrichten, dann geben uns die weltlichen Zusammenhänge begrenzte Möglichkeiten frei oder auch vor, innerhalb derer wir uns verhalten können und müssen. Daraus geht hervor, dass jedem konkreten und umgänglichen Verstehen ein (vor-)ontologisches Seins- und Selbstverständnis immanent ist. Was könnten wir anfangen oder beenden, würde uns nicht die Welt Möglichkeiten offenhalten, die uns in ihren Grenzen die je eigene Möglichkeit der Wahl zumuten.

Im existenziellen Vollzug verstehen wir unser Dasein immer schon als ein Möglichsein, das wir im umsichtigen Besorgen der Dinge und mit einem voraussehenden Verhalten wählen und verwirklichen. Eine philosophische Existenzanalyse weist auf, dass wir je schon einen verstehenden Zugang zu uns selbst und zur Welt haben, im Sinne ursprünglicher, vortheoretischer und vorreflexiver Vertrautheit, die aus dem Lebensvollzug erwächst. Dieses umfassende vorgängige (vorontologische) Verstehen des Seins gilt es phänomenologisch zu erfassen und auszulegen und in seiner Bedeutsamkeit zu bedenken. Die Existenzphilosophie ist darum bemüht, das mit der menschlichen Existenz gegebene Verstehen in angemessener Begrifflichkeit zu erhellen und auszulegen. Sie schaut auf die spezifische Seinsweise menschlichen Daseins und versucht, deren existenziale Strukturen aufzudecken. Auf dieser Grundlage einer existenzialen, ontologischen Analyse sind wir in der Lage, die konkreten praktischen und ontischen Fragen, wie unser Leben gelingt, im Alltag der Welt zu beantworten.

Die Frage nach einem guten, gelingenden Leben setzt ein Vorwissen um das Erfragte voraus, ein »Vorverständnis«, das erst noch ausdrücklich gemacht werden muss in der Rückbesinnung darauf, was wir selbst sind, als was wir uns beständig erfahren und wie wir uns selbstverständlich verhalten. Alles, was wir erfassen oder gebrauchen, verstehen wir vor dem Hintergrund eines Gefüges von Verweisungen im Zusammenhang eines größeren Ganzen, in dem wir uns immer schon befinden und erfahren. Jede Selbsterkenntnis ist darum in der Welt zu verorten, in der wir uns alle befinden und verhalten. Selbstsein und In-der-Welt-Sein bilden eine wechselseitige, dialektische Einheit. Subjekt und Objekt lassen sich nicht voneinander trennen und isoliert betrachten. Hier wird das Wesen des Menschen nicht mehr als eine dem Weltgeschehen und allem Irdischen gegenüber intelligible Wirklichkeit oder »innere Stimme« betrachtet, an der die Seele Anteil hat, vielmehr ist sie dieser Welt zugehörig und nur von ihr heraus zu verstehen: Es gehört konstitutiv zur menschlichen Existenz, dass sie als In-der-Welt-Sein (Heidegger) bzw. In-Situationen-Sein (Sartre) bestimmt ist, und Selbstsein sich folglich nur im Dasein (Jaspers) bzw. in faktischer Existenz (Kierkegaard), das heißt in der jeweils individuell und gesellschaftlich bedingten Konkretion der Lebenswelt und nicht außerhalb von ihr realisieren kann. Allerdings kommt es wesentlich darauf an, dass der Mensch zu den sozialen und individuellen Gegebenheiten seines Daseins ein selbstbestimmtes, ethisch reflektiertes und auch kritisches Verhältnis gewinnt, weil »er sie nur dadurch als für sich sinnvolle und verantwortbare aneignen bzw. als auf neue Existenzmöglichkeiten hin zu verändernde kritisch überschreiten kann« (Fahrenbach 2000, 210).

Das Grundphänomen menschlicher Selbsterkenntnis zeigt, dass wir uns in einer faktischen Wirklichkeit befinden, eingebunden in einen Bedeutungs- und Verstehenszusammenhang, im Mitsein der Menschen, in einem Gefüge von Beziehungen, in Raum und Zeit, in einer geschichtlichen Welt. Wie wir uns selbst verstehen und erfahren, das ist bedingt durch die ständige Wechselwirkung zwischen uns und unserer Welt. Stets leben wir auf eine Welt bezogen als einen wirkmächtigen Bedeutungshorizont, den wir im Alltagsgeschehen kaum beachten, weil er jeder empirischen Erkenntnis zugrunde liegt, den wir als selbstverständlich voraussetzen. Alles, was wir gebrauchen, das verstehen wir vor diesem Hintergrund eines Gefüges von Verweisungen im Zusammenhang eines größeren Ganzen. Demzufolge vollzieht sich Verstehen immer im Bereich von Relationen, innerhalb derer das je Einzelne Bedeutung gewinnt, insofern wir uns auf Sinnhaftes ausrichten und unser Leben gestalten. Wenn wir das, was auf uns einwirkt und wozu wir uns verhalten, in seiner existenziellen Bedeutung verstehen, können wir der Sache und Situation angemessen und mit innerer Zustimmung handeln. Das Woraufhin des Verstehens als Grundverfassung unseres Daseins zielt letztlich auf unser »eigentliches« Selbstsein.

Fragen wir nach dem Selbstsein des Menschen, so kann eine Antwort nur vor dem schon verstandenen Hintergrund der Seinsweise seines Daseins als existenzielles Wesen gefunden und entfaltet werden. Denn unser Dasein unterscheidet sich vom Vorhandensein der Dinge. Es hat eine besondere, dem Menschen eigentümliche Seinsweise, die sich nicht wissenschaftlich objektivierend erfassen lässt. Sie kann allein aus der Wechselwirkung zwischen Selbst und Welt phänomenologisch erschlossen werden. Wollen wir etwas in seiner Bedeutsamkeit für unser Dasein verstehen, dann bedarf es einer zutreffenden Begrifflichkeit, die der gemeinten »Sache« angemessen ist, die somit auf unser Dasein in der Welt bezogen bleibt. Im allgemeinen Gebrauch der Sprache sind wir gewöhnlich an Sachverhalten orientiert, die das Vorhandene aussagen. Begriffe aber, die wesentlich uns selbst meinen, sind von unserer menschlichen Seinsweise her zu bestimmen. Sie werden als Phänomene unseres Daseins, als Erlebens- und Beziehungsweisen ihren entsprechenden Ausdruck finden. Es sind also die ontologischen Voraussetzungen, Grundstrukturen und Wesensbestimmungen unseres faktischen Daseins, von denen her die ontischen, existenziellen Inhalte, die im Leben und Erleben des Einzelnen bedeutsam sind, verstanden werden können. Um verstehen zu können, ist ein bereits Vertrautes, ein »Vorverständnis« erforderlich, in dessen Horizont das zu Verstehende in seinem Sinnzusammenhang überhaupt erst erscheinen kann. Voraussetzung unseres Verstehens ist darum unser Lebenswissen, ein Vertrautsein mit den Phänomenen unseres endlichen Daseins, das wir mitnichten durch eine akademische Laufbahn erlangen, das wir vielmehr uns im geschichtlichen Werden und Wandel zu eigen machen. Dem Menschen ist damit aufgegeben, sich darauf zu besinnen, was in einer konkreten Situation und zur rechten Zeit unserem Handeln geboten ist.

Selbstsorge im Mitsein der Menschen

Zur Wesensbestimmung unseres Daseins in der Welt gehört gleichursprünglich auch das Mitsein und Miteinandersein. Für die Seele sorgen, sich selbst erkennen heißt, sich verstehen lernen als Mensch unter Menschen aufgrund unseres faktischen, geschichtlichen Daseins in der Welt und dessen Strukturen. Keinesfalls kann darum der Mensch als isoliertes Subjekt gesehen werden. Er ist nicht zu verstehen ohne den Anderen. Im Mitsein und Zusammenwirken der Menschen werden die Anderen zunächst und zumeist in ihrem umweltlichen Besorgen, in der Alltäglichkeit angetroffen. Wir haben mit ihnen zu tun im praktischen Leben, in allen unseren Belangen, und wir orientieren uns an ihren Erfahrungen, Umgangsformen und Verhaltensweisen. So übernehmen wir immer schon eine mitmenschlich vermittelte Welt, die uns durch andere vertraut geworden ist. In dieser Alltäglichkeit des Miteinanderseins aber handelt der Mensch nicht in sich selbst gegründet aus seiner Jemeinigkeit, und darum nicht in freier und eigenverantworteter Entscheidung. Er wird vielmehr geleitet von einem allgemeinen, unfassbaren »Man« der Öffentlichkeit, die ihn in seinem Alltagsleben entlastet. Das führt schließlich zur Auflösung des eigenen Daseins in die Seinsweise der anderen. So verfehlen wir uns selbst, das eigentliche, eigens ergriffene Selbstsein. Wir lassen uns – was wir kaum noch bewusst wahrnehmen – fremdbestimmen: von den Besorgungen und Geschäftigkeiten, den internalisierten Ansprüchen und Verpflichtungen, den Forderungen einer Leistungs- und Konsumgesellschaft und allem, was der Alltag mit seinen Angelegenheiten und Dringlichkeiten uns gegenwärtig zuträgt.

Heidegger unterscheidet zwei Grundmodalitäten, wie wir unser Leben führen können. Er nennt sie die *uneigentliche* und die *eigentliche* Daseinsweise. Zunächst und zumeist leben wir im Modus der *Uneigentlichkeit*, sofern wir uns im Allgemeinen verfehlen und der Welt verfallen. Wir leben nicht autonom und selbstbestimmt, nicht im Bewusstsein unserer Möglichkeiten, die wir sind. Wir lassen uns lieber treiben und überlassen uns dem Mainstream einer diffusen und indifferenten Öffentlichkeit, als dass wir selbst unser Leben »in die Hand nehmen«, es durch eigene Entscheidungen bestimmen und gestalten. Wer uneigentlich lebt, der denkt, was andere denken, er sagt, was man so sagt, er verhält sich so, wie man es im Allgemeinen erwartet. Im uneigentlichen Daseinsmodus hält man sich an das Bewährte und Gewohnte, man hält sich daran, »wie es sich gehört«.

Was man tun soll, tradiert die Moral nach bewährter Sitte, denn in einem komplexen Gemeinwesen erweist sie sich in Form von berechenbaren Umgangsformen als notwendig. Im Reglement einer alles umfassenden Öffentlichkeit erfüllt dieses »Man« seinen Zweck im System menschlicher Funktionen und Reaktionen, das ein geordnetes Zusammenleben ermöglicht. Das uneigentliche Dasein steht, wie Heidegger formuliert, unter der Vorherrschaft des »Man«, sodass der Mensch ohne Zentrierung in sich aufgeht in lauter Aktionen des Besorgens und der Fürsorge und sich kommunikativ im bloßen »Gerede« ergeht. Wir bezeichnen mit bekannten Begriffen, was sich eindeutig definieren und empirisch feststellen lässt. Solange wir den Dingen einen Namen geben und sie in den Fundus unserer Erfahrungen und Vorstellungen vereinnahmen können, meinen wir, Bescheid zu wissen. Auf diesem Weg des Nachredens und Weitersagens muss die bloße Mitteilung fertiger Informationen einem uneigentlichen Verstehen hinreichend erscheinen. Man vermittelt Kenntnisse, die jedoch kaum Erkenntnis bewirken. Statt aber Worte zu wiederholen oder zu verwenden, sollten wir im Modus der *Eigentlichkeit* interessiert und fragend darauf ausgerichtet bleiben, uns das mit ihnen Gesuchte und Gemeinte zu eigen machen.

Das »Man« bestimmt auch im Verhalten der *Fürsorge* unsere alltäglichen zwischenmenschlichen Beziehungen. Zunächst und zumeist machen wir Mitmenschen zum Mittel unserer Belange und Bedürftigkeiten. Wir fühlen uns untereinander verbunden im Modus funktionaler Beziehungen wie im Medium des Gebrauchtwerdens und des Gebrauchens. Die Menschen werden sich in ihren Rollen und Funktionen Mittel zum Zweck. Hier erscheint das Leben eines »Jedermann« austauschbar. Es ließe sich stellvertretend durch jeden beliebigen anderen führen.

Die *eigentliche* Daseinsweise geht dagegen *nicht* auf in einer Konformität des Allgemeinen wie auch in Form eines umgänglichen Arrangements und eines konventionellen Verhaltens. Hier ist der Einzelne in Anspruch genommen, sich auf sein eigenes Selbst-sein-Können zu besinnen, sich selbst als Grund seines Handelns zu übernehmen und seine Freiheit zu verwirklichen. Zu eigentlicher Existenz sind wir herausgefordert, in einer geschichtlich bestimmten Situation mit einem gelebten Leben Antwort zu geben auf die Frage, wer wir sein und werden wollen. Erst in einem selbstbestimmten Handeln, im Engagement, kann der Einzelne sich verwirklichen. Dazu muss er in autonomer Selbstbesinnung und -bestimmung entschieden sein, sich in seiner Freiheit zu übernehmen und zugleich die Freiheit als Grundprinzip existenzieller Ethik anerkennen.

Im Gegensatz zum »Man« steht darum die Eigenständigkeit. Sie erweist sich in einer Haltung des Fragens, des Überlegens und Urteilens, in einer Haltung, die auf Gründe ausgerichtet ist. Gründe sind zugleich Argumente, die verstanden und vertreten werden. Das charakteristische eines »Man-selbst« ist im Gegensatz zur Eigenständigkeit, wenn jemand so handelt, wie er handelt, *weil* man so handelt. Die Herrschaft des »Man« besteht darin, dass wir ungefragt übernehmen, was uns aus Konventionen und Traditionen vermittelt wurde, wie es uns selbstverständlich erscheint, ohne dass wir uns das Überlieferte ausdrücklich, verstehend und zustimmend, angeeignet haben. Was uns im »Man« gesellschaftlicher Reglements vorgegeben und geboten ist, das überlieferte und gelernte Wissen, muss in seiner allgemeinen Verbindlichkeit und Idealität stets vom Einzelnen verinnerlicht werden, wenn wir unser Leben autonom, eigenständig führen wollen. So ist die Sorge für die Seele im Horizont unserer Welterfahrung auf ein Selbstsein gerichtet, das mit der Befreiung von der Ausgelegtheit des »Man« zu den je eigenen Möglichkeiten einhergeht.

Verstehende Selbstsorge vollziehen wir in der Offenheit der Frage nach dem Wesentlichen, den eigenen Beweggründen und Wertbezügen, was in den Beziehungsweisen unseres In-der-Welt-Seins für uns Bedeutung gewinnt, was sich mitunter Weichen stellend für eine zukünftige Wirklichkeit erweisen wird. Immer wieder sind wir – *eigentlich* existierend – vom Leben gefragt, wofür wir da sein sollen und wozu wir uns verhalten wollen. Wir sind frei zu entscheiden und können nicht indifferent bleiben.

Heute leben

Eigentliche Existenz kann allem voran dadurch gewonnen werden, dass wir unseren sicheren Tod für das Leben hier und heute bedenken. Denn im Tod können wir uns nicht vertreten lassen. Er vergewissert uns unserer Einmaligkeit und Einzigartigkeit. Darum ist der Tod Voraussetzung, um ein selbstbestimmtes Leben führen zu können. Alle möglichen Angebote aber verleiten den Menschen dazu, den Tod zu verdrängen, ihn aus dem Bewusstsein zu verbannen oder auszublenden. Wenn das Bedenken des Todes dazu führt, dass wir »zur Weisheit des Herzens« gelangen (Ps 90,12), dann ist die Todesverdrängung eine menschliche Torheit, die den Menschen dazu treibt, sich selbst zu verfehlen und sich zu entfremden. Ein »weises Herz« dagegen bedeutet, dass wir unsere Existenz auf Wesentliches hin zentrieren und mit Entschiedenheit, mit »ganzem Herzen« handeln. So wirkt der Tod in unser Leben hinein, indem er uns an die Gegenwart verweist, an das »Jetzt«, wo immer es darauf ankommt.

Die Griechen verehrten in der Antike eine Gottheit, die ihrer Meinung nach die günstige Gelegenheit heraufführt und die blitzschnell »beim Schopf ergriffen« werden muss. Dieser Gott »Kairos« erscheint plötzlich und unberechenbar den Menschen, um ihnen den Augenblick seiner besonderen Gunst anzubieten. Aus diesem Mythos wurde einer chronologischen Verlaufszeit gegenüber ein Zeitbegriff abgeleitet, der die Zeitenfülle oder auch die erfüllte Zeit zu handeln konnotiert. Damit ist zugleich eine Zeiterfahrung bezeichnet, in der sich die Ewigkeit vergegenwärtigt, nicht zuletzt eine Zeiterfahrung, die ein Innewerden des Gerichtes und somit das Moment des Unwiderruflichen enthält.

Das Gewahrwerden eines Kairos geschieht nun nicht durch Analyse und Berechnung, nicht durch objektive Beobachtung, sondern durch existenzielle Beteiligung, mithin durch unsere Intuition und ein Gespür für das Wesentliche. Hier ist der Kairos von unserem unmittelbaren Erleben her qualifiziert, sofern wir auf Inhalte bezogen uns von Werten berühren lassen, die in uns eine Resonanz, ein emotionales Echo bewirken. Unser Erleben verlangt darum eine Haltung der Gelassenheit, die dem Begegnenden gegenüber wahrnehmend gegenwärtig ist, die sein lässt, was da ist, die sich einlässt auf das, was noch nicht ist. Wie anders können wir den Kairos eines Geschehens und unserer Geschichte erfassen, wenn nicht in einer grundsätzlichen Offenheit gegenüber dem Neuen, Unerwarteten, das als Widerfahrnis in keiner Weise zu fixieren oder vorwegzunehmen ist. Den Kairos erkennen wir in der Unmittelbarkeit des Begegnenden, achtsam und Anteil nehmend, mit allen Sinnen im Hier und Jetzt. Nur die Gegenwart ist meiner sinnlichen Erfahrung zugänglich. Eine kairologische Zeitsignatur sensibilisiert für die spezifischen Eigenzeiten von Beziehungen und Ereignissen in unserem Leben und Zusammenleben. Sie sensibilisiert unsere Sinne für die Einmaligkeit des Augenblicks und weckt unser Gespür für das, was an der Zeit ist, und dafür, wann es an der Zeit ist, etwas zu beginnen oder zu beenden. So kommt es jetzt darauf an, mit ganzem Herzen, Interesse und Anteilnahme mitten im Alltag der Welt zu leben. Nur gegenwärtig können wir unser Leben auf Zukünftiges hin gestalten. Nur heute können wir handeln.

Wie oft aber eilen wir der Gegenwart davon und voraus, um das Zukünftige, das Mögliche und mithin das Befürchtete heute schon in den

Griff zu bekommen und darüber verfügen zu können. Fixiert auf eine drohende Zukunft wie auch auf eine unbewältigte Vergangenheit, verlieren wir die Gegenwart. Wir sind nicht mehr präsent, nicht mehr offen für das, was uns hier und jetzt begegnet und angeht. So ist die Gegenwart die gelebte Zeit, die für unsere Existenz Bedeutung gewinnt, eine qualifizierte Zeit durch Werte, die wir bevorzugen, wie auch durch Möglichkeiten, die wir wahrnehmen, wählen und verwirklichen.

Verstehen heißt zustimmen

Sorge für die Seele ist auf ein Sich-selbst-Verstehen hin ausgerichtet, das uns befähigt, zustimmend unser Leben zu führen und sinnstiftend zu gestalten. Selbstverstehen bedeutet: Verstehen der je eigenen Existenz, die mit der Befreiung von der Ausgelegtheit des »Man« zu den eigenen Möglichkeiten einhergeht. Hier wird das subjektive Erleben mit den in der Welt wirksamen Bedeutungszusammenhängen verbunden und hineingestellt in eine umgreifende Lebenswirklichkeit. Damit eröffnen sich neue Perspektiven und Möglichkeiten unseres Handelns im Horizont der Zeitlichkeit und Zukünftigkeit. Selbstverstehen erlangt existenzielle Bedeutung, wenn das Verstandene in die eigene Lebensgestaltung integriert werden kann. In diesem Sinne bedeutet Verstehen: »mit Zustimmung leben« (vgl. Längle 2008, 23).

Im Vorangehenden wurde versucht darzustellen, wie sich ein Sich-selbst-Verstehen vollziehen kann vor dem Hintergrund unseres menschlichen Daseins in der Welt. Hier sollte deutlich werden, auf welche Weise ein ontisch existenzielles Verstehen des einzelnen Menschen im Wesen unseres Daseins selbst und seinen fundamentalen Strukturen ontologisch verwurzelt ist. So suchen wir nun das subjektive Erleben des Einzelnen in seinem geschichtlichen und biografischen Lebenskontext thematisch zu erfassen, was ihn bewegt und woraufhin er sich verhält. Dieser »phänomenologische Gehalt« unseres je eigenen Erlebens lässt sich verschiedenen existenziellen Themenfeldern zuordnen, die aus den Grundstrukturen unseres Daseins abgeleitet werden können. Diese Themenfelder erweisen sich als stets wiederkehrende anthropologische Konstanten, die allen unseren Verhaltungen zugrunde liegen: fundamentale Strebungen oder »Grundmotive« (vgl. ebd., 29ff.), die unser Wollen bewirken und uns zum Handeln bewegen. Sie geben zu bedenken, wie wir uns in der Welt befinden und erfahren, woran uns gelegen ist, was uns zu einem guten und gelingenden Leben geboten und aufgegeben ist:

Sicherheit im Dasein (Dasein-Können), Beziehung zu Leben (Wertsein-Mögen), Anerkennung im Selbstsein (Selbstsein-Dürfen), Perspektiven im sinnvollen Handeln (Sinn-Verwirklichen). In diesen existenziellen Themenfeldern finden wir die Bedingungen und Voraussetzungen zu einem erfüllten Leben. So fragen wir in unserem Alltagsleben, wo wir in dieser Welt Halt finden, wodurch unser Leben für uns Wert gewinnt, wie wir unser Eigensein bewahren und nicht zuletzt: wofür wir sorgen und uns einsetzen sollen. Diese vier Grundbedingungen erfüllender Existenz beziehen sich auf die Auseinandersetzung mit der Welt (ontologische Ebene der Existenz), mit dem Leben (axiologische Ebene), mit dem Personsein (ethische Ebene), zum eigenen Werden (praxeologische Ebene; vgl. ebd., 29f.; Kolbe, 2014, 34f.).

In der Praxis bedeutet dies, dem Menschen zu innerer Zustimmung zu den Grundbedingungen der Existenz zu verhelfen: zur Akzeptanz der Realität, zur Zuwendung zu Beziehungen und Werten, zur Respektanz der Individualität, zur Abstimmung mit dem Sinn, mit dem was werden soll. Es gibt kein entschiedenes Handeln, ja nicht einmal ein Reagieren auf psychodynamischer Ebene, das nicht mit mindestens einer dieser vier basalen Themenfelder verbunden wäre. Immer wieder geht es um das Erhalten dieser existenziellen Inhalte: Grundbedingungen menschlichen Daseins, Fundamente unserer Bedürfnisse und Strebungen, die innere Zustimmung verlangen. Was immer wir wünschen oder wollen, was wir anstreben und zu erreichen suchen, hat alles seinen guten Grund, der uns in Bewegung bringt. Es sind diese Beweggründe, unsere Lebensmotive, mit denen alle Menschen gleichermaßen zum Ausdruck bringen, was ihnen am Herzen liegt, was für sie Bedeutung hat, was sie zu einem gelingenden Leben bewahren oder bewirken wollen.

Diese Fundamentalstrebungen, die alle Menschen bewegen, veranschaulichen, worauf wir in der Sorge um das eigene Sein ausgerichtet sind, sie bezeichnen die spezifischen Beziehungsweisen unseres Daseins in der Welt: bezogen auf die Welt und ihre faktischen Bedingungen, Begrenzungen und Möglichkeiten, auf das Werterleben im Miteinander der Menschen, auf die personale Freiheit, Unverfügbarkeit und Verantwortlichkeit des Einzelnen, auf die praktische und perspektivische Lebensgestaltung. Dasein, Wertsein, Sosein und Sinnvollsein sind die Grundlagen unserer Existenz, die wir im Alltagsleben bei allem, was wir unternehmen oder unterlassen, als selbstverständlich ansehen, und die jeweils unsere innere Zustimmung erfordern: Das Ja zur Welt, zum Leben, zum Selbst wie auch zum Sinn.

Wenn wir unsere Zustimmung zu einem dieser Daseinsbedingungen und Lebensbereiche nicht geben können, dann kann das freie Wollen und Handeln durch psychodynamische Reaktionen und Schutz/Abwehrmechanismen ersetzt (z.B. Flucht und Vermeidung, Aktivismus, Aggression, Lähmung und Erschöpfung) und verhindert werden.

Im Themenbereich der *ersten Daseinsstruktur und Fundamentalstrebung* geht es um die Akzeptanz der faktischen Bedingungen und Begrenzungen, der vorgegebenen Ordnungen, der Traditionen und Gesetze wie aller strukturellen Vorgegebenheiten, die unser Dasein begrenzen, die ihm aber auch Halt und Sicherheit verleihen. Diese Akzeptanz bezieht sich auch auf das Wahrnehmen und Annehmen eigener Bedingtheiten, eigenen Vermögens und eigener Möglichkeiten. In einem *zweiten* Themenbereich geht es um die Zuwendung zur Welt und Mitwelt, um eine emotionale Beziehungsweise interessierter Anteilnahme und Verbundenheit mit anderen. In einem *dritten* Themenbereich geht es um die Respektanz der Person, um die Würdigung und Legitimation ihres Eigenseins gegenüber der Autonomie anderer. Hier ist jeder Einzelne gefragt und herausgefordert, sich selbst als Grund seines Handelns zu übernehmen und seinem eigenen Gewissen in personaler Freiheit und Verantwortung zu folgen. In einem *vierten* Themenbereich geht es um die Aktivität im Engagement für einen situativen Wert oder ein zukünftiges Ziel, indem wir uns einsetzen für eine Sache oder eine Aufgabe (Sinn), für das, was im Leben und Zusammenleben uns bedeutsam und wertvoll erscheint (existenzieller Vollzug). Diesen vier Themenfeldern unseres Daseins entsprechen die Grundaktivitäten im jeweiligen Modus der Kognition, der Emotion, der Position und Aktion, die wir wahrnehmend, fühlend, verstehend und handelnd vollziehen.

Sich verstehen im begegnenden Dialog

Kein Mensch lebt für sich allein. Immer schon stehen wir in Beziehung zu anderen Menschen in der Familie, im Beruf, unter Freunden oder in unserer Nachbarschaft, in einer gemeinsamen Lebenswelt wo immer wir miteinander zu tun haben: »Dasein ist wesenhaft an ihm selbst Mitsein« (Heidegger 2006, 120).

Im Verhalten anderen gegenüber stehen wir zugleich in einem Verhältnis zu uns selbst. Wir sind reflektierend auf uns selbst bezogen. So ereignet sich das faktische Verhältnis des Menschen zu sich selbst im Verstehenshorizont der Welt, die wir mit anderen teilen. Das heißt: Der Mensch ist Person im Zusammensein mit Personen. Die Person bedarf anderer Personen, um sie selbst zu werden und zu sein. Sie aktuiert sich in einer begegnenden Ich-Du-Beziehung. Sie ist wesenhaft »Ich« eines »Du« im Dialog. »Selbst sein können wir nur durch den Anderen in eins mit dem Selbstsein der Anderen durch mich« (Theunissen 1977, 477). Zur Selbsterkenntnis finden wir darum nicht im Monolog einsamen Denkens mit sich selbst, sondern im Dialog zwischen »Ich« und »Du«. In dieser Hinsicht macht Jaspers (1971, 95) die Mitwirkung der anderen ausdrücklich, die an unserer Selbsterkenntnis beteiligt sein müssen. Weder meditative Einkehr noch einsame Besinnung, sondern die anderen sind die Quelle der Einsicht: »[N]ur in der Offenheit vor und für den Anderen können wir zur Klarheit kommen über uns selbst [...]. Was ich für mich selbst gewinne, das ist, wenn es alles wäre, wie nicht gewonnen. Was nicht in Gemeinschaft gründet, ist ohne genügenden Grund.« So führt der Weg vom Anderen her zum eigenen Selbst. Hier finden wir unsere Existenz auf ein Mitsein hin zentriert, das sich im Gegenüber, in personaler Begegnung und im existenziellen Dialog bewahrheitet und bewährt. Diese dialogische Ich-Du-Relation ist keine dem Selbst beigefügte Zugabe, sondern eine anthropologische Konstante, die unserem Dasein ursprünglich ist: Ich kann mich nur zu mir selbst verhalten, wenn ich mich zu anderen verhalte. Ich kann nicht sprechen, ohne zuvor angesprochen worden zu sein. Ich kann nicht lieben, ohne Liebe zu erfahren. Das Selbst ist uns stets durch ein »Du« vermittelt. Wer für seine Seele sorgt, der wird sich darum dem Anderen hinwenden.

Die Begegnungsphilosophie hat die Bedeutung der Gegenseitigkeit eines dialogischen Verhältnisses für die Selbstfindung herausgestellt, dass erst die Entdeckung eines »Du« Selbsterkenntnis hervorbringt. Im personalen Dialog wird ein Gegenüber, ein »Du« intendiert, das zur eigenen Stellungnahme mit je eigenen Bewertungen und Beweggründen freigegeben, »Ich« sagen kann. Die Fähigkeit zum Dialog lässt sich als Kompetenz der Beteiligten und Betroffenen bezeichnen, aus der heraus wir in der Lage sind, am Erleben eines Anderen Anteil zu nehmen: »Daseinspartner«, die sich selbst mitteilen und den Anderen meinen.

Bestimmend für das Gelingen eines Dialogs sind darum weniger die Regeln kommunikativer Verständigung oder methodische Vorgehensweisen, als vielmehr das Ethos der Wahrhaftigkeit, aus dem heraus sie angewendet werden. Sich wahrhaftig begegnen, mag auch bedeuten, angefragt, konfrontiert und zur Antwort herausgefordert zu werden. Existenzielle Begegnungen stellen oftmals unsere vermeintlichen Sicherheiten infrage. Sie sind nicht immer unseren eigenen Wünschen und Erwartungen genehm und gefällig. Der Andere kommt uns mithin auch widerständig entgegen. Auf diese Weise werden wir durch einen anderen zu »Eigentlichkeit« unserer Existenz gerufen. Existenzielle Begegnungen können somit eine befreiende Wendung und weiterführende Entwicklung im Leben bewirken, indem sie uns zur Entschiedenheit herausfordern, ein selbstbestimmtes Leben zu führen.

> »Es gibt Begegnungen, die nur eine einzige Weise der Antwort zulassen, sich nämlich ganz offen und ungeschützt, vielleicht auch verwundbar auf sie einzulassen. Sie dulden keinen Rückzug in Funktionen und Positionen, sie reißen jegliche Tarnung ab und zerbrechen alle auch legitimen Schutzwälle, hinter denen sich das Ich verstecken möchte. In dieser Herausforderung des eigenen Ich, herausgefordert aus der Angst, sich zu verlieren oder etwas von sich preiszugeben, liegt jedoch die Chance, sich selbst zu gewinnen. Vielleicht ist es zunächst schmerzlich, in der Konfrontation mit einem Du zu erkennen, welche Möglichkeiten des eigenen Seinkönnens noch nicht realisiert sind, weil dieses Du wie in einem Spiegel zu erkennen gibt, wo noch Mängel auszugleichen sind. Darin liegt aber zugleich eine Einladung, das Wagnis des Sich-selbst-Lassens und Sich-auf-den-anderen-Einlassens einzugehen. Anderswerden am anderen, Selbstwerden am Anderen« (Niggemeyer 1982, 26).

Sich selbst annehmen

Um »Ich« sagen zu können, muss ich mich selbst meinen: Ich muss mich als meinen eigenen guten Grund angenommen haben und immer wieder übernehmen. Annehmen kann ich jedoch nur, was gegeben ist. Das bedeutet: Sich selbst annehmen ist ein Entgegennehmen dessen, dass ich bereits angenommen bin. Wenn wir uns selbst annehmen, dann nehmen wir unser Angenommensein an: »Annehmen kann man sich nur, wenn man sich gegeben wird, […] wenn man annehmen kann, dass man schon angenommen ist. Indem also der Mensch sich, angenommen, annimmt, nimmt er zuerst sein Angenommensein an« (Splett 1976, 40).

Mit Kindern singen wir zur Feier ihres Geburtstages: »Wie schön, dass du geboren bist.« Diese Erfahrung ist der gute Grund, »Ich« sagen zu können. »Ich« sagen können, setzt also voraus, das bereits andere sich mir gegenüber verhalten. Bevor wir »Ich« sagen konnten, wurden wir beim Namen gerufen und mit einem »Du« angesprochen und gleichsam von der Gegenseite her uns selbst gegeben und mit uns vertraut. Menschen haben »Du« zu mir gesagt und sie haben mich gemeint, sodass ich ihnen gegenüber »Ich« sagen und mich in meinem Eigensein sehen kann. Durch die Zuwendung anderer, durch ihre Anerkennung, haben wir uns selbst erkannt, durch ihre Anwesenheit sind wir unseres eigenen Wesens – nicht zuletzt im Gebrauch der Sprache – bewusst geworden.

Jede Anerkennung durch andere bedarf jedoch unserer eigenen Anerkennung, sie bedarf unserer Anerkennung, anerkannt (worden) zu sein. Auch die Zuwendung anderer und ihre Wertschätzung muss ich immer wieder *an mich* nehmen, soll sie denn in mir zur Wirkung kommen. Ich muss sie mir *zu eigen* machen, sonst werde ich mich den Bewertungen anderer unterwerfen. Ich bleibe in meiner Bedürftigkeit von ihnen abhängig stets darauf aus, immer wieder von ihnen bestätigt zu werden. Jede Kritik durch andere bedarf darum der eigenen kritischen Beurteilung.

So sorgen wir für uns selbst, indem wir die Zuwendungen anderer, deren Anerkennung oder auch Kritik nicht einfachhin übernehmen, sondern wahrhaftig und eigenverantwortlich dazu Stellung nehmen.

Sinn erfüllen

Der Mensch ist seinem Wesen gemäß darauf angelegt, über sich selbst hinauszugelangen. Die Sorge für die Seele schließt die Sorge um anderes und andere ein. Wer ein sinnerfülltes Leben sucht, der hat keine andere Wahl, als zu fragen, was sich durch ihn erfüllen soll. So verwirklichen wir uns selbst, wann immer wir aufgehen im Engagement, »ausgerichtet und hingeordnet auf etwas oder auf jemanden«, hingegeben an eine Person oder Aufgabe (Frankl 1997, 54). Selbstsorge umfasst somit die Selbstdistanz im Eigenverhältnis, wie auch die Selbsttranszendenz, die Hinwendung zum Anderen:

> »Nur in dem Maße, in dem wir uns preisgeben an die Welt und ihren Aufgaben und Forderungen, in dem Maße, in dem es uns um die Welt geht, nicht

> aber um uns selbst, um unsere Bedürfnisse, nur so erfüllen und verwirklichen wir uns selbst« (Frankl 2011, 112).

Sinn erfüllen heißt: »Werte verwirklichen«, nicht eigene Bedürfnisse zu befriedigen. Das Selbst braucht einen Sinn. Sinn aber besagt Richtung. Das Selbst lebt somit richtig, wenn es sich auf anderes als auf sich richtet. Indem also der Mensch auf anderes gerichtet ist, verwirklicht er sich selbst. »Die Tür zum Glück geht nach außen auf« (ebd., 82). Glück ist der Effekt unseres Engagements, wir können es nicht auf direktem Weg intendieren. Darin bekundet sich die Würde der Person, die nur bei sich sein kann, indem sie existierend und sich selbst transzendierend auf Werte bezogen ist. Selbst werden können wir nicht für uns selbst, sondern auf anderes und andere hin.

> »Es geht dem Menschen keineswegs einfachhin bloß um sich: um sich geht es ihm, weil es ihm um sein Gehen-um geht. *Aus* einem Sinn leben heißt *für* ihn da sein. Freiheit ist konkret Freiheit nicht einfach zu sich, sondern zu anderem und für den Anderen« (Splett 1976, 37).

In der Selbstsorge geht es um mich, um mein Selbstsein. Dieses Selbstsein aber ist auf Beziehung hin ein Selbst. Wir können nur »Ich« sagen im Gegenüber zu einem »Du«. Wir haben nicht an uns selbst genug. Wir wollen in die Welt hineinwirken und uns am Anderen bewähren und bewahrheiten. Selbstsein ist darauf aus, Sinn zu erfahren und zu erfüllen. Die Sorge um das eigene Sein sollten wir darum nicht verwechseln mit Selbstsucht oder Egoismus. In der Selbstsucht sind wir auf die Welt bezogen im Sinne eigener Bedürftigkeit, im Modus des Haben-Müssens. Wir beziehen die Welt auf uns. Der Selbstsüchtige wirkt nicht in die Welt, sondern erwartet etwas von ihr. Sie ist zuständig für sein Wohlergehen. Die Welt soll ihm entgegenkommen, statt dass er sich ihr zuwendet. Darum sollten wir unterscheiden: Sorge um sich selbst aus einem Wertbezug – oder Sorge aus bedürftiger bzw. ängstlicher Besorgnis.

Wer sich selbst gefunden hat und mit sich vertraut geworden ist, der kann sich auf andere verlassen. Wenn wir keine Sorge haben, uns selbst zu verlieren, dann sind wir in der Lage, uns auf andere einzulassen. Wenn ich weiß, was ich will, kann und soll, dann brauche ich nicht zu befürchten, von anderen »über den Tisch gezogen zu werden«. Wenn ich mich selbst erkenne und anerkenne, dann werde ich auch nicht (mehr) meine unbekannten oder nicht anerkannten Schattenseiten auf andere projizieren. Ich muss bei anderen auch nicht (bedürftig) nach Bestätigung suchen, weil ich mir selbst zustimmen kann. So bin ich frei, den Anderen zu fragen, ohne ihn bereits auf meine Vorstellungen und Erwartungen festzulegen. Ich kann ihn herausfordern, »Ich« zu sagen, ich kann für ihn sorgen, dass er selbst erscheinen kann.

Fürsorge

Wenn unsere Sorge auf einen anderen gerichtet ist, sprechen wir von Fürsorge. Wofür aber sorgen wir, wenn wir für andere sorgen?

Heidegger (2006, 122) unterscheidet zwischen einer »einspringenden-beherrschenden« und einer »vorspringenden-befreienden« Fürsorge. In der *einspringenden Fürsorge* nehmen wir dem Anderen seine Sorge ab, wir entlasten ihn, indem wir etwas für ihn besorgen. Wir treten an seine Stelle. Wir übernehmen für ihn Verantwortung.

In der *vorausspringenden Fürsorge* vertreten wir den Anderen darin, sich selbst zu vertreten. Unsere Sorge für ihn ist die Sorge um sein eigenes Selbst. Vorausspringend ist diese Fürsorge, weil sie dem Anderen sein eigenes Selbstsein-Können als Ziel vorhält. Sie ist der Appell an seine Freiheit und Verantwortung. Diese Fürsorge will ihn zur Selbstbestimmung, zur Selbstständigkeit anleiten. Das heißt: hinsichtlich der Selbstsorge des Anderen besorgt zu sein. Es geht also der vorausspringenden Fürsorge nicht darum, dem Anderen etwas abzunehmen, sondern seine Verantwortlichkeit für sich selbst, für sein eigenes Leben, Fühlen, Denken, Befinden, Verhalten zu fordern und zu fördern. Sie ist das Ethos unseres Daseins in der Welt, das bei gegenseitiger Hilfe, die eigene Unabhängigkeit wie auch die Unabhängigkeit des Anderen gewährt und bewahrt. Mit einer vorspringenden und befreienden Fürsorge wird der Einzelne in seinem Eigensein angesehen und zur Rechtfertigung seines Handelns herausgefordert. Daraus lässt sich ein ethischer Imperativ ableiten, wie ihn Jaspers (zit. n. Burkhard 1982, 126) formuliert: »Ich will, dass jeder sei, wie ich zu werden mich bemühe, in seiner Wahrheit er selbst zu sein!«

Gesehenwerden und Angesehensein

Gesehenwerden und Angesehensein gehören zu den grundlegenden Erfahrungen, die unserem Eigenwesen und unserer Selbstgewissheit vorausgehen. Wir sind darauf angewiesen, beachtet und geachtet zu werden. Tief verwurzelt ist unserem menschlichen Wesen das unendliche Verlangen, als jemeinige und einmalige Menschen erkannt und anerkannt zu werden. Den Glanz in den Augen der Mutter zu sehen, diese Grunderfahrung, ist vor allem im Säuglingsalter für die kindliche Entwicklung wesentlich und lebenswichtig. So werden wir uns selbst gegeben, indem wir im Vis-à-vis der Menschen Beachtung finden.

Wie oft aber versuchen wir uns hinter allen möglichen Profilen und Fassaden zu verbergen, weil wir befürchten müssen, bloßgestellt, beschämt oder durchschaut zu werden. Menschen, die übersehen wurden, neigen zu Selbstdarstellung. Sie schauen nicht auf sich. Sie sind vielmehr damit beschäftigt, wie sie bei anderen Wirkung erzeugen, wie sie bei ihnen »ankommen«. Viele Menschen sind mit der Fantasie beschäftigt, was andere über sie denken. Sie führen ein Schattendasein, weil sie nicht in Erscheinung treten, weil sie sich hinter Fassaden (einem »Image«) verbergen. Ihnen ist darum der Zugang zu sich selbst verschüttet. Sie können sich selbst nicht sehen und Eigenes erkennen. Sie sind bemüht, sich selbst im Anderen zu finden. Wieder andere wollen gesehen werden mit dem, was sie zu *bieten* haben. Sie gehen sich zunehmend selbst verloren, weil sie meinen, anderen etwas vorweisen zu müssen, das sie selbst nicht sind. Sie entfremden sich selbst, weil sie nicht auf sich schauen, sich nicht am Eigenen orientieren, sondern an den Ansprüchen oder Erwartungen (internalisierter) anderer. Häufig stehen im Hintergrund psychische Verletzungen: Verunsicherungen durch nicht Gesehenwerden oder auch durch Übersehenwerden, durch Verkennung und Missachtung, nicht zuletzt durch Bloßstellung und Beschämung. So wird der Zugang zu sich selbst verschüttet. Man kann sich selbst nicht sehen und Eigenes erkennen und ist auch nicht fähig, andere als Gegenüber, als ein »Du« wahrzunehmen und zu erfahren. Mitunter sind es tragische Geschichten, wo immer Menschen sich verzweifelt bemühen, Aufmerksamkeit zu erhalten, und sie doch zunehmend vereinsamen, weil nur das, was sie meinen, anderen vorweisen zu müssen, nicht in eigenen Wertbezügen und Beweggründen verwurzelt ist. Die Verweigerung des Blicks, das Sichabwenden (»Geh' mir aus den Augen!«), das Übersehenwerden wie auch das Von-oben-herab-angeschaut-Werden oder das Durchschautwerden (Missachtung, Demütigung, Diffamierung, Beschämung) hat kränkende Auswirkungen und schmerzliche Folgen in der Seele eines Menschen.

Folgen mangelnder Beachtung werden unter anderem mit dem Begriff »Narzissmus« bezeichnet, ein Phänomen, das heute kollektive

Ausmaße angenommen hat. Ein narzisstisch, selbstbezogenes Verhalten ist ein Bewältigungsversuch, das Gefühl und die Erfahrung mangelnder Beachtung bzw. der Verkennung auszugleichen. Es ist der verzweifelte Versuch, von anderen wahrgenommen und anerkannt zu werden. Was geschieht, wenn man in seiner Eigenart (in seinem Sosein, seinen eigenen Beweggründen etc.) nicht gesehen wird? Man richtet seine Antennen nach außen, reagiert auf die Bedürfnisse anderer (auf die Introjekte verinnerlichter Ansprüche und Erwartungen), man passt sich an, um dem zu entsprechen, was von anderen gewünscht und erwartet wird. So aber wird man gesehen in seiner Funktionalität und seinen Fähigkeiten. Man wird gesehen mit allem, was man »zu bieten« hat. Im ständigen Bemühen aber, bei anderen »anzukommen«, verliert der Mensch sich selbst.

Das Eigene bewahren

Immer wieder werden wir in unserem Alltagsleben mit Erwartungen und Ansprüchen anderer konfrontiert, denen gegenüber wir uns abgrenzen müssen. Es ist immer wieder notwendig Grenzen zu setzen, um das Eigene, das einem wertvoll ist, zu schützen. Wir wollen anderen verbunden bleiben und dennoch unser Eigenes bewahren. Um mich abgrenzen zu können, muss ich jedoch das Eigene kennen und geborgen haben. Dann erst kann ich es vor anderen vertreten. Der Gegensatz zum Grenzensetzen ist die Anpassung, mit der wir uns bemühen, »es allen recht zu machen«. Anpassung ist der sicherste Weg in Widerspruch zu sich selbst zu geraten. In der Anpassung gerät das Leben unter das Diktat der Pflichterfüllung und des Gehorsams. Es wird zur Last. Häufig steht dahinter die Angst, Wertschätzung durch andere zu verlieren, von ihnen abgelehnt oder verlassen zu werden. Um uns abgrenzen zu können, brauchen wir einen guten Grund. Unserem »Nein« einem anderen gegenüber geht ein »Ja« voraus: das »Ja« zu mir selbst, ein »Ja« zu dem, was wir wesentlich und wert erachten. Abgrenzung braucht Selbsttreue, um sagen zu können: »Ich stehe zu mir, ich stehe zu meinem Wort, ich halte meine Versprechen!« Selbsttreue bedeutet, in Übereinstimmung zu leben mit seinen Überzeugungen und Einstellungen, auf sich und seine Bedürfnisse zu achten: Nichts mit sich machen lassen und sich selbst nichts vormachen.

Auf seine eigenen Gefühle achten

Die Sorge um die eigene Seele ist auf unser Selbst-sein-Können hin ausgerichtet. Das bedeutet: mit innerer Zustimmung das je Eigene leben. Zustimmung aber setzt Verstehen voraus, ein Selbstverständnis, das wir gewinnen wollen und bewahren sollen. Dazu bedarf es einer Wachsamkeit und Achtsamkeit auf unsere eigenen Gefühle. Wir sind fühlend an unserem Alltagsgeschehen beteiligt: Am Guten und Schönen werden wir Gefallen finden und uns (auch mit anderen) darüber freuen. Wir müssen Verluste erleiden und werden darüber traurig sein. Andere Menschen werden uns Verletzungen zufügen, und wir werden durch ihre Missachtungen gekränkt sein oder enttäuscht. Über Ungerechtigkeiten werden wir uns mithin empören. Die Versäumnisse anderer werden wir beklagen, und wir werden Schuld empfinden am eigenen Versagen.

Mit den Höhen und Tiefen wechselnder Befindlichkeiten erleben und erleiden wir unser Dasein in allen seinen geschichtlichen Erscheinungen und persönlichen Schicksalen. So befinden wir uns stets im Modus einer bestimmten emotionalen Verfassung. Selbst theoretisch betrachtend befinden wir uns emotional in einer Ruhe des Verweilens. Immer wieder sind wir fühlend ausgerichtet in allem, was wir vornehmen oder übernehmen. Wir kennen wahrscheinlich alle das erhebende Gefühl einer heiteren und vielleicht euphorischen Gestimmtheit, die uns beschwingt, und wir kennen das bedrückende Gefühl einer Bedrängnis, einer Enttäuschung oder Traurigkeit. Mitunter erleben wir mögliche Schwankungen zwischen diesen beiden Grundemotionen. Wir fühlen uns zuweilen beschwert und niedergeschlagen und wiederum erleichtert und ausgelassen. Meistens sind es äußere Anlässe und Gelegenheiten, die verschiedene Gefühle in uns auslösen, die eine innere emotionale Resonanz hervorrufen. So erfahren wir uns in einer Welt, die uns in unserem subjektiven Erleben bewegt, sodass wir uns dem einen zuwenden oder anderes abweisen.

Es wäre schwer zu ertragen, wenn die im Äußeren wahrgenommene Welt an uns selbst wirkungslos bleiben müsste, wie es einer depressiven Verstimmung symptomatisch ist. Der depressive Mensch fühlt sich nicht mehr gemeint und angesprochen. Er kann sich nicht (mehr) zu etwas hinbewegen lassen. Er bleibt unerreicht und unberührt in einer Welt der Tatsachen und isolierten Sachverhalte, die festgestellt werden, ohne daran teilzunehmen. Hier befinden sich Menschen in einer Welt des Faktischen, im räumlichen Nebeneinander und zeitlichem Nacheinander isolierter Sachverhalte, die über ihr bloßes Vorhandensein bedeutungslos bleiben und nichts weiter zu sagen haben. Lebendigkeit geht dort verloren, wo man bloße Tatsachen registriert und aneinanderreiht. Denn nur im Zwischenraum emotionaler Resonanzen kann die Wirklichkeit zur Wirkung kommen, wo immer wir fühlend auf Wertvolles ausgerichtet sind, das uns in Bewegung bringt.

Unsere Emotionen sind notwendig, um sich dem Leben zuwenden zu können, denn die innere Welt der Gefühle gibt unserem Dasein seine wertbezogene Bedeutsamkeit. Darum werden wir nicht allein Sachverhalte feststellen, vielmehr wollen wir die Dinge in ihrer Wertigkeit erfahren. Was uns im Leben werthaft erscheint, das muss unseren Gefühlen zugänglich sein, das kann nur fühlend verstanden werden. Quantitaten lassen sich rational berechnen, Qualitäten aber können uns nur emotional erreichen. Von Scheler (1980, 261f.) wurden vor allem die Werte als objektive Wesensgehalte bezeichnet, die sich in »intentionalen Gefühlen« repräsentieren, die also fühlend wahrgenommen und in ihrer objektiven Geltung subjektiv erfasst werden. Im Wertfühlen erschließt sich uns die Welt der Werte in ihrer unmittelbaren Wirklichkeit, die dem Verstand unzugänglich bleibt. Werte sind Scheler zufolge eigenartige Qualitäten, nicht identisch mit unseren psychischen Akten, sondern Sinngestalten, die in sich selbst gegründet sind. Scheler hat den »intentionalen Gefühlen« eine Erkenntnisfunktion zugesprochen. Fühlend werden wir mit Werten vertraut, auf die hin wir unser Handeln und Verhalten ausrichten können. Unsere Emotionen, Gestimmtheiten, Affekte und Empfindungen haben einen »phänomenalen Gehalt«, sie haben uns etwas zu sagen, sie wollen uns auf Wesentliches hinweisen. Gefühle informieren uns über das, was unserem leiblichen Wohlergehen oder Überleben, unserer Vitalität förderlich ist. Gefühle sind zugleich auch Indikatoren für das, was wir als »Qualität«, oder wertvoll empfinden, worauf wir unser Leben existenziell ausrichten wollen und sollen.

Werte lassen sich darum als »Wege zum Sinn« bezeichnen (vgl. Frankl 2011, 91f.), sodass der Logotherapie und Existenzanalyse daran gelegen ist, den jeweiligen, situativen Wert zu »bergen«, der in einem Gefühl korreliert. Diesen gehobenen Wert gilt es dann in seiner Lebensrelevanz zu verstehen, damit er in einer konkreten Situation verwirklicht werden kann. So gehen wir davon aus, dass jede sinnvolle Lebensgestaltung an das Auffinden und Umsetzen von Werten gebunden ist, die den Menschen in seinem Handeln und Verhalten bewegen, die als »Wege zum Sinn« richtungweisend sein können.

> »Was uns bewegt, das sind die Werte, die sich in unserem Erleben emotional repräsentieren, auf die nicht zuletzt unser Verstehen gerichtet ist« (Längle 1994, 30).

> »Emotionalität ist eine qualitative Repräsentanz des Erlebnisinhaltes und stellt genau jene Verbindung zur Sachlichkeit dar, durch die diese lebendig wird. Hier wird das, ›Was‹ in seinem ›Wie‹, d.h. in seiner Bedeutung für das eigene Leben erfasst« (ebd., 40)

So kann sich zum Beispiel im Gefühl einer Angst abbilden, was wir im Leben bewahren sollen oder zu gewinnen suchen. Im Gefühl der Trauer wird ein äußerer Wert, der verloren gegangen ist, verinnert und im Gegenwärtig-Gewesenen geborgen. Schuld- oder Schamgefühle können unserem Verstehen bekunden, dass wir uns selbst oder anderen Schaden zufügen oder dass wir uns vor Übergriffen anderer schützen sollten. Trauer ist Traurigsein über etwas, Leiden ist ein Erleiden an etwas, Angst ist ein Fürchten vor etwas. Immer sind es ganz bestimmte intentionale Gefühle, die auf einen Erlebensinhalt gerichtet sind, auf das, worum es uns eigentlich geht. Intentionalität bedeutet, das zum Wesen des Gefühls die Gegebenheit des Gefühlten gehört, zur inneren Wahrnehmung das Wahrgenommene, zum Erleben der Erlebnisinhalt, zum äußeren Geschehen das subjektive Korrelat emotionaler Resonanz. Die Gefühle sagen uns, woraufhin wir unser Leben ausrichten wollen. Darum sollten wir achtsam sein, um wahrzunehmen, was uns bewegt, damit wir uns selbst nicht verloren gehen. Unsere Gefühle haben Hinweischarakter, sie weisen uns auf etwas hin, was uns wertvoll und wichtig ist, was wir bewahren oder gewinnen wollen.

Jedoch können wir nicht immer oder sogleich sagen, worauf uns die eigenen Gefühle verweisen. Nicht immer ist unserem emotionalen Erleben offenbar, woran uns gelegen ist. Wir modernen Menschen haben gelernt, rational zu entscheiden und unser Handeln mit sachlichen Argumenten zu begründen, oder auch auf äußere Reize mechanisch zu reagieren, wie es in einer funktionalisierten Welt erforderlich erscheint. Wir sind weithin unbeholfen, die eigenen Gefühle wahrzunehmen und zu verstehen. Manchmal müssen wir unseren Gefühlen erst noch auf den Grund gehen, um ihre Beweggründe zu erkennen, die unserem Erleben immanent sind. Darum fragen wir nach dem »phänomenalen Gehalt« unseres Erlebens, was im Bewegtsein eines Menschen das Bewegende ist, und dieses wird sich als ein Beweggrund erweisen, der auf Wertvolles hin ausgerichtet ist. Emotionen haben je ihre eigene Verstehensweise, die uns die Wirklichkeit zu erschließen vermag. Sie sind der »Ort«, in dem sich unser Bezug zum Sein und zur Welt ereignet. Sie vermitteln uns in Form einer fühlenden Wahrnehmung, wie uns zumute ist, wie wir uns befinden in dieser Welt.

Was uns die Emotionen in ursprünglicher Weise erschließen, darauf können wir in der Ausrichtung unseres Lebens Bezug nehmen. Unsere existenziellen Möglichkeiten sind nicht darin erschöpft, dass wir uns dem pathischen Erleben überlassen. Vielmehr bedeutet Verstehen auch, dass wir uns in einem interaktiven Austausch befinden, im Dialog mit den inneren und äußeren Gegebenheiten, denen gegenüber wir in personaler Freiheit Stellung nehmen. Erst durch diese innere Stellungnahme eröffnet sich die Dimension authentischen Handelns.

Entscheidungen treffen – mit Entschiedenheit handeln

Existenzanalyse möchte den Menschen befähigen, mit innerer Zustimmung zum eigenen Handeln und mit Entschiedenheit leben zu können. Jeder ist für das Gelingen seines Lebens selbst verantwortlich. So stehen wir uns selbst immer wieder bevor. Unser menschliches Dasein ist wesentlich ein Werden in der Zeit. Wir bewegen uns stets vorwärtig auf etwas hin, das wir zu bewahren suchen, das wir gewinnen oder bewirken wollen. Selbstsein ist, was es sein kann, ein Sich-vorweg-Sein oder auch Möglichsein, sodass wir uns im Horizont der Zeitlichkeit (Zukünftigkeit) zu unseren eigenen (faktischen) Möglichkeiten verhalten müssen.

So ist jeder Einzelne an sich selbst gewiesen, er ist auf sich allein gestellt. Wenn er sich selbst nicht entscheiden kann, entscheiden andere oder auch die sogenannten »Umstände« über ihn. Wollen wir unser Leben selbst bestimmen, dann erfahren wir uns in unserer Einmaligkeit, und wir müssen damit zugleich auf uns nehmen, »einsame Entscheidungen« zu treffen.

Jetzt liegt es an uns, an jedem Einzelnen selbst, darüber zu entscheiden, wer wir sein und werden wollen, wer wir zukünftig gewesen sein werden. Worüber wir heute entscheiden, weist in unsere Zukunft und wird zugleich Vergangenheit, die uns wiederum als Wirklichkeit unseres Gewordenseins bevorsteht. Mit jeder Wahl wählt der Mensch sich selbst. Der Mensch entscheidet nicht nur etwas, sondern immer auch über sich. Wir verwirklichen uns selbst in der Wahl unserer Möglichkeiten. Entscheidend schreiben wir unsere Biografie. Mit je seinem eigenen Schicksal ist der Mensch in die

Entscheidung gestellt, seinem Leben zuzustimmen und es zu gestalten. Uns ist damit aufgegeben, innerhalb unserer Bedingungen, Bindungen und Anhängigkeiten, den Raum der Freiheit immer wieder zu ermessen, nach dem Möglichen zu fragen, das darin Wertvolle aufzuspüren und es zu verwirklichen. Aus den Entscheidungen erwächst nicht nur eine bestimmte Lebensgestaltung, sondern auch Lebenshaltung.

Grundlage meiner Entscheidungsfähigkeit ist die Freiheit, überhaupt etwas wählen zu können. Aufgrund unserer ontologischen Bestimmung als freie Menschen sind wir für unser Handeln verantwortlich und haben dafür Rechenschaft zu geben und Konsequenzen zu übernehmen. Wie oft delegieren wir unsere Entscheidungen an andere, an das »Man«, an die Umstände, an die »Alternativlosigkeit«, an alle möglichen Instanzen, Traditionen, Gesetze, Regeln usw. Wenn ich mich aber nicht entscheide, entscheiden andere über mich. Eine Entscheidung ist damit bereits gefallen: sich anderen auszuliefern. Wie viele Entscheidungen sind lediglich Antwort bzw. Reaktion auf (unbewusste) Ängste, die wir dann abwehrend rationalisieren oder idealisieren, die sich unter dem Gewand unserer Prinzipien, Theorien etc. verbergen. Zumeist versuchen Menschen ihre Angst zu kompensieren, indem sie sich verallgemeinern. Sie greifen nach äußeren Werten, nach Normen und Gesetzen, die sie übernehmen und internalisieren. So wirken sie selbst auf eine abwehrende Weise ihrer eigenen Werterfahrung entgegen und übergehen sich selbst. Wollen wir unser Leben selbst bestimmen, dann geht es nach uns. Wir erfahren uns in unserer Einmaligkeit und müssen zugleich auf uns nehmen, einsame Entscheidungen zu treffen.

Literatur

Burkhard, F.-P. (1982). *Ethische Existenz bei Karl Jaspers. Würzburger Wissenschaftliche Schriften, Bd. XIII*. Würzburg: Königshausen & Neumann.

Eckstein, F. (1974). *Abriss der griechischen Philosophie*. Frankfurt/M.: Hirschgraben.

Fahrenbach, H. (2000). Philosophische Anthropologie – Ethik – Gesellschaftstheorie. Grundzüge einer anthropologisch-ethisch zentrierten Philosophie. In R. Brunner & P. Kebel (Hrsg.), *Anthropologie, Ethik und Gesellschaft* (182–234). Frankfurt/M.: Campus.

Frankl, V.E. (1984). *Der leidende Mensch. Anthropologische Grundlagen der Psychotherapie*. München: Piper.

Frankl, V.E. (1997). *Der Wille zum Sinn*. Bern: Huber.

Frankl, V.E. (2011). *Ärztliche Seelsorge. Grundlagen der Logotherapie und Existenzanalyse.* München: dtv.
Heidegger, M. (2006). *Sein und Zeit.* Tübingen: Niemeyer.
Jaspers, K. (1971). *Einführung in die Psychologie.* München: Piper.
Kolbe, C. (2014). Person und Struktur. Menschsein im Spannungsfeld von Freiheit und Gebundenheit. *Existenzanalyse, 31*(2), 32–40.
Krohn, D. (1989). *Das sokratische Gespräch. Ein Symposium.* Hamburg: Junius.
Längle, A. (1994). Emotion und Existenz. In ders. (Hrsg.), *Emotion und Existenz* (20–40). Wien: GLE-Verlag.
Längle, A. (2008). *Existenzanalyse.* In ders. & A. Holzey-Kunz, *Existenzanalyse und Daseinsanalyse* (29–180). Wien: facultas.
Müller, K. (2008). *Glauben – Fragen – Denken, Bd. II: Weisen der Weltbeziehung.* München: Aschendorff.
Niggemeyer, M. (1982). *Christwerden wie geht das? Der Weg als Symbol des Glaubens.* München: Pfeiffer.
Precht, R.D. (2017). *Erkenne dich selbst. Eine Geschichte der Philosophie, Bd. 2.* München: Goldmann.
Scheler, M. (1980). *Der Formalismus in der Ethik und die materiale Wertethik.* Bern: Franke.
Splett, J. (1976). *Lernziel Menschlichkeit. Philosophische Grundperspektiven.* Frankfurt/M.: Knecht.
Theunissen, M. (1977). *Der Andere. Studien zur Sozialontologie der Gegenwart.* Berlin: de Gruyter.

»In der Schwebe des Lebendigen«

Zur Freiheit und Unverfügbarkeit der Person

Person: Subjekt der Freiheit

Die Existenzanalyse versteht den Menschen wesentlich als Person. Sie ist Subjekt der Freiheit, die uns zu einem verantwortlichen Handeln befähigt in allen Beziehungsweisen unseres Daseins in der Welt. Wir sind potenziell frei, im existenziellen Vollzug verstehend und zustimmend, unser Leben zu führen und sinnstiftend zu gestalten. Weil aber der Mensch sich selbst bestimmen kann und muss, darum lässt sich die Person im Horizont des Möglichen mitnichten als Vorhandenes definieren. Wissenschaftlich können wir sie weder beweisen noch widerlegen; wie wir auch nicht in der Lage sind, sie empirisch festzustellen oder gegenständlich zu erfassen (vgl. Kolbe 2019, 6f).

Die Person ist allem Vorkommenden ontologisch zuvorkommend ein spezifisch humanes Phänomen, das allein der Anschauung von sich selbst her evident erscheint. Darum muss dem menschlichen Dasein die Orientierung am Vorhandenen, an habituellen Eigenschaften oder metaphysischen Prädikationen versagen, weil die Person dem Dasein gemäß nur geschichtlich existierend verstanden werden kann. So ist dem Menschen aufgegeben, sein Leben zu führen unter Voraussetzung seiner Freiheit, die unabhängig wirkend ist von fremden, sie bestimmenden Ursachen, die ihn dazu befähigt, einen Zustand von selbst anzufangen und zu verändern (vgl. Kant 1966b, 488ff.). Nun bleibt sich der Mensch mit zunehmender Bewusstheit der zeitlichen und geschichtlichen Dimension seines Daseins prinzipiell eine offene Frage, was er als frei handelndes Wesen aus sich selbst machen kann und soll (vgl. Brunner & Kebel 2000, 200).

Für diese Grundverfassung menschlicher Seinsweise sind im Kontext philosophischer Besinnung Wesensbestimmungen bezeichnend, die sich im Begriff der Person zentrieren und die das »Freie im Menschen« (Frankl

1997, 153ff.) zu begründen suchen. Als »unendlicher Geist«, so konnotiert Kierkegaard (1955, 53f.), sei der Mensch ein »Selbst im Werden«, oder wie Heidegger (2006, 26f.) sagt: »Existierendes Dasein«. Von Sartre (1994, 173f.) kennen wir die Formel des »Existierenden Bewusstseins« oder des »Für-sich-Seins«, und Jaspers (1971, 50f.) bestimmt das Wesen des Menschen als »Dasein möglicher Existenz« wie auch als »Selbstsein in Freiheit«. Bei allen Differenzen und ihrer unterschiedlich akzentuierenden Bedeutungen ist diesen existenzphilosophischen Formeln gemeinsam, dass der Mensch sich als endliche Freiheit existierend zu sich selbst und seinem Sein verhält und verhalten muss.

So erschließt unser Dasein dem Verstehen ein Sein-Können, das wir im Vollzug freier Entscheidungen auf eine ungewisse Zukunft hin entwerfen und verwirklichen. Damit müssen wir immer wieder im Wandel der Zeiten und stets noch im Werden die je eigene, unvertretbare Antwort geben auf die Frage, wer wir sein und werden wollen.

Die Bürde der Freiheit

Kierkegaard (1995, 9ff.) hat diese anthropologische Bestimmung in ihrer dialektischen Struktur als ein »Verhältnis« definiert, »das sich zu sich selbst verhält«, insofern der Mensch im reflexiven Bewusstsein eine Synthese setzt von Zeitlichem und Ewigen, von Freiheit und Notwendigkeit.

Jedem Einzelnen ist damit aufgegeben, diese antagonistischen Gegensätze in sich zu vereinen, sodass wir alle diese Synthese einer »endlichen Unendlichkeit« im gegenwärtig gelebten Leben vollziehen müssen und somit zugleich die Bürde der Freiheit auf uns nehmen. Als Bürde ist die Freiheit stets im Unbestimmten beheimatet und mit der Angst verbündet, an der Endgültigkeit unserer Entscheidungen schuldig zu werden und an unseren unendlichen Ansprüchen zu scheitern. Die Freiheit führt den Menschen in Gefahr, das eigene Selbst im Allgemeinen zu verfehlen, insofern wir im Endlichen befangen bleiben wie denn im Unendlichen bedingungslos und ungebunden. Diesseits sind wir geneigt, uns auf das Notwendige und Begrenzende festzulegen und jenseits des Bestehenden und Beständigen uns im Möglichen und Beliebigen zu verlieren. Alle Versuche, der Freiheit auszuweichen, den Antagonismus einseitig aufzulösen und einen der gegensätzlichen Pole absolut zu setzen, müssen zu einem Missverhältnis führen im verzweifelten Bemühen, man selbst sein zu wollen, um sich zugleich dem Wagnis des Selbstwerdens zu verweigern.

So lassen sich verschiedene Fehlhaltungen der Freiheit im Vollzug ihrer Selbstverneinung als Grundformen der Angst verstehen und als solche beschreiben, wie sie im Modus psychodynamischer Abwehrmechanismen, in Copingreaktionen oder auch neurotischen Bewältigungsmustern erscheinen. In der Befindlichkeit der Angst und ihrer existenziellen Bedeutung bekundet sich mithin auf drastische Weise, dass ich mich selbst als Grund meines Handelns übernehmen muss und doch nicht das Meine aus mir und meinen Möglichkeiten mache.

Der Mensch ist »verurteilt, frei zu sein«, so hat es Sartre (1994, 950) provokant formuliert. Die Freiheit ist, wie er sagt, »Faktum unserer Existenz«. Sie geht allen unseren Anfängen voraus, sodass wir keine Wahl haben, uns als freie und verantwortliche Menschen zu erfahren und zu vertreten. Darin sieht die philosophische Anthropologie im Gefolge Schelers (1991, 38) das zentrale Wesensmerkmal und zugleich die Sonderstellung des Menschen, dass er zu handeln in der Lage ist, schöpferisch, vorausschauend und entscheidend, sich in Freiheit auf Werte hin auszurichten. Als freie Menschen haben wir die potenzielle Fähigkeit, weltoffen und in »existenzieller Entbundenheit« dem physischen Faktum wie auch dem psychischen Befinden entgegenzutreten, und uns den geschichtlichen Gegebenheiten wie unserem eigenen Schicksal gegenüber zu verhalten. Wir können Zäsuren setzen, Reaktionen verzögern, und »entbunden vom Bann des Unmittelbaren« Mögliches denken und Neues anfangen.

Diese potenzielle Fähigkeit, mit den Bedingtheiten seines Daseins umgehen zu können, hat Frankl (1997, 115) als die »Dimension des Geistigen« bezeichnet und damit die Person als das »Freie im Menschen« definiert: »Niemals geht der Mensch in seiner Faktizität auf, Mensch sein heißt, nicht faktisch, sondern fakultativ sein [...,] unsere Wirklichkeit ist eine Möglichkeit und unser Sein ist ein Können, ein Immer-auch-anders-werden-Können.« So sind wir unserer Freiheit gewiss immer wieder vom Leben gefragt und zum Engagement herausgefordert, daran mitzuwirken, den Freiheitsraum der Menschen zu erweitern in allen Lebensbereichen und im Besondern, wo sie diffamiert, bedrängt oder bedroht werden. Als Gefragte aber können wir nicht indifferent bleiben. Wir müssen mit Entschiedenheit antworten auf die jeweilige und einmalige Situation, in die wir in unserem geschichtlichen Dasein »geworfen« sind.

Nun wird es nicht beliebig sein oder belanglos, was wir im Anwesenden unternehmen oder unterlassen, weil denn alle Bewandtnisse der Gegenwart auf eine Zukunft verweisen, die uns als Wirklichkeit unseres Gewordenseins morgen schon bevorsteht. Jetzt kommt es darauf an, präsent zu sein, an einem bestimmten Ort und zur gegebenen Zeit wahrnehmend und gegenwärtig, um uns dem Wesentlichen und Wertvollen hinzuwenden. Heute jedoch können wir noch nicht die Antwort wissen, die morgen erst einer entgegenkommenden und zukünftigen Zeit möglich und angemessen ist. Darum wurde das Wegmotiv als Metapher für den Menschen bezeichnend Signum unserer Daseinsweise in der Welt, die zwischen Herkommen und Hingehen unter dem Vorbehalt des Unverfügbaren steht.

Personsein im begegnenden Dialog

Der Wegcharakter unseres Lebens entspricht einer dynamischen Sicht, wie sie im geschichtlichen Bewusstsein existenzphilosophischer Besinnung begründet wurde, die schließlich im »Neuen Denken« eines dialogischen Selbst- und Weltverständnisses wirksam geworden ist (vgl. Heinze 2011, 11f., 62f.). Zu dieser Entwicklung hat ein Personbegriff beigetragen, der von Scheler (1991, 48f.) ausgehend unser menschliches Dasein als »Werdewirklichkeit« zu erfassen sucht. Scheler zufolge lebt die Person im reinen Vollzug intentionaler Akte, die im Horizont der Lebenswelt wie im unmittelbaren, aktuellen Erleben auf Beziehung und Begegnung ausgerichtet sind, die wir in Gemeinschaft mit anderen »Freiheitswesen« erfahren.

Bezeichnend für unser Dasein ist darum dem »Neuen Denken« ein Personbegriff, der die Verbundenheit mit der Welt zum Ausdruck bringt, die das Zusammenleben und Alltagsleben der Menschen ontologisch fundiert (vgl. Böckenhoff 1970, 401ff.). Dieses Mitsein umfasst alle Formen zwischenmenschlicher Zuwendung wie auch der Abweisung oder Abwesenheit, die wir mitunter leidvoll erfahren, wenn der Andere fehlt, vielleicht dass er sich entfernt oder wir uns allein gelassen fühlen. Selbst für den Einsiedler Robinson, der auf einer einsamen Insel lebt, ist das Alleinsein ein Fehlen des Anderen, das nur möglich ist, weil unser Dasein dem Menschen gemäß Mitsein bedeutet. Heidegger (2006, 118) hat diese anthropologische Verfasstheit unseres In-der-Welt-Seins prägnant formuliert: »Allein sein kann nur ein Wesen, das von Natur in Gemeinschaft lebt [...]. Dasein ist wesenhaft Mitsein, denn die Welt ist die, die wir mit anderen teilen.«

Wir haben mit ihnen zu *tun* im praktischen Leben zunächst und zumeist in unserem umsichtigen Belangen, im Besorgen der Dinge, wie in allem, was wir betreiben. So übernehmen wir immer schon eine mitmenschlich vermittelte Welt, die uns mit ihren Konventionen und Traditionen durch andere vertraut geworden ist, sodass wir im Bewährten und Gewohnten uns beheimaten können und Halt erfahren (vgl. ebd., 121ff.). Wir sind eingebunden in die faktischen Verhältnisse und Verweisungszusammenhänge unserer geschichtlichen Gegenwart und aufeinander angewiesen in der helfenden Verbundenheit und Verbindlichkeit einer solidarischen Gemeinschaft. Dieses Selbstverständnis unseres In-der-Welt-Seins im Besorgen der Dinge und »einspringender Fürsorge« im Mitsein (ebd., 122) übergeht jedoch den anderen, der um seiner selbst willen Bedeutung gewinnt, der als Person wahrgenommen und wertgeachtet sein will (vgl. Buber 1982, 102f.; Binswanger 1993, 59ff.). Im Allgemeinen geht es nicht um diesen oder jene und somit auch nicht um ein personales Du im Gegenüber, sondern um jedermann, der als unbestimmter Einzelner im System umfassender Funktionen und berechenbarer Umgangsformen je austauschbar und zu ersetzen ist.

Die Person aber ist besonders, in sich selbst gegründet, und sie hat doch nicht an sich selbst genug. Sie ist relational und intentional auf ihre Welt und Mitwelt bezogen ihrem Wesen gemäß »Ich« eines »Du« im Dialog (vgl. Buber 1982, 105ff.). Beides, sich gegeben und anderen gegenüber sein, Subjektivität und Relationalität, ist zugleich die der Person zugehörende Seinsweise, in der die Möglichkeit geborgen liegt, dass sich Selbstsein und Freiheit des Einzelnen in der Einheit des Miteinander verwirklichen. Die im Mitsein begründete Hinwendung zu anderen ist konstitutiv für unser Personsein, eine anthropologische Konstante und gleichursprüngliche Gegebenheit, die Martin Buber (1983, 27) als das »eingeborene Du« bezeichnet, das unserem Dasein zuvorkommend ist. Diesem dialogischen Prinzip zufolge gewinnt die Person ihre eigentliche Wirklichkeit nicht von sich selbst, sondern vom anderen her in der Einheit des Menschen mit den Menschen und ihrem Zusammenwirken in einer gemeinsamen Welt.

Durch die Zuwendung anderer, durch ihre Anerkennung haben wir uns selbst erkannt, durch ihre Anwesenheit sind wir unseres eigenen Wesens nicht zuletzt im Gebrauch der Sprache bewusst geworden. So geschieht im Begegnenden, was wir alle in unserer Entwicklung und unserem Selbstwerden bereits erfahren haben: Bevor wir »Ich« sagen konnten, wurden wir beim Namen gerufen und angeredet gleichsam von der Gegenseite her uns selbst gegeben und mit uns vertraut. Menschen haben »Du« zu mir gesagt, und sie haben mich gemeint, sodass ich ihnen gegenüber »Ich« sagen und mich in meinem Eigensein sehen kann.

Ein anthropologisches Konzept, das den Begegnungscharakter menschlicher Existenz in den Vordergrund stellt, qualifiziert nun auch existenzanalytische Beratungspraxis als einen Prozess personaler Gesprächsführung, die im Dialog dem anderen die Freiheit lässt, von sich zu sagen, die ihn in seinem Erleben und Erleiden zu verstehen sucht (vgl. Längle 2008, 122f.). Hier wird der andere in seinem Eigensein angesehen, wie auch wir ihm gegenüber sind, sofern wir »Ich« und »Du« sagen, uns selbst mitteilen und den anderen meinen. Im begegnenden Dialog werden wir uns dem anderen zuwenden in der Wechselseitigkeit von Wirkung und Antwort und somit an seinem Erleben mitfühlend und verstehend Anteil nehmen.

Unter dem Vorbehalt des Unverfügbaren

Miteinander aber sind wir nicht schon eines Sinnes oder gleicher Meinung uns verbunden im gemeinsamen Einvernehmen. Vielmehr begegnen wir uns in einer personalen Gegenseitigkeit mit je eigenen Erlebnisweisen, Beweggründen und Bewertungen, die jedem Menschen meinesgleichen Respekt abverlangen. Mithin kommen wir uns vis-à-vis *ent*gegen aus unterschiedlichen Richtungen und jeder seines Weges von besonderer Seite, sodass wir unserem Verstehen immer auch fremd und verborgen bleiben. Vom anderen her ist uns eine Grenze gesetzt, die es uns versagt, ihn in den Fundus unserer gesammelten Erfahrungen zu vereinnahmen, oder ihn unseren Vormeinungen gemäß analog vergleichend zu erfassen. Weil wir nicht sein wollen, was andere uns zuteilen, schützt uns die Scham, ein Sensorium der Diskretion, das Eigensein vom Allgemeinen zu unterscheiden, wo immer Menschen sich erheben, schon über uns Bescheid zu wissen.

Die Freiheit und Würde der Person wird dort geachtet, wo wir sie »in der Schwebe des Lebendigen« halten und fragend uns bemühen, ihr »in allen möglichen Veränderungen und Entfaltungen hinein zu folgen.« So hat es Max Frisch (1960, 27) in seiner bekannten Tagebuchnotiz resümiert und damit gegenüber allen »Bildnissen« den Vorbehalt gesetzt, dass sie stets einseitig sind in der eigenen Sichtweise und darum zumindest unvollständig bleiben müssen.

Es ist bemerkenswert, dass etwa die Liebe zwischen Menschen kaum anders als in Metaphern und Vergleichen Ausdruck findet, die berühren und zu Herzen gehen in Form von Geschichten und Gedichten, die Bedeutung haben und zu denken geben, offenbaren und verbergen, das Unsagbare zur Ansicht bringen, sich allen buchstäblichen Systemen und bloßen Sachverhalten widersetzen. »So wie das All, wie Gottes unerschöpfliche Geräumigkeit, schrankenlos, alles Möglichen, aller Geheimnisse voll, unfassbar ist der Mensch, den man liebt« (ebd.).

Während sich der Verstand auf das Allgemeine und Generelle bezieht, vermag die Liebe das Einmalige, Konkrete und Besondere zu sehen, weil sie den Menschen als Person in ihrem Eigensein zu achten in der Lage ist. Einen Menschen lieben bedeutet, sich kein Bildnis zu machen, wie es Frisch der biblischen Weisung entlehnt. Was Gott gegenüber geboten ist, das erfüllen wir gleichermaßen im Miteinander der Menschen. Wir sollen nicht meinen, unveränderliche Merkmale oder bestimmte Verhaltensmuster zum endgültigen Maßstab für die Erkenntnis über einen anderen wie über uns selbst nehmen zu können. Daraus ist die Maxime abzuleiten, niemanden auf seine funktionalen Fähigkeiten oder vorhandenen Defizite zu reduzieren, wie denn wohl keiner gemeinhin als »Fall« behandelt werden möchte. Die ethisch-humane Dimension wird unter dem Diktat der Eindeutigkeiten begrifflicher Definitionen geleugnet und außer Acht gelassen und damit eine personal-dialogische Wirklichkeit verdrängt, die aller Erkenntnis voraus Anerkennung des anderen in seinem Anderssein erfordert.

Eine informative, auf das Faktische und Funktionale reduzierte Kommunikation muss sich darum der Person gegenüber als unzulänglich erweisen, weil nicht am Vorhandenen vorauszusehen ist, wie sie sich verhalten wird. Was im sozialen Gefüge wie im System technischer Automatismen notwendig und nützlich erscheint, das bleibt in der Sphäre des Allgemeinen und im Reglement der Öffentlichkeit ein Fall feststellbarer Tatsachen, die im Bereich praktischer Umgangsformen ein geordnetes Zusammenleben der Menschen ermöglichen.

Hermeneutische Haltung: Sein-, Sehen-, Sagen-Lassen

Wie wir aber die *Dinge* betreiben und betrachten, so können wir auf den Menschen hingewendet in einer personalen Partnerschaft nicht miteinander umgehen, nicht allein im Modus des Besorgens, auch nicht nur im Mitsein gegenseitiger Fürsorge wie es je den eigenen Nützlichkeitserwägungen und unseren Erwartungen dienlich ist. Der Person angemessen verhalten wir uns stets dem Neuen gegenüber, dem Unerwarteten, Einzigartigen und Einmaligen, das sich unseren subjektiven Vorverständnissen, eigensinnigen Ansichten und Absichten versagt. Denn Dasein heißt, dass wir sind und *zu sein haben* (vgl. Heidegger 2006, 12) im Horizont der Zeit auf eine unbestimmte Zukunft hin, die ein Immer-auch-anders-werden-Können (Frankl) uns allen offenhält. Nur in Freiheit können wir uns den Menschen zuwenden, in der Haltung gegenseitiger Gelassenheit, die ein Sein-Lassen in zweifacher Hinsicht bedeutet: das Ablassen von eigenen Vormeinungen und ein Sich-Einlassen auf das vom anderen her Gemeinte. Diese hermeneutische Grundhaltung einer nicht zuletzt heiteren Gelassenheit ermöglicht ein Sehen- und Sagen-Lassen.

So sollen wir uns kein Bildnis machen, das der Bestätigung des bereits Bekannten und des vermeintlich Erkannten maßgebend ist. Unser Wissen über uns selbst und den anderen können wir allein aus dem Vergangenen herleiten, und das kann – wie die Erfahrung lehrt – zu Vorstellungen und Verstellungen führen, mit denen wir unsere Freiheit beschränken und uns gegenseitig vorschreiben, was unseren Wünschen und Erwartungen entspricht. Stattdessen ist uns geboten, mit Vorsicht anzufangen und alles, was wir bereits im Vergangenen festgestellt haben, immer wieder zurückzustellen, damit sich Neues, noch nicht Gewusstes, mithin Unerwartetes einstellen kann.

Fragend sich verbunden bleiben

Nun müssen wir uns bescheiden, darauf zu schauen, was vom anderen her erscheinen wird. So bleiben wir auf diese Weise *fragend* auf den anderen gerichtet, dass er seine eigene, freie und unvertretbare Antwort geben kann. Die Frage hat den anderen im Sinn, insofern sie offenhält, was nur von ihm her zu erfahren ist. Mit dieser Vorsicht und Voraussicht kann sie den Gefragten zu einer Erkenntnis führen, die Antwort für ihn selbst sein mag, die das persönlich Bedeutsame entbirgt und subjektiv Wesentliches enthält. So will der Mensch, so möchte ich als Person angesprochen und angefragt, persönlich wahrgenommen und angenommen werden, dass ich von mir sagen kann, was mich bewegt und wie mir in meiner Welt zumute ist.

Mitunter kommt uns die Frage auf gewohnten Wegen widerstrebend entgegen, weil sie uns zu je eigener Stellungnahme herausfordert und nicht unserer Bedürftigkeit gefällig ist, die aus Mangel an eigener Zustimmung sich der Bestätigung anderer bedient. Dann kann es geschehen, dass der andere in seinem Anderssein uns in die Quere kommt und sich uns vielleicht auch konfrontierend in den Weg stellt, damit wir nicht mehr ausweichen und so weitermachen wie bisher. So erfahren wir uns selbst an anderen, die uns begegnend *ent*gegenkommen und gegenübertreten, dass wir *an-* und *inne*halten, um uns – bevor wir weitergehen – zu vergewissern, woraufhin wir unser Leben ausrichten sollen und wollen. Eine vom »Du« ausgehende und eine den anderen meinende Antwort kann darum keine beiläufige Reaktion oder verallgemeinernde Herausrede oder Herumrede mehr sein. Sie erfordert mit Entschiedenheit »Ich« zu sagen.

Jaspers (1954, 125ff.) hat diese Form einer konfrontierenden Gegenseitigkeit und existenziellen Kommunikation als »liebenden Kampf« bezeichnet, zum Ausdruck einer solidarischen Auseinandersetzung zwischen Menschen, die sich in ihrem Selbstsein begegnen. Hier soll das Selbstsein sich durch Wahrhaftigkeit bewähren. Jeder soll sein, wie er sich selbst findet, und den anderen davor bewahren, ein anderer oder wie der andere zu werden. Der andere ist mir gegenüber einmalig und besonders in seinem Eigensein nicht schon meinesgleichen, immer auch different, kein a priori Vertrauter, kein Alter Ego, das sich in meine Vorstellungs- und Erfahrungswelt divinatorisch einvernehmen lässt. So sollen und können wir seiner niemals sicher sein.

Die Person würdigen: Freiheit fördern

»Immer ist der Mensch mehr als er von sich selber und ein anderer von ihm wissen kann« (Jaspers 1971, 50). Er ist kein »Etwas«, das wir wissenschaftlich erklären, statistisch erheben und begrifflich erfassen könnten, sondern »Jemand«, wie Spaemann (2006) mit seinem bekannten Titel betont. Er ist Person, die als Subjekt der Freiheit stets unter dem Vorbehalt des Unverfügbaren gesehen und angesehen ist.

Kant (1966, 59f.) hat darauf hingewiesen, dass die Würde des Menschen zu achten uns geboten bleibt, weil die Person ein Zweck an sich selbst ist und nicht bloß Mittel zum Zweck sein darf. Eine Sache als »Etwas« hat ihren Zweck für mich, insofern sie vorhanden und zuhanden ist in den Verweisungen und Bewandtnissen meiner Welt. So erhält sie ihren Wert durch Brauchbarkeit für je meine Anliegen und Belange. Den Wert einem Menschen zuerkennen, müsste bedeuten, ihn als Eigenschaft zu besitzen. Ihn aber *an*zuerkennen heißt, die Person zu würdigen, die wesentlich zu einem freien Verhalten fähig ist.

Die Freiheit ist jedoch Indikativ und Imperativ zugleich, gelebte und damit *bevorstehende* Freiheit, kein bleibender Zustand, keine Selbstverständlichkeit, kein Status quo unserer Begrenzungen oder Begabungen, den wir im Beständigen konservieren könnten. Vielmehr sind wir frei schon jetzt und noch nicht unter den Bedingungen des endlichen Daseins, sodass wir uns nun immer wieder am Anfang befinden zu einem verantwortlichen, ethisch begründeten Handeln, unser Leben zu führen im geschichtlichen Wandel wie im Alltag der Welt.

Die Freiheit aber zu fordern und zu fördern bleibt im politischen wie im persönlichen Leben uns allen aufgegeben, ihr Recht zu bewahren und ihren Raum zu erweitern, damit ein selbstbestimmtes und gestaltetes Leben uns allen im Miteinander der Menschen möglich ist. Darum fragen wir in diesen Tagen, was in Therapie und Beratung und nicht zuletzt in unserem Alltagsleben an uns gelegen ist beizutragen, um die Person zu einem authentischen Vollzug ihrer Freiheit anzuleiten und zu befähigen, sodass wir Menschen in allen Beziehungsweisen unseres Daseins mit innerer Zustimmung leben können.

Literatur

Binswanger, L. (1993). *Grundformen und Erkenntnis menschlichen Daseins. Ausgewählte Werke, Bd. II.* Heidelberg: Asanger.

Böckenhoff, J. (1970). *Die Begegnungsphilosophie*. Freiburg, München: Alber.

Brunner, R. & Kebel, P. (Hrsg.). (2000). *Anthropologie, Ethik und Gesellschaft*. Frankfurt/M.: Campus.

Buber, M. (1982). *Das Problem des Menschen*. Gütersloh: Gütersloher Verlagshaus.

Buber, M. (1983). *Ich und Du*. Stuttgart: Reclam.

Frankl, V.E. (1997). *Der Wille zum Sinn*. München: Piper.

Frisch, M. (1960). *Die Tagebücher 1946–1949*. Frankfurt/M.: Suhrkamp.

Heidegger, M. (2006). *Sein und Zeit*. 19. Aufl. Tübingen. Niemeyer.

Heinze, E.-M. (2011). *Einführung in das dialogische Denken*. Freiburg: Alber.

Jaspers, K. (1954). *Psychologie der Weltanschauungen*. 4. Aufl. Berlin, Göttingen, Heidelberg: Springer.

Jaspers, K. (1971). *Einführung in die Psychologie*. München: Piper.

Kant, I. (1966a). *Kritik der reinen Vernunft. Werke in 6 Bde., Bd. II.* Hrsg. v. W. Weischedel. Darmstadt: wbg.

Kant, I. (1966b). *Schriften zur Ethik und Religionsphilosophie. Werke in 6 Bde., Bd. IV.* Hrsg. v. W. Weischedel. Darmstadt: wbg.

Kierkegaard, S. (1995). *Die Krankheit zum Tode*. Hamburg: Meiner.
Kolbe, C. (2019). Person-Ich-Selbst. Klärungen sowie existenzanalytische Anmerkungen zur Ich-Struktur. *Existenzanalyse, 36*(2), 4–11.
Längle, A. (2008). Existenzanalyse. In ders. & A. Holzhey-Kunz, *Existenzanalyse und Daseinsanalyse* (23–179). Wien: facultas.
Sartre, J.P. (1994). *Das Sein und das Nichts. Gesammelte Werke. Philosophische Schriften I.* Reinbek: Rowohlt.
Scheler, M. (1991). *Die Stellung des Menschen im Kosmos*. Bonn: Bouvier.
Spaemann, R. (2006). *Personen – Versuche über den Unterschied zwischen »Etwas« und »Jemand«*. Stuttgart: Klett-Cotta.

»Hilfe, dem Menschen gemäß«

Beziehungsweisen einer solidarischen Gemeinschaft

Der Mensch mit dem Menschen

Unser menschliches Dasein bedeutet wesentlich Mitsein in einer gemeinsamen Welt, die wir mit anderen teilen. Keiner lebt für sich allein. Allen Anfängen voraus befinden und erfahren wir uns in Beziehungen: im Umfeld der Familie, unter Freunden und Vertrauten, und wo immer wir im alltäglichen Leben miteinander zu tun haben und zusammenwirken. Wir sind relational und intentional auf unsere Welt und Mitwelt ausgerichtet, weil unser Dasein sozialer Natur und nur mit anderen möglich ist. So bleiben wir in unseren praktischen Belangen kooperativ aufeinander bezogen und auf ein Gegenüber angewiesen, das unser Selbstsein im Miteinander der Menschen fundiert. Darum fragen wir nach dem existentiellen Moment in der Beziehung, das sich im Gegenüber, in einem begegnenden Dialog bewahrheitet und bewährt.

So möchte ich mit einer anthropologischen Besinnung einführend bei Adam und Eva anfangen. Diese beiden Erdenbürger im Paradies sind Paradigma unseres menschlichen Daseins und Mitseins, wie auch immer sich die sozialen Lebenswelten im Wandel der Zeit formieren und verändern. Vom Anfang berichtet die Urgeschichte, was grundsätzlich allen Menschen gemeinsam ist: Wir sind *imago dei*, dem Bilde Gottes gleich, ins Dasein gerufen, einmalig gemeint, mit einem »Du« angeredet und auf ein »Du« hin ausgerichtet. Das Sein des Menschen ist reziprok: ein gegenseitiges In-Beziehung-Sein, weil wir an uns selbst noch kein Genüge finden. Diese im Mitsein fundierte Hinwendung zum anderen hat Martin Buber als das »eingeborene Du« bezeichnet, das jedem Einzelnen zuvorkommend unserem Dasein ursprünglich ist. Darum bleiben wir uns solidarisch verbunden und fürsorgend aufgegeben zu einem verbindlichen Verhalten.

So steht im biblischen Schöpfungsbericht geschrieben, was ontologisch – allen anthropologischen Bestimmungen voran – in unserem Leben existentielle Bedeutung gewinnt: »Es ist nicht gut, dass der Mensch allein sei!« (Gen 2,18). Diese fundamentale (ontologische) Gemeinsamkeit umfasst alle möglichen Formen zwischenmenschlicher Zuwendung, mithin auch der Trennung oder Abweisung, die wir erleiden, wenn der andere fehlt. So ist auch das Alleinsein eine Weise unseres Mitseins in der Welt. Einsamkeit und Isolation gehören zu den schmerzlichen Erfahrungen und Befürchtungen, die im Leben und Zusammenleben der Menschen Gefühle der Verlassenheit, der Verletzung oder Entfremdung erwecken.

Auch für Robinson Crusoe, der auf einer einsamen Insel lebt, auch für den Einsiedler, ist ein Fehlen des anderen der defiziente Modus einer ursprünglichen Verbundenheit der Menschen. Wie die Geschichte erzählt, hatte es den Schiffsbrüchigen an das Ende der Welt verschlagen, irgendwo im Ozean an einen vermeintlich unbewohnten Ort, in eine Wildnis von Wassern umgeben. Dieser einzige Überlebende seiner Mannschaft schildert anschaulich in seinem Tagebuch wie er nach Worten sucht, die »seinen heißen Wunsch und seine seltsame Begierde nach einem Wesen seinesgleichen« auszudrücken vermögen:

> »Wie oft rief ich aus: Ach, wenn es auch nur ein einziger Mensch wäre, damit ich endlich einen Gefährten meiner Art bei mir hätte, um mit ihm sprechen und leben zu können. Während meines ganzen Einsiedlerlebens hatte ich mich nie so mächtig nach dem Umgang mit Menschen gesehnt, niemals einen so bitteren Schmerz darüber empfunden, von ihnen getrennt zu sein, sodass sich meine Hände ineinander krampften […]. Ohne Zweifel war es die Wirkung meiner ungestümen Sehnsucht und die Kraft meines Vorstellungsvermögens, die mir alles Glück vormalte, das mir die Gesellschaft eines Menschen bringen könnte« (Defoe 1960, 220).

Es ist nicht gut, dass der Mensch allein sei! Wäre der Mensch für sich allein in der Welt, könnte er dann noch »Ich« sagen? Keiner wäre da, ihm Antwort zu geben. Wir werden in diese Welt hineingeboren und andere sind schon da, die unsere Ankunft umgeben: Mütter und Väter, die Eltern zunächst und zumeist, die uns in Empfang nehmen und im Leben willkommen heißen. Menschen haben namentlich mich gemeint und angenommen, sodass wir gleichsam gegenseitig mit uns selbst vertraut geworden »Ich« sagen können. Diese frühen Beziehungserfahrungen begleiten jede weitere Entwicklung eines Menschen, und sie bereiten den tragfähigen Boden für ein gelingendes Leben. Wir brauchen Freunde und Vertraute, denen wir uns zugehörig fühlen, bei denen wir Zustimmung finden, die fühlend und verstehend an unserem Erleben Anteil nehmen. Diese zuvorkommende Wertschätzung fürsorgender signifikanter Menschen ist das seelische Fundament jeglicher Selbst- und Welterfahrung und die primäre Voraussetzung für ein sinnerfülltes Dasein, dass wir uns dem Leben zuwenden und uns auf den Weg machen können, eigene Potenziale zu entfalten.

Aus der Hinwendung und Zuneigung anderer geht das »Ja« zum Leben hervor: eine emotionale Resonanz, die uns in Bewegung bringt, auf den Ruf der Dinge und ihre Bedeutsamkeit dankbar zu antworten. Hier ist ein guter Grund gelegt, dass wir uns selbst verbunden bleiben und uns mit in die Zukunft hineinnehmen.

Auf ein wesentliches Moment möglicher Beziehungserfahrungen möchte ich noch hinweisen. Die Zuneigung relevanter anderer und ihre Befürwortung ist *umsonst*, sie ist ein unverdientes Geschenk. Soll sie denn zur Wirkung kommen, sind alle Gegenleistungen vergeblich (vgl. Kolbe 2007, 11). Wollen wir doch um unser selbst willen gesehen werden und angesehen sein, als einmalige und einzigartige Menschen, die durch keinen anderen zu ersetzen sind. Wir wollen wahrgenommen werden mit unseren je eigenen Erlebensweisen, mit unseren Motiven und Beweggründen, die jedem Menschen meinesgleichen Respekt abverlangen. Ist doch jeder Einzelne darauf angewiesen, beachtet und geachtet zu werden, wie es unserer personalen Würde entspricht. Tief gegründet ist im endlichen Dasein das wesentliche Verlangen, als einmalige und jemeinige Menschen erkannt und anerkannt zu sein. Nur in einem Ich-Du-Verhältnis, in einem dialogischen Verhalten, können wir den notwendigen Zuspruch erfahren, der unserem Eigensein numerische Identität, Integrität und Kontinuität verleiht. Die Zusage anderer können wir nur entgegennehmen und uns zu eigen machen, indem wir wagen anzunehmen, angenommen zu sein. Was auch immer wir im Miteinander der Menschen versäumen und uns gegenseitig schuldig bleiben, wir können uns mitnichten isolieren und lossagen von anderen, weil wir alle in einer gemeinsamen Welt leben und zusammenleben.

Martin Heidegger (2006, 118) hat diese grundsätzliche Sozialität des Menschen in seiner Fundamentalontologie prägnant formuliert: »Dasein ist wesenhaft Mitsein, [...] denn die Welt ist jene, die wir mit anderen teilen.« Wir treffen sie an im praktischen Leben, im umsichtigen Besorgen der Dinge, in allem, was wir betreiben und wo immer wir uns füreinander nützlich erweisen und miteinander zu tun haben. Wir orientieren uns an ihren Erfahrungen und fügen uns ein in ihre Umgangsformen und Verhaltensweisen.

So übernehmen wir immer schon eine mitmenschlich vermittelte Welt, die uns in ihren Bewandtnis- und Verweisungszusammenhängen durch andere vertraut geworden ist. Dieses Selbstverständnis unseres In-der-Welt-Seins hat Heidegger als ein »Sorgendes« bezeichnet, und darum steht auch unser Mitsein, wie er sagt, in einer besorgenden Fürsorge, die sich in einem allgemeinen Reglement und Arrangement manifestiert, das ein geordnetes Zusammenleben möglich macht (ebd., 12f.). Eingebunden in die Sorgestruktur unseres Daseins werden wir uns im Zusammenwirken der Menschen gegenseitig nützlich erweisen, wann immer wir bei etwas zu nehmen und für etwas zu gebrauchen sind.

Jedoch handelt der Mensch im alltäglichen Dasein nicht aus eigenen verantworteten Entscheidungen heraus, sondern er wird in seinem Mitsein geleitet von einem unfassbaren Einfluss des »Man«, das den Einzelnen allen anderen gleichförmig macht. »Man« lässt sich davon bestimmen, wie man sich gewöhnlich und gemeinhin im Miteinander verhält. »Man« ist in seinem Mitsein auf den Anderen bezogen in Form eines umgänglichen Arrangements, sodass mit dem Anderen zu rechnen ist und wir uns untereinander berechenbar bleiben. Das erweist sich als notwendig in einem komplexen Gemeinwesen, das im Bereich der Funktionen und voraussichtlichen Reaktionen ein geordnetes Zusammenleben ermöglicht. Diese Weise unseres alltäglichen Mitseins erfasst noch nicht die existenzielle Seinsmöglichkeit, die wir im Modus der »Eigentlichkeit« wählen und gewinnen. So muss sich der Einzelne aus der »Zerstreuung des Man« zurückholen und sein Dasein in »verschwiegener Entschlossenheit« einsam übernehmen, weil es nur »eigentlich« sein kann, sofern es sich von ihm selbst her dazu ermöglicht (ebd., 263). Mit einer dem »Tod vorlaufenden Entschlossenheit« soll der Mensch, auf sich selbst zurückgeworfen, sein Dasein einsam übernehmen. Wenn aber das »eigentliche« Dasein als ein »Sein zum Tode« übernommen werden soll, dann führt es den Menschen in die Vereinzelung, und so muss sich das Selbstsein dem Mitsein mit anderen versagen. Hier ist die »Entschlossenheit« des Daseins zu sich selbst im Grunde eine Verschlossenheit, die gerade um sich selbst zu finden, vom anderen absehen und sich von ihm absondern muss. Damit bleibt der Mensch stets und immer nur bei sich. Denn weder in der Verallgemeinerung des »Man« noch in einem vereinsamten Selbstsein gibt es ein Gegenüber, das wir mit »Du« anreden und dem wir begegnen können.

Zur Vorherrschaft des »Wir«

Darum wendet sich Binswanger (1993), der Begründer der Daseinsanalyse, gegen eine Besonderung der Einzelexistenz, wie sie in der Existenzphilosophie im Begriff der »Eigentlichkeit« thematisiert wurde. Das Dasein finde zu sich selbst, nicht in der Vereinzelung, indem es sich von anderen befreit, vielmehr in der Gemeinschaft mit anderen, um deren Willen sein Dasein da ist. Allein unter der Vorherrschaft eines »Wir« führt der Weg vom anderen her zum einzelnen Selbst. So geht das Primat des »liebenden Miteinander« dem Dasein und Mitsein einer besorgenden Fürsorge voraus, insofern wir auf die Person hin ausgerichtet sind, die in Freiheit zu würdigen ist. Während sich der Verstand stets auf das Allgemeine bezieht, vermag die Liebe das Einmalige und Konkrete zu erfassen, weil sie den Anderen in seinem Eigensein zu sehen in der Lage ist und ihn mitnichten zu vereinnahmen sucht (Frankl 1975, 132). Die Liebe ist den Menschen möglich, ein humanes und darum personales Phänomen, weil sie unter dem Vorbehalt des Unverfügbaren sich allen objektivierenden Bestimmungen und eigensinnigen Nützlichkeitserwägungen widersetzt. Denn die Person ist in sich gegründet, einmalig in ihrem Dasein und einzigartig in ihrem Sosein: Subjekt der Freiheit, und sie entfaltet ihre Potenziale im begegnenden Dialog mit anderen.

Das dialogische Prinzip

Für diese begegnungsphilosophische Sichtweise steht Buber (1995, 18) in der Tradition des »Neuen Denkens«, das unser Miteinandersein in einer Aporie der Verbundenheit ontologisch begründet. »Am Anfang ist die Beziehung, das eingeborene Du.« Diesem dialogischen Prinzip zufolge gewinnt der Mensch seine eigentliche Wirklichkeit nicht in einem narzisstischen Umgang mit sich selbst, sondern von anderen her, der ihn beim Namen ruft und mit einem »Du« anredet. Diese Ich-Du-Relation ist keine dem Selbst beigefügte Zugabe, auf die wir in unserem Werden auch verzichten könnten, sie ist vielmehr eine anthropologische Konstante, die unserem Dasein ursprünglich, nicht zuletzt gottgegeben ist. Ein Ich-Du-Verhältnis ist nur möglich, wenn der Mensch immer schon seinem Wesen nach auf den anderen hingeordnet ist. Hier finden wir unsere menschliche Existenz auf ein Mitsein und Miteinandersein hin zentriert, das sich im Gegenüber, in personaler Begegnung und im existenziellen Dialog bewahrheitet und bewährt. Darin bekundet sich die Würde der Person, die nur bei sich sein kann, indem sie existierend und sich selbst transzendierend auf andere bezogen in ihrem Dasein verwirklicht. Nur eine grundsätzliche dialogische und damit personale Sicht unseres Daseins in der Welt kann dem Menschen gerecht werden.

Hilfe, dem Menschen gemäß

Und damit möchte ich noch einmal auf Adam und Eva zurückkommen, von denen berichtet wird, was allen Menschen gemeinsam ist: »Es ist nicht gut, dass der Mensch allein sei.«

Darauf antwortend ist nun von Gott gesagt: »Ich will ihm eine Hilfe machen, die ihm gemäß, die ihm entsprechend ist« (Gen 2,18). Eine korrespondierende Hilfe ist hier gemeint, die im Vis-à-vis über eine praktische Fürsorge hinaus auf personale Partnerschaft hindeutet, mithin auf die Begegnung zwischen Mann und Frau, die in ihrer geschlechtlichen Besonderheit sich different sind und darum sich gegenseitig ergänzend sein können. Für diese dem Menschen gemäße Hilfe wird im Kontext alttestamentlicher Erfahrungswelt das hebräische Wort »Ezer« in dreifacher Bedeutung verwendet (Gesenius 1962, 578f.): Hilfe, dem Menschen gemäß kann heißen: »Ich stehe hinter dir« – und weiterhin: »Ich gehe mit dir« – und wiederum: »Ich bin dir gegenüber« (Rad 1982, 163). Diese drei Beziehungsweisen beschreiben das Verhältnis und Verhalten im Zusammenleben der Menschen, und sie veranschaulichen zugleich fundamentale Strebungen, die allen unseren Beweggründen selbstverständlich sind (vgl. Kolbe 2007, 9).

So fragen wir in unserem Alltagsleben, wo wir in dieser Welt Halt finden, wodurch unser Leben für uns Wert gewinnt, wie wir unser Eigensein bewahren können, und nicht zuletzt: wofür wir sorgen und uns einsetzen sollen. Immer wieder suchen wir wegweisende und notwendige Antworten auf diese fundamentalen Fragen, die in unserem Leben und Zusammenleben Bedeutung gewinnen.

Beziehungsweisen im Zusammenleben der Menschen

Wenn wir nun und zunächst auf unsere gemeinsame Welt schauen: Wo finden wir Hilfe und Halt untereinander? Worin können wir uns beheimaten und woran uns halten im Miteinander der Menschen? Aus dem Fundus eigener Erfahrungen werden uns wahrscheinlich mögliche Umgangsformen einfallen, wie sie für den einen oder anderen im Besonderen maßgeblich sind.

Ich möchte hier auf zwei Haltungen hinweisen, die mir – über eine umsichtige Fürsorge hinaus – wesentlich erscheinen: Treue und Wahrhaftigkeit. Beide Begriffe werden in Anlehnung an das hebräische »Aemet« – unserem liturgischen »Amen« synonym verwendet. In gleicher Bedeutung hören wir dieses Aemet mit einem bekannten Psalm aus dem Alten Testament: »Des Herrn Wort ist wahrhaftig, und was er zusagt, das hält er gewiss« (Ps 33,4).

So bezeichnet die Treue in der zeitlichen Dimension das Beständige und Dauerhafte, das Bleibende, sofern eingegangene Verpflichtungen und gegebene Versprechen verbindlich gelten. Gerade in Zeiten flüchtiger Beschleunigungen sind wir gemahnt, innezuhalten, anwesend – mit ganzem Herzen da, ganz bei uns selbst, ganz beim anderen – und ganz bei der Sache zu sein, mit allen Sinnen hier und heute. Diese Haltung einer verweilenden Präsenz bewahren wir im praktischen Leben, wo wir einander wahrhaftig gegenwärtig sind. Wahrhaftige Menschen machen sich selbst nichts vor, sie sind aufrichtig und mit sich im Reinen, sie müssen sich nicht rechtfertigen und niemanden überreden. Die Wahrheit beginnt zu zweit. Sie muss sich in Beziehungen am anderen bewähren. Sie hat eine dialogische und dynamische Dimension, wo immer wir uns selbst mitteilen und den anderen meinen.

Darum sollten wir das hebräische Aemet verinnern und uns zu eigen machen. So werden wir uns mit unseren Worten und Werken, mit einer gelebten Wahrheit, über den Tag hinaus zuverlässig und tragfähig erweisen. Man muss jedoch seiner selbst gewiss sein, um sagen zu können: Hier bin ich! Ich bin da! Ich stehe hinter Dir, denn ich lasse mich selbst nicht im Stich. Auf diese Weise sind wir in der Lage, Beständigkeit zu bewahren. Wenn nun unser Treueverhalten und Vertrauenserfahrungen unser Zusammenleben fundieren, dann sind wir frei, eigene Potenziale zu entfalten. Jetzt können wir uns initiativ und aktiv dem Leben und unserem Erleben zuwenden und uns gemeinsam auf den Weg machen.

Unterwegs brauchen wir Menschen an unserer Seite, die mit uns gehen: Weggefährten, die durch Höhen und Tiefen unseren Werdegang wohlwollend begleiten. Gern möchten wir uns mit eigenem Ergehen anderen mitteilen, wie uns zumute ist, was uns beschäftigt und zu schaffen macht. Wie sonst sollten wir erfahren, wert zu sein, wenn nicht durch die Zuwendung der Menschen, die an unserem Erleben und Erleiden mitfühlend, verstehend und bestätigend Anteil nehmen. So können Beziehungen heilsam sein, in der Gemeinschaft von Gleichgesinnten, die auch mit unseren Versäumnissen und Versagen solidarisch sind. Menschen, die sie gegenseitig ermutigen, anzunehmen, dass sie angenommen sind. Mit unseren Kindern singen wir: »Wie schön, dass Du geboren bist!« Wie wir mithin auch sagen: »Gut, dass es Dich gibt!« Von dieser Grunderfahrung gehen wir alle aus. Wir sind willkommen in dieser Welt, von Menschen umgeben, denen an unserem Glück gelegen ist, denen wir uns zugehörig fühlen: Freunde und Vertraute, die mit uns lachen oder weinen, uns zu folgen versuchen in allen unseren Gefühlen, Veränderungen und Entfaltungen. So werden und wurden wir immer wieder von anderen erwartet, gewollt und erkannt. Ich kann nicht sprechen, ohne zuvor angesprochen zu sein. Ich kann nicht lieben, ohne Liebe zu erfahren. Ich kann nicht geben, ohne bereits empfangen zu haben. Das Entgegenkommen anderer geht allen unseren Verhaltungen voraus. Bevor wir »Ich« sagen konnten, wurden wir beim Namen gerufen und gleichsam von der Gegenseite her uns selbst gegeben und mit uns vertraut. Die Liebe ist das umfassende Wort für unser Werterleben durch die Zuwendung und Nähe anderer. Wenn wir lieben und geliebt werden, dann geraten wir in eine emotionale Resonanz, in eine innere Berührung mit den Menschen, die uns umgeben, die mich meinen und die mich mögen. Darum feiern wir nicht gern allein, weil unsere Freude im gemeinsamen Erleben ihren Widerhall findet, wie gleichermaßen die Musik uns bewegt und in Schwingung bringt.

Jedoch sind wir in einem so gemeinten liebenden Miteinander nicht immer gleichen Weges, eines Sinnes und auf einer Wellenlänge. Jeder geht von seiner Seite dem anderen entgegen, in seinem je eigenen Sosein und Anderssein. Und darum können wir uns mithin auch in die Quere kommen und different erfahren. Wir begegnen uns immer wieder mit je eigenen Erlebensweisen, Beweggründen und Bewertungen, die jedem Menschen meinesgleichen Respekt abverlangen. Jeder Einzelne will er selbst und er will so sein dürfen. Er will nicht aufgehen im Allgemeinen, er will sich nicht von fremden Ansprüchen und Forderungen leiten lassen. So ist uns vom Anderen her eine Grenze gesetzt, die es uns versagt, ihn mit unseren Vorstellungen zu vereinnahmen, wo immer wir uns anmaßen, über ihn Bescheid zu wissen oder verfügen zu wollen. Darum sollen wir uns fragend verbunden und gegenüber bleiben, dass jeder seine freie, unvertretbare Antwort geben kann, die mitnichten der Erwartung oder Bewertung eines anderen unterworfen ist. Die Frage hat den Anderen im Sinn. Sie fordert ihn heraus, mit Entschiedenheit

»Ich« zu sagen. Darum sind wir als Gefragte stets selbst gemeint. Keiner kann an meiner Stelle antworten. Im Gegenüber einer dialogischen Beziehung werden wir den je Anderen in seiner Einmaligkeit und Einzigartigkeit zu würdigen und zu bewahren suchen. Jede Kenntnis oder Erkenntnis eines Anderen steht unter dem Vorbehalt seiner Unverfügbarkeit und Fragwürdigkeit. Sie erfordert unsere gegenseitige Anerkennung in unserem Eigensein und Anderssein. Die Würde eines Menschen wird dort geachtet und in Geltung gesetzt, wo wir den anderen »in der Schwebe des Lebendigen halten« wie Max Frisch in seinen Tagebüchern formuliert. So erfüllen wir im Miteinander der Menschen, was uns von Gott geboten und aufgegeben ist: Hilfe, die in dreifacher Hinsicht wirksam werden kann: Treu und wahrhaftig dem Anderen gegenwärtig zu sein. Das heißt: »Ich stehe hinter dir!« Mitfühlend und verstehend an seiner Seite ihn begleiten. Das heißt: »Ich gehe mit Dir!« Und fragend ihm verbunden zu bleiben. Das heißt: »Ich bin dir gegenüber!«

»Den Garten bauen und bewahren«

Gemeinsam aber ist uns aufgegeben, in der Verbundenheit und Verbindlichkeit einer solidarischen Gemeinschaft, »den Garten zu bauen und zu bewahren« (Gen 2,16). Für ein gelingendes Leben reicht es nicht aus, stets nur selbst zurande und über die Runden zu kommen. Wir sind darauf angelegt, über uns selbst hinauszugelangen. Wir wollen nicht nur unseren Alltag bewältigen, sondern Gutes bewirken. Wir wollen Anteil nehmen und uns beteiligen. In der Sorge allein um die eigenen Sicherheiten und Bedürftigkeiten verfehlen wir uns selbst und gehen uns verloren. Immer wieder sind wir herausgefordert, Antworten zu finden auf die Frage, wofür wir da sein wollen und sollen. Partnerschaft braucht ein Projekt, eine verbindliche Aufgabe, für die wir uns begeistern, für die wir uns engagieren. Wir haben nicht an uns selbst genug, stets nur in eigener Sache zu handeln. Wer ein erfülltes Leben sucht, der hat keine andere Wahl als zu fragen, was sich durch ihn erfüllen soll.

Literatur

Binswanger, L. (1993). *Ausgewählte Werke, Bd. 2: Grundformen und Erkenntnis menschlichen Daseins*. Hrsg. v. M. Herzog & H. J. Braun. Heidelberg: Asanger.

Böckenhoff, J. (1070). *Die Begegnungsphilosophie*. Freiburg: Alber.

Buber, M. (1995). *Ich und Du*. Stuttgart: Reclam.

Coreth, E., Ehlen, P. & Schmidt, J. (1984). *Philosophie des 19. Jahrhunderts. Grundkurs Philosophie 9*. Stuttgart: Kohlhammer.

Defoe, D. (1960). *Robinson Crusoe*. Köln: Naumann und Göbel.

Die Bibel. Vollständige deutsche Ausgabe. Freiburg, Basel, Wien: Herder.

Frankl, V. E. (1975). *Ärztliche Seelsorge. Grundlagen der Logotherapie und Existenzanalyse*. München: Kindler.

Gesenius, W. (1962). *Hebräisches und Aramäisches Handwörterbuch über das Alte Testament*. Berlin, Göttingen, Heidelberg: Springer.

Heidegger, M. (2006). *Sein und Zeit*. Tübingen: Niemeyer.

Heinze, E. M. (2011). *Einführung in das dialogische Denken*. Freiburg: Alber.

Kant, I. (1963). *Logik A 25. Werke in 6 Bde, Bd. III*. Hrsg. v. W. Weischedel. Darmstadt: wbg.

Kolbe, C. (2007). Was die Liebe so kompliziert macht, und wie sie trotzdem gelingen kann. *Existenzanalyse, 24*(1), 4–11.

Rad, G. (1982). *Theologie des Alten Testaments, Bd. 1*. München: Kaiser.

»Wohin gehst Du?«

Selbstwerden in existenzieller Begegnung

Begegnen und Entgegenkommen

Titel und Thema dieses Aufsatzes sagen ein Gegenüber und damit ein Gegensein aus, ein Zusammentreffen und Bevortreten, das im Vis-à-vis auf Augenhöhe Gegenseitigkeit bedeutet. Ich verwende gern das Wort »Entgegenkommen«, weil es auf eine zuwendende und wohlwollende wie auch auf eine widerstehende und wehrhafte Dynamik verweist. Begegnung ist zugleich im zeitlichen Verlauf unseres Lebens eine Begebenheit, die sich auf dem Wege ereignet, die wir als Widerfahrnis nicht vorhersehen noch voraussagen können. Sie ist Vollzug und Geschehen, nicht *vor-* oder *vorweg*-zunehmen, sondern ein geschichtliches Ereignis im Entgegenkommenden der Zeit. Mit dem Begegnungsbegriff wird darum ein Geschehen bezeichnet, das durch eine geschichtliche Situation bedingt ist, die das Kontingente, Unberechenbare und Überraschende offenhält.

Darum möchte ich mit einer einführenden Geschichte die geschichtliche Dimension unseres Daseins aufzeigen, die für existenzielle Begegnungen bedingend ist. Der Erzähler in dieser Eingangsgeschichte schildert eine Begebenheit, die sich auf dem Wege ereignet:

> »Heute bin ich einem freundlichen Menschen begegnet. ›Wohin gehst Du?‹, fragte er mich. Ich nannte ein Nachbardorf. ›Wohin gehst Du?‹, fragte er nochmals. Ich nannte wiederum das Nachbardorf. ›Wohin gehst Du?‹, fragte er mich abermals. Da wurde ich unsicher – und während ich weiterging fragte ich mich selbst: ›Wohin gehst Du?‹« (Hoffsümmer 1983, 106).

Eine Geschichte schildert ein Geschehen. Sie erzählt von einer Begebenheit. Ein Vorgehen im Vergangenen wird uns heute gegenwärtig und dem

Hörenden gleichzeitig. So kann sich zwischen Herkommen und Hingehen Begegnung ereignen im Gegenüber, hier und heute, an einem bestimmten Ort und zur gegebenen Zeit. Dazu braucht es die Bereitschaft, sich von dem, was sich begibt und ergibt, angehen zu lassen. In allem, was wir anfangen und verändern, sind wir immer wieder vom Leben gefragt und zu antworten herausgefordert, daran mitzuwirken, wer wir sein und werden wollen. Im Umgehen mit den Gegebenheiten und Gelegenheiten antworten wir stets auf die Frage nach uns selbst, was wir wählen und wagen können, wofür wir uns einsetzen und sorgen sollen.

Auf die Frage aber nach dem »Wohin« unseres Weges gibt es keine immer gültigen Konzepte, die uns ein für alle Mal aus dem Fundus unserer gesammelten Erfahrungen zur Verfügung stünden. Existenzielle Wahrheit ist in ihrem geschichtlichen Vollzug nicht zu haben in Form allgemeiner Kenntnisse und fertiger Antworten, die wir auf die »hohe Kante« legen könnten. Sie ist im Horizont der Zeit ein Verhältnis des Menschen zur Wirklichkeit und Wahrheit seines Verhaltens in der Welt. Sie ist stets nur in einer bestimmten Situation zu finden und zu erfahren, nicht allgemeingültig, sondern geschichtlich konkret: Wahrheit und Beziehungsweise, die alle Formen menschlicher Gemeinschaft umgreift.

Unter dem Vorbehalt des Unverfügbaren

Darum wurde das Wegmotiv als Metapher für den Menschen verwendet, bezeichnend für eine Vollzugs- und Werdewirklichkeit, die gegenwärtig unter dem Vorbehalt des Unverfügbaren steht. Wer einen Weg gehen will, der muss sich dem Ungewissen zuwenden und sich herauswagen aus dem Gewohnten, er muss in die Bewegung einwilligen. Dazu bedarf es einer Gelassenheit, die in der Sorge um sich selbst ein Loslassen eigener Vorstellungen und Erwartungen bedeutet, mit denen wir uns des Anderen zu versichern suchen. Erst in dieser Haltung der Gelassenheit können wir uns auf einen Anderen einlassen und uns fragend für das Seine interessieren. Hier bleiben wir dem Neuen, dem Unerwarteten gegenüber aufgeschlossen. In dieser Haltung, die einen Menschen von ihm selbst her zu sehen und zu verstehen sucht, müssen wir uns bescheiden, darauf zu schauen, was vom Anderen her in Erscheinung treten wird. Wir bleiben ihm im Gegenüber verbunden, dass er seine eigene freie Antwort geben kann. Denn wir begegnen dem anderen immer auch *als* ein anderer, der in seinem Eigensein mitnichten für unsere subjektiven Ansichten und Absichten zu vereinnahmen ist. Zwar ist sein Erleben unserer mitfühlenden Anteilnahme zugänglich, aber doch nicht unserer Erlebenswirklichkeit gleich, wenn gar mit psychologischen Konzepten zu erklären. Was einen Menschen im Kontext seiner Biografie bedeutsam ist, das mag unserem Verstehen, auch unserer Empathie, fremd und verborgen bleiben. Der Andere ist kein a priori Vertrauter, der sich in unser Gedankengefüge und unsere Vorstellungswelt so einfach einordnen lässt. Wir können und sollen seiner nicht sicher sein. So kann er nicht in Besitz genommen werden zur Bestätigung des bereits Bekannten und Erkannten wie auch zum Erweis unserer psychologischen Konzepte und professionellen Kompetenz.

Begegnend gegenüber sein

Sich begegnen heißt: von einer je entgegengesetzten Seite herkommend aufeinandertreffen, und nicht aus gleicher Richtung mitgehend oder begleitend sich solidarisch sein. Begegnung enthält das Gegen und Gegenübersein, das Fragende und Fordernde und darin zugleich das, was vom anderen her eine stimmige und Stellung nehmende Antwort verlangt. So kann es geschehen, dass der Andere uns in seinem Anderssein in die Quere kommt und sich uns in den Weg stellt – vielleicht auch, damit wir ihm nicht ausweichen und weitermachen wie bisher. Auf diese Weise gewinnt die Begegnung ihr existenzielles Gewicht. Manchmal werden Menschen uns im Laufe des Lebens herausfordern, anzuhalten und innezuhalten, dass wir uns selbst vergewissern, woraufhin wir unser Dasein ausrichten wollen. Mitunter sind existenzielle Begegnungen wegweisend und weiterführend, wenn sie unseren vermeintlichen Fortschritt verhindern und gerade so Veränderungen bewirken. So wird sich der Gefragte in unserer einführenden Geschichte nun selbst fragen, wohin er unterwegs ist. Auf die Frage aber, wohin wir gehen und wozu wir uns verhalten sollen, sind wir an uns selbst gewiesen und können darauf nur je unsere eigene Antwort finden und vertreten. »Wohin gehst Du?« Diese Frage wird uns immer wieder im Laufe unseres Lebens begegnen, sodass wir sie nicht ein für alle Mal beantworten können. Sie ist gegenwärtig, in allem, was wir unternehmen oder unterlassen, sie ist unserem geschichtlichen Dasein stets immanent.

Begegnend gegenwärtig sein

Unsere Eingangsgeschichte beginnt darum mit einer Zeitansage: »Heute«, so heißt es, »bin ich einem freundlichen Menschen begegnet.« Mit diesem »Heute« werden auch wir hineingenommen in das Geschehen. Wir sind im Begebenden mitbeteiligt. Das ist mit der Zeitangabe »Heute« gemeint. Sie bezeichnet den entscheidenden Moment, der uns als Krise und als Chance erscheint. Damit ist zugleich eine Zeiterfahrung konnotiert, in der sich die Ewigkeit vergegenwärtigt, die zugleich ein Innewerden des Gerichtes und somit das Moment des Unwiderruflichen enthält. Uns ist damit aufgegeben, den Kairos eines Geschehens und unserer Geschichte zu ergreifen und allem voran zu erkennen, worauf es heute ankommt in einer konkreten, nicht wiederkehrenden Situation. So gibt es Zeiten, die in unserem Leben besonderes Gewicht haben, die weichenstellend oder richtungsweisend waren für unseren Werdegang und Lebensweg. Vermutlich kann sich jeder an Ereignisse oder Begegnungen erinnern, die in seinem Leben entscheidend waren: eine Chance, die sich geboten hatte, eine günstige Gelegenheit, die wir ergriffen haben und die mithin eine Wende herbeiführte in unserem Leben. Manchmal mögen wir noch im Nachhinein darüber erstaunen oder vielleicht erschrecken, was gewesen wäre, hätten wir uns anders verhalten, hätten wir unsere Möglichkeiten im Vergangenen ausgeschlagen oder verschlafen. Unser Leben wäre wahrscheinlich anders verlaufen, und wir selbst wären nicht jene geworden, die wir gegenwärtig sind. So sollen wir unsere Freiheit wagen und uns selbst als Grund unseres Handelns übernehmen. Nun kommt es darauf an, im rechten Moment wach zu sein, das Besondere und Einmalige einer Situation zu erfassen, wahrnehmend und gegenwärtig da zu sein, und sich einzulassen auf das, was noch werden soll. Gegenwärtig sind wir nicht weiter fixiert auf das Gewesene und Erwartete, das wir in unseren Vorstellungen fixieren, worauf wir schließlich auch einen anderen festzulegen versuchen. Im »Heute« sind wir Anteil nehmend anwesend mit unserem Erleben, offen für den, der mir hier und jetzt begegnet, und frei zu fragen und wahrzunehmen, was ihn bewegt. Wie oft aber sind wir abgelenkt und in unseren Gedanken und Gefühlen geleitet und verleitet, von allem Möglichen, das uns beschäftigt und zu schaffen macht, was immer wir meinen, noch erledigen oder schon besorgen zu müssen. Umso mehr sollten wir im Bewusstsein unserer Endlichkeit uns darauf besinnen, was denn heute wesentlich erscheint, wofür wir uns entscheiden sollen.

Mitunter brauchen wir Menschen, die uns gegenüber anwesend und gegenwärtig sind, die sich nicht nur nach unserem Ergehen erkundigen, sondern danach fragen, wohin wir gehen. Nicht immer werden wir solche *Be*gegner als »freundliche« empfinden, wenn sie mit ihrem widerständigen Fragen unserem Vorgehen im Wege stehen, die nicht unserem Streben nach Bestätigung gefällig sind. Mich hat es zunächst verwundert, wenn in der Eingangsgeschichte von einem *freundlichen* Menschen gesagt ist, der dem Erzähler unnachgiebig fragend entgegenkommt. »Heute bin ich einem freundlichen Menschen begegnet.« Auf diese einführende Bewertung hin hätte ich im Folgenden anderes erwartet: Zuwendung und Wohlwollen auf eine genehmere Weise: Sollten doch freundliche Menschen an unserem Erleben Anteil nehmen, empathisch, mitfühlend, bestätigend, solidarisch und nachsichtig, und – alles in allem – stets auf unserer Seite. Hier fühlen wir uns angenommen und geborgen in der Gemeinschaft mit Menschen, die uns als Weggefährten begleiten und uns in gleicher Gesinnung verbunden bleiben. Andererseits bin ich in meinem Leben freundlichen Menschen begegnet, die meiner Biografie Zäsuren gesetzt haben, gerade weil sie widerständig waren und mir zu Gegnern und zu *Be*gegnern wurden. Sie sind mir in meinen Befindlichkeiten nicht gefällig gewesen und mir nicht gleich geworden im gemeinsam Vertrauten. Einige von ihnen wissen wahrscheinlich gar nicht, dass sie so »freundlich« waren, meine reaktiven Rechtfertigungen sowie meine gelernten und vermeintlich gelehrten Richtigkeiten abzuweisen. Sie haben sich nicht zufrieden gegeben mit meinen vordergründigen Antworten und sich nicht abfinden lassen mit je meinen »Nachbardörfern«, die ich schon zu wissen meinte. Freundliche Menschen haben mir ihr Anderssein und Anderssehen entgegengehalten. Mir wohl gesonnen haben sie die Auseinandersetzung gesucht, manchmal fragend und herausfordernd, mithin mich kritisch konfrontierend mit meiner Sicht.

Zur Fragwürdigkeit des Menschen

So ist auch der freundliche Mensch in meiner Eingangsgeschichte widerständig und unbequem. Er ist einer, der entgegensteht und begegnend in die Quere kommt. Gleichwohl ist er gegenwärtig auf sein Gegenüber gerichtet: Er redet nicht von sich, sondern ist fragend interessiert am Anderen. Aber er ist nachhaltig und unnachgiebig, weil er nicht bereits gelten lässt, was sein Gegenüber ihm vorhält, vielleicht auch vorenthält, sondern ihn zu einer wahrhaftigen Antwort herausfordert. Es ist für mich bedenkenswert, dass wir nicht zu voreilig weitergehen und darüber hinweggehen, was uns als Antwort vom Anderen her, bald auf uns selbst gewendet, evident erscheint. Wie oft wissen wir noch gar nicht, was wirklich gemeint ist, was die Wahrnehmung und Bewertung eines Menschen in ihm selbst und seinem Erleben bewirkt. Darum ist uns geboten, an- und innezuhalten, damit wir dem Anderen verbunden und ihm gegenüber bleiben. Dann geht unser Miteinander-Reden aus einem gegenseitigen Hören hervor. Allem voran steht hier die Frage, die eine freie Antwort ermöglicht, insofern sie offenhält, was nur vom Anderen her zu erfahren ist. Als Person würdigen wir den Menschen in seiner Fragwürdigkeit. Nur ein freier Mensch kann antworten. Die Freiheit und mit ihr die Würde des Menschen wird geachtet und in Geltung gesetzt, wo wir den Anderen »in der Schwebe des Lebendigen halten«, wie Frisch (1960, 27) in seinen Tagebüchern formuliert. In Freiheit achten wir die Person des Menschen, der wir fragend in allen ihren möglichen Veränderungen und Entfaltungen zu folgen suchen. Selbstsein wie auch Sinnerfahrung finden darum ihren Anfang dort, wo wir Gefragte sind und uns als Gefragte verstehen. Im Gefragtsein werde ich meiner Einmaligkeit und Einzigartigkeit, mithin meiner Einsamkeit bewusst. Hier bin ich unvertretbar. Keiner kann an meiner Stelle antworten. Darum will der Mensch als Person angefragt werden. Er will persönlich wahrgenommen, in seinen eigenen Beweggründen von ihm selbst her verstanden werden, und er möchte eine ihm selbst gemäße Antwort geben, die nicht der Erwartung und Bewertung anderer unterworfen ist. Die offene Frage hat den Anderen im Sinn. Sie entsteht aus Interesse am Gefragten, nicht um eine Neugier zu befriedigen, auch nicht nur, um Neues zu erfahren. Sie will den Gefragten zu einer wahrhaftigen Erkenntnis führen, die Antwort für ihn selbst sein kann.

Der existenzielle Dialog

Ein dialogisches Frage- und Antwort-Verhalten hat für die Logotherapie gleichsam Modellcharakter. Frankl hat auf das sokratische Gespräch verwiesen, in dem die Begegnenden als gleichermaßen Nichtwissende beziehungsweise als Fragende im Dialog sich um das Verstehen einer Sache und ihrer Selbst bemühen. Das ist Proprium existenzanalytischer Anthropologie, die den Menschen zu einem personalen Dialog befähigen möchte, um ihn in die Begegnung mit sich selbst zu führen. Hier wird im Gegenüber ein »Du« intendiert, das zur eigenen Stellungnahme frei gegeben »Ich« sagen kann.

Jaspers (1970, 133) hat diese Form einer konfrontierenden Gemeinsamkeit im menschlichen Miteinander als »Existenzielle Kommunikation« bezeichnet, als ein »Sich-Verbinden durch die Wahrheit«, die nicht in Isolierung, sondern in Gemeinschaft hervorgeht. Die Begegnenden wagen sich, ohne Macht und Überlegenheitsstreben, infrage zu stellen, um auf diese Weise selbst zu werden. Denn nur in der Offenheit vor und für den Anderen, kann der Mensch zur Klarheit kommen über sich selbst. Verwirklicht werden kann die Möglichkeit des Selbstseins, wie Jaspers sagt, allein in »Existenzieller Kommunikation«, weil hier der Einzelne als er selbst in seiner unvertretbaren Individualität und unverwechselbaren Identität zur Erscheinung kommt. In gegenseitiger Auseinandersetzung soll somit das Selbstsein sich durch Wahrhaftigkeit bewahrheiten und bewähren. Jeder soll so sein, wie er sich selbst findet. Er soll den Anderen davor bewahren, ein Anderer oder wie der Andere zu werden (Jaspers 1971, 50). Existenzielle Wahrheit ist darum keine objektive Feststellung allgemein gültiger Gehalte oder Richtigkeit normativer Aussagen. Sie steht vorrangig in Relation zum Mitmenschen und nicht zu einem Sachverhalt. Die Wahrheit beginnt zu zweien. Sie ist in gegenseitiger Kommunikation zu erhellen, weil Dasein nur mit anderen möglich ist.

Auch Buber (1982) spricht in Anlehnung an das hebräische »Aemet«, von einer dem »Du« zugewandten, dialogischen Dimension der Wahrheit. Sie ist gleichbedeutend mit Wahrhaftigkeit im Sinn einer vom Menschen bezeugten Zusage, die man auch mit dem Wort »Treue« übersetzen und synonym verwenden kann. Aemet bezeichnet das Dauerhafte und Zuverlässige, wie etwa von einem Weg gesagt ist, der zum Ziel führt, oder von einem Wort, das als Zusage gilt und gehalten wird. So ist die Wahrheit im Werden, eingebunden in die Zeit, ein Geschehen, das als tragende Wirklichkeit unser Beziehungsgefüge auf Zukunft hin gründet.

Wahrheit in ihrer existenziellen Bedeutung ist somit vom Subjekt her zu definieren, und in diesem Sinne kann man sie nicht sagen, sondern nur *sein*. Darum geht es in konfrontierender Kommunikation und Begegnung, dass die Wahrheit zu Wort kommt und im Verhalten zueinander verwirklicht wird. Hier aber steht die »Freundlichkeit« des Fragenden dem Gefragten oftmals *bevor*. Sie ist ihm nicht immer genehm und gefällig, sondern kommt ihm auf gewohnten Wegen widerstehend entgegen. Diesen konfrontierenden und in die Krise führenden Charakter existenzieller Begegnung haben die Begegnungsphilosophen herausgestellt.

In besonderer Weise hat Bollnow die existenzielle Begegnung als eine »Grundsätzliche Erschütterung« verstanden. Ihm zufolge ist es eine bestimmte Forderung, die in der Begegnung an den Menschen herantritt, die ihn in seinen innersten Wesen betrifft (vgl. Faber 1969, 57). Hier wird der Mensch durch den Anderen (!) zur »Eigentlichkeit« seiner Existenz gerufen. Bemerkenswert scheint mir, dass erst ein vom Anderen herkommender Widerstand mir entgegenstehen muss, damit das bisherige Leben nicht so weitergeht und in die Ausweglosigkeit führt. Existenzielle Begegnung kann somit eine befreiende Wendung und weiterführende Entwicklung im Leben bewirken, indem sie zur Selbstwerdung und Selbstvergewisserung beiträgt. Hier sind wir als Personen gefragt und zur Stellungnahme herausgefordert. So ist nun auch der Existenzanalyse daran gelegen, in einem personalen Dialog die Person anzuleiten und zu befähigen, ein selbstbestimmtes Leben zu führen. Das aber bedeutet, mit einem »Du« angeredet zu werden und darum »Ich« sagen zu können. Nur in einem Ich-Du-Verhältnis können wir die Person antreffen, weil sie als Subjekt in ihrem Eigensein und Selbstsein gesehen wird und angesehen ist.

Diese Ich-Du-Beziehung ist bezeichnend für die Relation im Gegenüber, die einen Menschen in seiner Einmaligkeit und Einzigartigkeit zu würdigen und zu bewahren sucht: Eine Relation, die ihn nicht auf seine funktionalen Fähigkeiten und auf vorhandene Defizite reduziert. Der Psychodynamik eines Menschen und allen möglichen Verhaltensmechanismen können wir nicht begegnen, wohl aber der Person, die dahinter verborgen aufzufinden und anzufragen ist. Wird ein Mensch als Person gesehen und angesehen, dann versuchen wir ihn in seinen Wertbezügen und Beweggründen zu verstehen, sodass er im Dialog mit anderen ihnen gegenüber Antwort geben kann. Aus dieser relationalen Sicht ist die Person wesenhaft auf Begegnung hin veranlagt, sodass sie nur in einer Ich-Du-Beziehung erscheinen kann. Darum ist in unserer Eingangsgeschichte ein »Du« gefragt und angesprochen: »Wohin gehst *du*«? Diese Anfrage fordert den Gefragten heraus, mit Entschiedenheit »Ich« zu sagen.

So geschieht durch die Begegnung, was wir alle in unserer Entwicklung und unserem Selbstwerden bereits erfahren haben. Bevor wir »Ich« sagen konnten, wurden wir als »Du« angesprochen und gleichsam von der Gegenseite her uns selbst gegeben. Menschen haben »Du« zu mir gesagt und sie haben mich gemeint, sodass ich ihnen gegenüber »Ich« sagen kann. Beide Seiten in diesem dialogischen Verhältnis sind miteinander verwoben in ihrem gegenseitigen Wirkzusammenhang. Wer nicht zu sich selbst findet, wird auch den anderen verfehlen. Darum wird der Einzelne durch konfrontierende Begegnung angeleitet, sich selbst zu fragen. In unserer Eingangsgeschichte führt die Frage durch den begegnenden Anderen zur Selbstbegegnung des Gefragten. »Während ich weiterging, fragte ich mich selbst: ›Wohin gehst Du?‹«

Auf die Frage nach dem Wohin unseres Weges werden wir zur Stellungnahme herausgefordert, eine eigene, uns gemäße Antwort zu finden, die wir verwirklichen und bewähren mit unserem Handeln und Verhalten in unserem Alltagsleben und in der Gemeinschaft mit Menschen, denen wir begegnend gegenüber sind.

Literatur

Buber, M. (1982). *Das Problem des Menschen*. Gütersloh: Lambert, Schneider.
Faber, W. (1969). *Das Problem der Begegnung*. Pädagogische Kontroversen Bd. 1. München: Ehrenwirth.
Frisch, M. (1969). *Die Tagebücher 1946–1949*. Frankfurt/M.: Suhrkamp.
Hoffsümmer, W. (1983). *Kurzgeschichten 2*. Mainz: Matthias-Grünewald.
Jaspers, K. (1970). *Der philosophische Glaube*. München: Piper.
Jaspers, K. (1971). *Einführung in die Philosophie*. München: Piper.

Fragend sich verbunden bleiben

Hermeneutische Haltung im existenziellen Dialog

Existenzielle Kommunikation als Selbstwerden am Anderen

Unser menschliches Dasein bedeutet wesentlich Mitsein und Miteinandersein in einer gemeinsamen Welt, die uns allen eigenen Anfängen voraus im Allgemeinen vertraut geworden ist. Selbstverständlich vernehmen wir die Erfahrungen vorangegangener Generationen, die uns überliefert wurden, und im praktischen Leben orientieren wir uns an bewährten Umgangsformen und Verhaltensweisen, wie sie uns von anderen vermittelt werden. So sind wir im Zusammenwirken der Menschen auf Verständigung angewiesen, wo immer in unserem Alltagsgeschehen etwas zu bereden, mitzuteilen oder zu regeln ist.

Dieser *Daseinskommunikation* gegenüber hat Karl Jaspers eine besondere, solidarische Beziehungsweise als *existenzielle Kommunikation* ausgezeichnet, die unser Selbstsein im Miteinander der Menschen fundiert. Hier sollen die Beteiligten sich als Fremde oder Vertraute verbunden bleiben auf der gemeinsamen Suche nach einer Wahrheit, die wir in gegenseitiger Auseinandersetzung gewinnen. Im offenen Diskurs unter Gleichberechtigten – nicht notwendig Gleichgesinnten – soll jeder sich durch Wahrhaftigkeit bewähren, und darum den Anderen davor bewahren ein Anderer oder wie der Andere zu werden. Denn stets ist der Einzelne in seinem Eigensein und Anderssein angesehen, nicht schon meinesgleichen und derselben Gesinnung. Er ist uns immer auch different, kein a priori Vertrauter, kein alter ego, das sich analog meiner Vorstellungs- und Erfahrungswelt oder meinem Empfinden mitfühlend einvernehmen lässt. Wir können und sollen seiner nicht sicher sein. »Immer ist der Mensch mehr, als er von sich selber und ein Anderer von ihm wissen kann« (Jaspers 1971, 50). In existenzieller Kommunikation wird nun der Einzelne in seiner unvertretbaren Individualität und seiner unverwechselbaren Identität zur Erscheinung kommen, um auf diese Weise eigentlich Selbst zu werden. Jeder Mensch ist besonders und einmalig in seinem Eigensein und Sosein, mir als Person gegenüber, die im Dialog zu finden und zu erfahren ist. Jaspers macht die Mitwirkung der anderen ausdrücklich, die an unserer Selbsterkenntnis beteiligt sein müssen. Die anderen sind, wie er sagt, die Quelle der Einsicht.

Die Wahrheit beginnt zu zweien. Sie ist kein Meinungsaustausch über alles Mögliche, das wir allgemeingültig feststellen und vermitteln oder »schwarz auf Weiß nach Hause tragen«. Sie wird verbindlich in der Verbundenheit mit anderen, sofern wir selbst existenziell betroffen und beteiligt sind, wie sie denn auch nur im Miteinander der Menschen und in gegenseitiger Auseinandersetzung zu finden ist. Nun liegt es an uns, immer wieder anzufangen, sich nichts vorsetzen zu lassen, sondern infrage zu stellen, selbst zu denken und mitzureden, und vor allem den Anderen zu hören, was er zu sagen hat aus seiner Sicht. Auf uns selbst bezogen muss die sogenannte innere Stimme Monolog bleiben. Uns reflektierend werden wir nichts Neues erfahren, sondern das, was immer schon gewesen ist. Zur Wahrheit finden wir darum nur in der Begegnung mit anderen. »Was ich in der Besinnung für mich allein gewinne, das ist, wenn das alles wäre, wie nicht gewonnen. Was nicht in ›Existenzieller Kommunikation‹ gründet, ist ohne genügenden Grund« (ebd., 95). Wer sich so entschieden zum dialogischen, »Neuen Denken« bekennt, der ist für mich überzeugend, weil bei Jaspers Philosophie und Person übereingehen und zusammengehören. Eine von ihm gemeinte dialogische Wahrheit wird glaubwürdig und gewiss durch den, der sich in ihr mitteilt und der mit ihr den Anderen meint. So sind für das Gelingen existenzieller Kommunikation in ethischer Hinsicht weniger die Regeln diskursiver Verständigung bestimmend, als vielmehr das Ethos einer Erkenntnishaltung, mit der ich mich selbst vom Anderen her infrage stellen lasse. »Denn der Hochmut des absolut Wahren ist die eigentlich vernichtende Gefahr für die Wahrheit in der Welt. In der augenblicklichen Gewissheit ist darum die Demut der Frage unerlässlich« (ebd., 55).

Die Frage als Signum menschlicher Freiheit

Darum sollen wir nun unsere vermeintlich sicheren »Gehäuse«, in denen wir so selbstverständlich leben, immer wieder offen halten auf Erfahrungen hin, die uns gerade in Grenzsituationen fragwürdig werden.

Zum Wesen unseres Daseins gehört, dass wir fragen können und müssen. Die Frage ist Signum unserer Freiheit. Sie weist den Menschen als ein verstehendes, existenzielles Wesen aus, dessen Leben stets noch bevorstehend auf eine unbestimmte Zukunft hin zu führen ist. Damit sind wir in die Möglichkeit und Notwendigkeit des Fragens gestellt. Wir wollen wissen, wofür wir sorgen müssen, was wir als frei handelnde Wesen aus uns selbst machen können und sollen. Darum fragen wir.

Schon die Bezeichnung eines Sachverhaltes oder eines Geschehens ist im Gebrauch der Sprache eine Antwort auf die Frage, was denn dieses oder jenes sei. So folgt unser Handeln der Frage, was zu tun notwendig wäre und wozu etwas unserer Alltagsbewältigung nützlich erscheint. Wer zum Beispiel danach fragt, welchen Beruf er ergreifen sollte, dem ist die Gestaltung seines Lebens fraglich geworden. Wenn wir auf die Uhr schauen, bewegt uns mithin die Frage, wann es an der Zeit ist, etwas anzufangen oder zu beenden. Dabei ist uns zumeist unbewusst, aber doch gegenwärtig, dass die Zeit verrinnt, und wir als endliche Wesen uns im Verhältnis zur Zeit verhalten müssen. So ist jede einzelne Frage bereits Antwort einer grundsätzlichen Fraglichkeit, die unserem Dasein immanent ist, weil wir in unserem geschichtlichen Wandel stets »sind und zu sein haben« (Heidegger 2006, 12).

Zur Hinsicht und Vorsicht der Frage

Nun aber hat jedes Fragen eine vorausgesetzte Fragehinsicht. Es hat immer ein Gefragtes, insofern wir *etwas* wissen wollen. Dieses Etwas, von dem wir bereits eine Vorstellung haben müssen, bildet einen hermeneutischen Horizont, der als unser *Vorverständnis* Bedingung ist jeglicher zwischenmenschlichen Verständigung, wenn sie denn gelingen soll. Ich kann nur fragen, wenn ich schon weiß, wonach ich frage und was meiner Frage Voraussetzung ist. Daraus folgt, dass jeder Vollzug des Verstehens an einer bestimmten Fragestellung, an einem Woraufhin orientiert ist. Dieses Woraufhin der Frage aber gibt zu bedenken, ob es der gemeinten Sache einvernehmlich angemessen ist.

Fragen wir zum Beispiel nach dem Sein eines Sachverhaltes im Sinne des Vorhandenen, dann ist uns irgendwie schon bekannt, was wir erst noch erkunden und erkennen wollen. Wir fragen nach etwas Gegenständlichem, das wir prädikativ bezeichnen können, das zu bemessen und zu berechnen möglich ist. Hier wissen wir im Voraus, was wir in Hinsicht auf ein Vorhandenes wissen bzw. erfragen wollen. Es ist in diesem besonderen Fall ein objektivierbarer Tatbestand.

Das erscheint selbstverständlich, weil es unserem praktischen Verhalten im Alltagsgeschehen zumeist unbemerkt und gewöhnlich ist. Aber: das bereits Bekannte ist ja nicht notwendig schon das Erkannte. So sollte im Voraufgehenden deutlich werden, dass wir stets mit einer bestimmten Hinsicht und Absicht etwas erfragen, um Neues zu erfahren.

Was aber unseren Fragen Richtung weisend ist, das sollte nun mit einer *Rück*sicht auf unser Vorverständnis reflektiert werden. Dieses in der Rücksicht Besonnenen ist das bereits Bekannte, das zugleich mit einer bestimmten und begrenzenden Erwartungshaltung verbunden ist. Wir können also nicht voraussetzungslos jemanden zu verstehen suchen und somit das Woher der Frage methodisch suspendieren. Unser Vorwissen zu Gunsten einer phänomenologischen Epoche‹ oder Reduktion zurückzustellen, würde bedeuten, aus einem hermeneutischen Zirkel auszusteigen, statt in rechter Weise in ihn hinein zu kommen. Darum ist uns geboten immer wieder zu bedenken, was bereits unseren begrifflichen Definitionen, unseren psychologischen Konzepten und kausalen Erklärungen selbstverständlich und evident erscheint.

Dazu müssen wir wissen, was wir schon wissen, um uns davon distanzieren zu können und dem Begegnenden gegenüber aufgeschlossen zu bleiben. Sonst würden wir uns von irgendwoher, von je eigenen Interessen, unbewussten Motiven, von fixen Vormeinungen wie auch gelernten Theorien leiten lassen, um vom Anderen her in eigener Sicht bestätigt zu werden, oder seine Antwort vorher zu bestimmen. Wenn wir keine Antwort mehr suchen, sondern sie bereits besitzen, dann werden wir mit rhetorischen, suggestiven oder pädagogischen Scheinfragen darauf aus sein, Recht haben zu wollen oder Richtigkeiten zu wiederholen.

Fragen aber bedeutet, »sie ins Offene stellen« (Gadamer 1965, 345), sodass wir nun im Prozess des Verstehens nicht nur von etwas herkommen, das wir bereits voraussetzen, sondern zugleich auf etwas hingehen, das wir noch nicht voraussagen können.

Ein Fundamentalist dagegen oder ein Fanatiker ist in seinen starren Vorverständnissen und seinem eigenen Selbstverständnis befangen. Er weiß schon immer und ein für alle Mal Bescheid und ist doch nicht darauf bezogen, was ihm selbstverständlich erscheint. Er ist sich seiner Sache sicher, und wird darum alle Fragen abwehren und von sich weisen, die eine je eigene Antwort erfordern, und er wird, was wiederum zu bemerken ist, auch selbst keine Fragen mehr stellen. So gehört es zu den grundlegenden Einsichten hermeneutischer Besinnung, dass zu fragen schwerer ist als zu antworten, sofern wir mit unseren Fragen ein Weiterwissen bewirken wollen.

Richtet sich nun unser Fragen auf einen Sachverhalt, der am Vorhandenen festzustellen ist, dann können mit dieser Fragehinsicht nur Antworten gefunden werden, die einen Tatbestand definieren. Hier fragen wir danach, wie etwas funktioniert, worauf es kausal zurückzuführen ist und was wir damit anfangen können.

Hermeneutik des Daseins

Auf welches Vorverständnis aber sollen wir Rücksicht nehmen, das eine dem menschlichen Sein angemessene Antwort ermöglicht?

Sofern wir unseren Fragen wissenschaftliche Paradigmen zugrunde legen, werden wir funktionale Gesetzmäßigkeiten oder Reiz-Reaktionsmechanismen feststellen können, wie sie einer erklärenden Psychologie bestimmend sind. Mit diesem Wissensvorrat aber reduzieren wir unser menschliches Sein auf faktische Zuständlichkeiten, und wir übersehen und übergehen dabei, dass wir selbst die Fragenden sind. Als Fragende lassen wir uns mitnichten als Vorhandene definieren oder gegenständlich erfassen. Wir haben die Freiheit, unser Leben zu führen und sinnstiftend zu gestalten. Darum muss unserem menschlichen Dasein die Orientierung am Vorhandenen, an habituellen Eigenschaften oder metaphysischen Prädikationen versagen, weil wir als geschichtliche Wesen stets im Horizont der Zeit existieren und stets noch im Werden uns selbst fraglich bleiben.

Eine hermeneutische Besinnung, die das Selbstverständnis des Menschen auszulegen sucht, hat sich somit ihrer Maxime gemäß, nach der gemeinten *Sache* zu richten. Wir sollen »das, was sich zeigt, so wie es sich von ihm selbst her zeigt, von ihm selbst her sehen lassen« (Heidegger 2006, 34). Was aber sich zeigt, kann sich unserem Verstehen nur von dorther erschließen, *wo* es erscheint, in unserem Dasein selbst. Es kann nicht von woandersher maßgeblich sein. Das Woraufhin unserer Fragen wird nunmehr auf ein Woher zurückgeführt, das allem Verstehen zugrunde liegt: auf die ontologische Verfasstheit der Menschen als geschichtlich existierende Seinsweise in einer gemeinsamen Welt. Denn im existenziellen Vollzug verstehen wir unser Dasein immer schon als ein Möglichsein, das wir im umsichtigen Besorgen der Dinge und mit einem voraussehenden Verhalten wählen und verwirklichen. Von dieser existenzialen Grundstruktur her erschließen sich alle existenziellen Einzelphänomene unseres Daseins, die im hermeneutischen Vorgehen ausdrücklich werden.

Auf die Psychopathologie hin gewendet lässt sich daraus ableiten, dass nun auch psychische Erkrankungen als Daseinsphänomene zu verstehen sind, und die Frage wird lauten: Was gibt eine Erkrankung zum Ausdruck in Form einer (misslungenen) Auseinandersetzung mit den Möglichkeiten und Bedingtheiten des eigenen Seins? Das bedeutet: psychische Erkrankungen als Möglichkeiten zu sehen, die allen Menschen gemeinsam sind, die sich aus dem Wesen unseres Daseins heraus verstehen lassen. Darum hat sich die Daseinsanalyse mit den spezifischen Erscheinungsweisen psychischer Erkrankungen befasst und versucht, sie als eigenständige Variationen, die dem Wesen des Daseins immanent sind, zu beschreiben und darzustellen. So vermag dieser hermeneutische Horizont aufzeigen, in welcher Fehlhaltung wir Menschen befangen sind, und wie wir zu einem freien Verhalten finden, das den Bedingtheiten unseres Daseins selbstverstehend und einverstehend zusagen kann (vgl. Passie 1995).

Wenn wir nun vorhaben, etwas in seiner Bedeutsamkeit für unser Dasein zu verstehen, so soll diese Vorhabe mit einer Vorsicht einhergehen, die zu sehen und zu sagen vermag, was infrage kommen soll. Dazu bedarf es einer zutreffenden Begrifflichkeit, die der gemeinten Sache angemessen ist, die somit auf unser Dasein in der Welt bezogen bleibt. Im alltäglichen Gebrauch der Sprache sind wir gewöhnlich an Sachverhalten orientiert, die das Seiende aussagen. Begriffe aber, die wesentlich uns selbst meinen, sind von unserer menschlichen Seinsweise her zu bestimmen. So können wir nicht mehr nur sagen, ein Mensch sei dieser oder jene in seiner oder ihrer Art, sofern wir irgendwelche individuellen Eigenschaften beschreiben. Vielmehr werden nun die Phänomene unseres Daseins als einer Erlebens- und Beziehungsweise ihren entsprechenden Ausdruck finden. Macht es doch einen Unterschied, ob ich nach einem Was frage oder nach einem Wer, wie sich also jemand sich selbst und anderen gegenüber verhält und wozu er sich verhalten will. So können die ontologischen Voraussetzungen im Vorgriff unsere Begrifflichkeiten zu einem existenziellen Verstehen führen, um mit ihnen Wesentliches zu erfassen.

Sehen- und Sagen-Lassen

Im hermeneutischen Prozess der Existenzanalyse fragen wir darum nach der Bedeutsamkeit eines Geschehens, wie es sich als phänomenaler Gehalt im Erleben des Einzelnen abbildet. Mit dieser Erkenntnishaltung werden die Phänomene unseres Daseins auf die Person hin fokussiert, die stets nur im Horizont der Zeitlichkeit einer geschichtlich gemeinsamen Welt erscheinen kann. Sind wir doch nicht in der Lage, die Person weder auf ihre Vergangenheit festzulegen noch ihre Zukunft vorauszusagen, weil sie sich unseren kausalen Erklärungen und gesicherten Erwartungen versagt und widersetzt. Darum werden wir im Horizont der Zeitlichkeit nun ein Miteinandersein berücksichtigen, das dem Anderen die Freiheit lässt, von sich zu sagen, was ihn in seiner Sicht bewegt. So schließt unsere Offenheit für den Anderen die Anerkennung ein, dass ich etwas gegen mich gelten lasse (Gadamer 1965, 343). Es ist der Andere, der mir gegenübertretend meine Selbstgerechtigkeit infrage stellt. Ihm gegenüber sollen wir in der Haltung einer hermeneutischen Gelassenheit bleiben, die allein ein Sehen- und Sagen-Lassen ermöglicht. Darum müssen wir uns bescheiden, darauf zu schauen, was vom Anderen her erscheinen wird. Wo andere schon über mich Bescheid zu wissen meinen, da bin ich nicht gefragt, sondern auf ihre Vorstellungen festgelegt, und habe ihren Wünschen und Erwartungen zu folgen. Als Gefragte aber sind stets wir selbst gemeint und nicht zu vertreten durch andere. Keiner kann an meiner Stelle antworten.

Frankl hat auf das sokratische Gespräch verwiesen, in dem die Begegnenden als gleichermaßen Nichtwissende – und somit als Fragende und Gefragte – sich miteinander um das Verstehen einer Sache und ihrer Selbst bemühen. Um fragen zu können, muss ich wissen, dass ich nicht weiß. Diese Weisheit mündet in die Kunst des Fragens. Sokrates hat seinen Mitmenschen zugetraut, dass sie selbst die Wahrheit erkennen und zu neuen Einsichten und zur eigenen Gewissheit gelangen. Er lehrte vor allem, von selbst Fragen zu stellen. Ihm war daran gelegen, solche Fragen zu finden, die wir nicht auswendig lernen und bei Gelegenheit anwenden könnten, die aber stets die eigenen sein sollten. Mit dieser sokratischen Methode wird das Gespräch durch Fragen in Gang gehalten, nicht etwa durch Belehrung, denn das Leitmotiv dieser *Mäeutik* lautet: »Ich weiß, dass ich nicht weiß.« In jeder Frage ist ein Gewahrsein unseres Nichtwissens enthalten. Unserem heutigen Wissen, das überall und jederzeit zuhanden ist, droht diese Erkenntnis verloren zu gehen. In Wahrheit zeigt sich, dass überhaupt nicht mehr fragen kann, wer schon alles (besser) zu wissen meint. Da wir schon immer zu wissen beanspruchen und auch wissen müssen, ist uns das Staunen abhandengekommen, mit dem ja bekanntlich das Fragen beginnt. Im Staunen aber gewinnt unser gewohntes Wissen eine weitere Sicht, weil es die Grenzen unserer menschlichen Erkenntnis zu wahren sucht.

Das Kinderprogramm der *Sesamstraße* lehrt uns: »Wer nicht fragt, bleibt dumm.« Diese Klugheit gilt nicht nur für Kinder, auch als schon Bescheid wissende Erwachsene könnten wir sie bedenken und der Frage im Miteinander Vorrang einräumen. Wie viel mehr aber sollten wir im personalen Dialog und in existenzieller Kommunikation uns der Frage würdig, und damit uns selbst fragwürdig erweisen.

Literatur

Gadamer, H.G. (1965). *Wahrheit und Methode. Grundzüge einer philosophischen Hermeneutik.* Tübingen: Mohr Siebeck.

Heidegger, M. (2006). *Sein und Zeit.* Tübingen: Niemeyer.

Jaspers, K. (1971). *Einführung in die Psychologie.* München: Piper.

Passie, T. (1995). *Phänomenologische-anthropologische Psychiatrie und Psychologie. Schriften zur Wissenschaftsgeschichte XIII.* Hürtigenwald: Pressler.

»Sein zum Ende«

Grenzerfahrung im Horizont der Zeit

Vom Geheimnis der Zeit

> »Es gibt ein großes und doch ganz alltägliches Geheimnis. Alle Menschen haben daran Teil, doch die wenigsten denken darüber nach [...]. Sie nehmen es einfach hin und ein wenig wundern sie sich darüber. Dies Geheimnis ist die Zeit« (Ende 2002, 59).

Vom Geheimnis der Zeit erzählt Michael Ende in seinem Buch *Momo* eine seltsame Geschichte: Graue Gestalten ermächtigen sich, den Menschen ihre Zeit zu stehlen. Sie erscheinen als Repräsentanten eines modernen Zeitmanagements, die das öffentliche Leben gründlich und effizient verwalten. Unter ihrem Diktat eines rigiden Reglements werden die Menschen zum Fortschritt gemahnt und zur Eile gedrängt. Überall finden sie in den Straßen Schilder aufgestellt mit der Forderung, schneller zu werden und mehr aus ihrem Leben zu machen. Alles Anfangen soll stets dahin führen, möglichst bald wieder fertig zu werden. Fröhliches Vergnügen, Muße und Besinnung sind im Verzug der Zeit nicht vorgesehen. Zeit ist Geld, und darum muss man sie sparen. Je mehr aber die Menschen sich bemühen, Zeit zu gewinnen, sie aufzuhalten oder einzuholen, je weniger haben sie davon. Denn »die Zeit ist Leben«, so lautet Momos Resümee, »und das Leben wohnt im Herzen« (ebd., 74).

Die Zeit: Phänomen unseres geschichtlichen Daseins

Die Zeit ist ein Phänomen unseres geschichtlichen Daseins in der Welt, uns allen vertraut und selbstverständlich, ein Geheimnis, das jeder kennt und das doch kaum zu fassen ist. Unser menschliches Sein ist wesentlich an die Zeit gebunden. Wir leben in der Zeit und verhalten uns ihr gegenüber.

Zunächst und zumeist orientieren wir uns im alltäglichen Leben am chronologischen Verlauf eines Zuvor und Danach wie an einer jeweiligen Dauer, die wir mit abstrakten Zeitmaßen definieren. Wir schauen auf die Uhr, um zu sehen, wie viel Zeit uns für manche Vorhaben zur Verfügung steht, um dieses oder jenes anzufangen. Im Takt einer chronologischen Zeitordnung strukturieren wir unser Tagesgeschehen und koordinieren das Zusammenwirken der Menschen. Mit dieser gemessenen, objektiven Zeit können wir rechnen und uns nach ihr richten, denn sie geht ihren Gang gleichgültig unseren geschichtlichen Wandlungen gegenüber.

Ganz anders jedoch erscheint die Zeit unserem Bewusstsein im subjektiven Erleben. Hier werden wir sie auf je unterschiedliche Weise wahrnehmen. Manchmal können Minuten »eine Ewigkeit dauern« und Stunden sich verdichten auf einen kurzen Moment, der durch seine inhaltliche Bestimmung unserem Leben Sinn und Bedeutung verleiht.

Leben unter dem Vorbehalt der Endlichkeit

Was aber unserem Zeiterleben maßgeblich werden kann, jedes Erscheinen und Geschehen, steht unter dem Vorbehalt alles Endlichen, sodass wir uns bescheiden und entscheiden müssen. Im Horizont der Zeit werden unseren Anfängen und Fortschritten voraus Grenzen gesetzt, die unserer Freiheit geboten sind und zu Veränderungen herausfordern. Wann immer wir nun auf die Uhr schauen, ist uns zumeist verborgen und doch gegenwärtig, dass die Zeit verrinnt und wir an ihren irreversiblen linearen Verlauf gebunden vergänglich sind.

Im Bewusstsein unseres endlichen Daseins in der Welt verleitet uns nun eine chronologische Zeiterfahrung, immer noch schneller zu werden, um Zeit zu sparen, sie zu erwerben und zu gewinnen. Wollen wir das Leben als »letzte Gelegenheit« nicht versäumen, dann müssen wir uns beeilen, mehr aus unserem Leben zu machen. Wir dürfen keine Zeit verlieren, alles Mögliche anzufangen, sofort und zugleich, solange wir dazu noch in der Lage sind. Im zeitlichen Modus erhöhter Geschwindigkeiten ist Flexibilität gefragt, eine Multitasking-Mentalität, mithin die Fähigkeit, kurzfristig kommunizieren wie auch rechtzeitig reagieren zu können und jederzeit erreichbar zu sein.

Jemand hat den Trend zur Beschleunigung und deren Auswirkung auf den Menschen in folgender Weise beschrieben:

> »Alles ist jetzt ultra [...]. Niemand kennt sich mehr, niemand begreift das Element, worin er wirkt und schwebt [...], junge Leute werden im Wirbel der Zeit fortgerissen. Reichtum und Schnelligkeit ist es, was die Welt bewundert und wonach jeder strebt. Alle möglichen Erleichterungen der Kommunikation sind es, worauf die gebildete Welt ausgeht, sich zu überbieten« (Ottenberg 1998, 1311).

Der das sagt – so möchte man meinen – ist ein moderner Mensch. Dieser aber beklagt sich nicht etwa über Transitbahnen, über Telefon oder Internet, er redet vielmehr von Dampfschiffen und Schnellposten, »die so rasend unterwegs sind, dass einem Hören und Sehen vergeht.« Der das sagt, ist Johann Wolfgang von Goethe in einem Brief an seinen Freund, den Komponisten Zelter. Das war 1825. Seither sind wir mit dem Flugzeug zigmal schneller am Ziel, und in Weimar hält heute der ICE. Wir fahren auf Schnellstraßen und in Hochgeschwindigkeitszügen. Wir surfen »high speed« in der Datenautobahn, sodass wir in Sekundenschnelle rund um die Uhr fast jeden Winkel der Welt erreichen. Per Internet sind wir in der Lage, unseren Einkauf allzeit online zu erledigen. Von weither unterwegs können wir unsere Haustechnik steuern, einen Neuwagen bestellen und seine Ausstattung in Echtzeit nach je eigenen Belangen gestalten. Wer mithalten will in einer digitalisierten Welt, der muss seine Software beständig optimieren und aktualisieren, damit – wie eine Empfehlung lautet – »ihr PC wieder einen Zahn zulegt, und sie einen Vorteil gewinnen«. Darum – so heißt es – »arbeiten sie produktiv und holen sie schnellstmöglich die verlorene Zeit wieder herein – mit einem einzigen Klick« (Werbeanzeige im Internet).

Mithin mag man kaum noch bemerken, wie umfassend eine Chronokratie der Beschleunigung unser Alltagsleben dominiert. Fastfood-Sofortangebote und Fertiggerichte aller Art sind unserem konsumierenden Verbraucherverhalten gewohnt und selbstverständlich geworden. Auf dem Ladentisch einer Buchhandlung sehe ich zwei Bücher ausgelegt. Einer der Titel lautet: *Philosophie erklärt in 60 Sekunden*. Ein anderer offeriert: *Ethik für Eilige*. Diese Bücher »sollen dazu beitragen, eine eigene, fundierte Meinung zu bilden«, wie weiterhin zu lesen ist. Und keiner lacht!

In einer Welt vorhandener Informationen können wir jederzeit Wissen erwerben und Kenntnisse erweitern, die jedoch kaum Erkenntnis bewirken. Um Zeit zu gewinnen, werden wir unserem Fragen und Verstehen mit Erklärungen zuvorkommen, über die wir bereits verfügen und die wir systematisch zu sichern suchen. Im Trend temporaler Kurzfristigkeiten ist die Frage stets virulent, was zu machen ist, was wir noch optimieren müssen und was wir maximieren können. Ohne Steigerungen innovativer Dynamik und Verdichtung, droht die Stagnation. Nur der Schnelle hat eine Chance im Wettbewerb, der allem voran auf Gewinn und Wachstum ausgerichtet ist. Wer zu spät kommt, so wurden wir belehrt, den bestraft das Leben.

Doch offenkundig lässt sich die zeitliche Beschränkung unseres Daseins nicht durch Beschleunigung überlisten. Die Zeit, die wir zu vermehren suchten, wird sich zunehmend als Mangel erweisen. Der französische Kulturkritiker Paul Virilio (1992) sieht im Geschwindigkeitsniveau einer mobilen und medialen Gesellschaft einen »rasenden Stillstand« und eine »unbewegte Rastlosigkeit«, die den Menschen vor sich hertreibt.

Wo es aber kein Verweilen gibt, kein Abwarten oder auch Erwarten, da erweist sich ein forciertes Tempo als drängende Dynamik flüchtiger Geschäftigkeiten, die dem Fortschritt alle nur möglichen Formen der Entgrenzung subsumiert. Eine allgemeine Beschleunigungsmentalität führt schließlich zu einem präsentischen und fragmentierenden Erledigungsverhalten, wie es in vielen funktionalen Facetten ständiger Verfügbarkeit, hastiger Reagibilität und operativer Aktivität seinen Ausdruck findet. So geht man einher in lauter Aufenthalten und latenten Allgegenwarten, die sich ohne Rücksicht und Voraussicht kaum noch in einen geschichtlichen Zusammenhang einfügen lassen. Man verbringt die Zeit mit jeweiligen Begebenheiten, die unverbunden und unverbindlich sich nebeneinander und nacheinander reihen.

Selbstsein und Werde-Erleben

Wenn nun unserem Bewusstsein kein Woher und Wohin mehr gegenwärtig ist, dann wird sich dieser Zeitverlust in einem subjektiven Erleben auswirken, das sich im Phänomen einer latenten Langenweile verorten lässt. Nur selten treffen wir sie an in unserem alltäglichen Leben, denn die Langeweile verbirgt sich in den Maßnahmen, die sie vertreiben soll. Wo immer sie aus dem Nichts auftauchen könnte, wird alles Mögliche unternommen, ihr zuvorzukommen. Man versucht, einer unerträglichen Langenweile mit beliebigen Ablenkungen auszuweichen und sie mit betriebsamen Unternehmungen niederzuhalten. Gibt es doch in einer sogenannten »Erlebnisgesellschaft« genügend Gelegenheiten, die geboten werden, dem horror vacui einer alles umfassenden inneren Leere zu entgehen.

Schon Blaise Pascal hat im Aufgang der Neuzeit auf das Phänomen der Langenweile hingewiesen, die darin wirksam werde, dass man es nicht mit sich allein aushalte. Kommen die Menschen irgendwann einmal zur Ruhe, dass sie bei etwas verweilen könnten, dann werde diese Gegenwärtigkeit als bedrohliche Leere empfunden, die man sogleich wieder mit beliebigen Ablenkungen auszufüllen sucht. Nichts sei den Menschen unerträglicher, als ohne Leidenschaften und ohne Geschäfte untätig zu sein. Sonst würde im Grunde ihrer Seele die Langeweile aufsteigen, die Düsternis, der Verdruss und die Verzweiflung (vgl. Betz 1999, 47).

Sollte aber die Flucht in die Zerstreuung sich vergeblich erweisen, dann mag uns eine tiefe, gar tödlich empfundene Langeweile umgreifen, der wir uns nicht mehr erwehren können. Ihr fühlen wir uns ausgeliefert, gerade weil wir nicht benennen können und nichts mehr auszumachen ist, das sie in uns hervorruft. Nicht dieses oder jenes ist es, wovon wir gelangweilt werden, nicht wir sind es, die sich gerade oder gelegentlich langweilen, sondern »es ist einem langweilig«. Dieses »Es« der Langeweile bleibt völlig anonym, namenlos und verborgen. Das Seiende im Ganzen, im umfassenden Horizont der Zeit, ist gleichgültig geworden nach jeder Rücksicht, nach jeder Hinsicht und Absicht. Nichts, das einen mehr anzusprechen vermag oder in Anspruch nimmt, nichts, woran man noch Interesse findet, nichts, das jemanden im Innersten bewegt. Die Gegenwart bleibt unserem Gewordensein und unserem Werden gegenüber verschlossen. Hier wird die Zeit als Stillstand, mithin als »rasender Stillstand« empfunden, wenn alles Wirken und Streben im chronologischen Nacheinander nichtig erscheint. Man hat das subjektive Gefühl, mit allen Fortschritten, die wir machen, doch nicht voranzukommen und sprichwörtlich auf der Strecke zu bleiben

Bekanntlich bedarf es einer Konstante außerhalb der Bewegung, um diese selbst wahrnehmen zu können. Wir brauchen ein Bleibendes, darauf wir uns im Werden beziehen müssen. Das Beständige aber, was uns erstaunen mag, das sind wir selbst, die wir stets dieselben bleiben. Wie sehr wir uns auch verändern oder je anders verhalten – wir sind, die wir schon waren und noch sein werden. Dieses Erlebnis der steten Selbigkeit unseres Selbst, das sich in der Zeit ereignet, ermöglicht unser Werde-Erleben (vgl. Heidegger 2010, 184f.).

So sind wir im Wandel der Zeiten unser selbst gewiss und gegenwärtig, wann immer wir uns in Empfang nehmen und selbstverständlich »Ich«

sagen. In allem, was wir vornehmen und anfangen, erfahren wir uns in unserem einmaligen, subjektiven Selbstsein, sodass jeder Einzelne durch keinen anderen zu ersetzen ist oder von anderen vertreten werden kann.

Sein zum Ende

Selbstsein aber bedeutet in existenzieller Sicht, dass wir stets sind und zu sein haben (vgl. Heidegger 2006, 42f.). Wir sind unserer Freiheit gegeben und aufgegeben, im umsichtigen Besorgen der Dinge unser Leben auf Zukünftiges und Zukommendes hin auszurichten. Anders gewendet können wir sagen: Selbstsein ist, was es sein kann, ein Sich-vorweg-Sein oder auch »Möglichsein«, zu dem wir uns im Horizont der Zeitlichkeit und Zukünftigkeit verhalten müssen. Wir entscheiden ja nicht allein nur über irgendwelche Möglichkeiten, die wir hier wie dort wahrnehmen, sondern immer auch über die Möglichkeit, die wir primär selbst sind.

Zu allem Möglichen aber, das wir wählen und verwirklichen, gehört stets auch die Möglichkeit des eigenen Nichtseins, und diese ist uns jederzeit gewiss mitten im Leben. Wir können in der Welt keinen erworbenen Status quo beständig bewahren und bleibend in Besitz nehmen. Unsere Lebenszeit ist endlich, sie verrinnt, und wir sind nicht in der Lage, die Hinrichtung unserer Lebenswege umzukehren. Der Tod ist die unausweichliche Beschränkung unseres irdischen Daseins, eine dem Menschen immanente, je eigenste Möglichkeit, überall dort, wo wir an Grenzen gelangen. Der letzten Grenze unserer befristeten Lebenszeit gehen mögliche Grenzerfahrungen voraus, die sich unserem strebenden Bemühen widerständig erweisen. Für unser menschliches Sein gibt es keine Haltbarkeitsgarantien, es ist vom möglichen Nichtsein bedroht und angefochten, dessen wir in einem gestimmten Verstehen innewerden. Weder theoretische Besinnung noch rationale Reflexion, sondern eine in den Stimmungen sich bekundende Erkenntnisweise vermag uns zu erschließen, wie wir uns vorfinden und befinden in dieser Welt. So verstehen wir nun auch die Bedrohung durch das Nichtsein und mit ihr unsere eigene Endlichkeit im primären Modus einer fühlenden, emotionalen Wahrnehmung: in der Gestimmtheit einer ontologisch fundierten Angst. Martin Heidegger, dem ich hier in meinen Ausführungen folge, bezeichnet sie als eine latente »Grundbefindlichkeit, die das Nichts offenbart«, nämlich das »Faktum unseres endlichen Daseins als drohendes Nichtsein« (ebd., 188).

Mithin offeriert uns die Angstgestimmtheit einen hermeneutischen Schlüssel, der es uns erlaubt, pathologische Ängste als verdecktes Leiden am drohenden Nichtsein zu verstehen. Manche Formen der Furcht erscheinen in Wiederkehr dieser ontologischen Angst als das Gewahrwerden der eigenen Endlichkeit (vgl. Holzey-Kunz 2014, 98f.). Die Angst bekundet, dass alles Beginnen und Beenden eingebunden bleibt in den Grenzen der Zeit, ihren Strukturen und Widerständen unterworfen. Das Bedrohende aber und Bedrängende der Angst ist – konvergent zur Langeweile – weder dieses oder jenes, weder hier noch dort zu verorten, es ist nahe und doch nirgendwo, eine diffuse, alles umfassende Anfechtung und Gefährdung unseres gesamten Daseins in der Welt. Die Gestimmtheit der Angst kennt im Gegensatz zur Furcht kein konkretes Gegenüber, und darum sehen wir nicht, woher sie kommt, und wir wissen nicht, wohin wir uns wenden sollen.

Was wir nun in dieser Grundbefindlichkeit erfahren und befürchten, ein mögliches Nichtsein, das muss jedoch Etwas sein, das wir zu gewinnen oder zu bewahren suchen. Ein Nichtsein, von dem wir sagen, setzt ontologisch ein Sein voraus, auf das wir uns beziehen können. So mag es gelingen, die Angst vor dem Nichtsein inhaltlich zu bestimmen als einer mehrfachen Bedrohung: der des Schicksals, der Schuld und Selbstentfremdung bzw. Sinnverfehlung. Wir befinden und erfahren uns stets unter den Bedingungen unseres geschichtlichen Daseins wie auch in den Grenzen einer endlichen Freiheit, sodass unser menschliches Bemühen im Schatten eines möglichen Nichtseins fragwürdig erscheint und wir uns selbst verlieren können. Diese von Jaspers (1954, 229ff.) sogenannten »Grenzsituationen« gehören zu unserem Leben, wir können sie nicht beseitigen, sie sind »mit dem Dasein selbst«, ihm immanent, ein Phänomen unserer menschlichen Existenz. Hier finden wir in einer positiven Sicht die Themenfelder fundamentaler Strukturen und Strebungen personaler Erlebens- und Verhaltensweisen, wie sie mit den Grundmotivationen der Existenzanalyse ausgelegt werden.

Jene phänomenalen Gehalte, die den Grenzsituationen wesentlich sind, werden nun auch bezeichnend für die Grundbefindlichkeit der Angst als einer »konstruktiven Kraft«, sofern sie in unserem Leben hier und heute Bedeutung gewinnt. So kann sie durch ihre verweisende Funktion wirksam werden. Sie mutet uns zu, von den vermeintlichen Sicherheiten am Seienden abzusehen, mit denen wir uns selbst zu entlasten suchen Die Angst vereinzelt unser Dasein im Mitsein der Menschen, damit wir zur »eigentlichen« Existenz gelangen, und wir unsere je eigenen Werde-Möglichkeiten wahrnehmen und verwirklichen.

Heute leben

Nicht die Flucht in das »Man« einer indifferenten Allgemeinheit, sondern die Annahme der jemeinigen Endlichkeit gewährt uns die Freiheit, in den Grenzen der Zeit »Heute« zu leben. So wirkt der Tod als die je eigenste Möglichkeit in unser Leben hinein, indem er uns an die Gegenwart verweist als die einmalige, nicht wiederkehrende Gelegenheit, unser Dasein auf Wesentliches hin zu zentrieren. Nur hier kann die »Treue der Existenz zum eigenen Selbst« im Alltag der Welt und im Miteinander der Menschen sich bewahrheiten und bewähren (vgl. Heidegger 2006, 391).

Im Bewusstsein unseres »Heute« verdichten sich die Zeitdimensionen des Vergangenen und Zukünftigen im Augenblick, der uns als die entscheidende Zeit entgegenkommt. Damit ist eine Zeiterfahrung konnotiert, die uns als Krise und zugleich als Chance erscheint, die nicht zuletzt ein Innewerden des Gerichtes bedeutet, weil sie das Moment des Unwiderruflichen enthält. Denn unser Leben verläuft stets nur in eine Richtung, es kennt keine Replay-Taste, über die wir verfügen könnten, um etwa Versäumnisse oder Versagen rückgängig zu machen.

Worüber wir heute entscheiden, weist in unsere Zukunft und wird zugleich Vergangenheit, die uns schließlich als Wirklichkeit unseres Gewordenseins bevorsteht. Die Futur-II-Perspektive bringt grammatikalisch zum Ausdruck, dass wir zukünftig gewesen sein werden. Frankl (1984, 215) hat diese perspektivische Verkehrung unserer Hinsichten im chronologischen Verlauf prägnant formuliert: »Wir entscheiden in jedem Augenblick unseres Lebens darüber, auf welche Vergangenheit wir schauen werden. Wir wirken niemals in die Zukunft, im Gegenteil: immer wirken wir in die Vergangenheit [...,] wir sind vor der Vergangenheit für die Zukunft verantwortlich.«

Mitunter werden wir zurückschauend erstaunt sein, vielleicht auch erschrocken, wie manche Entscheidungen in unserem Leben weichenstellend waren, und wir nicht die geworden wären, die wir gegenwärtig sind. In allem, was wir heute vornehmen oder befürchten, leben wir in der Erinnerung wie auch der Erwartung, dem Gewesenen und dem Werdenden gegenüber. Vergangenheit, Gegenwart und Zukunft sind die drei zeitlichen Dimensionen, in denen unser Dasein im geschichtlichen Zusammenhang konkrete Gestalt gewinnt. Unsere Gewesenheit in der Welt erscheint immer im Verhältnis zu einer bestimmten Möglichkeit des Verhaltens, sodass auch die Zukunft auf die Gewesenheit verweist und diese wiederum auf unsere Gegenwart. In jedem Augenblick erstreckt sich unser Leben in dieser dreifachen Gliederung unseres inneren Zeitbewusstseins. Während ich jetzt diesen Satz schreibe, muss ich mich an das erinnern, was ich bereits geschrieben habe, um wiederum voraussehend auf das, was ich noch schreiben will, meinen Satz beenden zu können. »Es sind die Zeiten«, davon hat Augustinus (zit. n. Gronemeyer 1996, 83) gesagt, »eine Dreiheit der Seele [...,] und zwar ist da die Gegenwart von Vergangenem, nämlich die Erinnerung; die Gegenwart von Gegenwärtigem, nämlich der Augenschein; und die Gegenwart von Zukünftigem, nämlich die Erwartung.«

Edmund Husserl hat mit seiner »Phänomenologie des inneren Zeiterlebens« das Zusammenwirken dieser drei zeitlichen Dimensionen aufgezeigt. Die drei intentionalen Momente unseres inneren Zeiterlebens bezeichnet er als Retentio, Präsentatio und Protentio. Ihm zufolge gibt es keine Präsentatio ohne eine retentionale Teilhabe an dem, was bereits geschehen und Geschichte geworden ist. Und es gibt auch keine Präsentatio ohne eine protentionale Vorwegnahme von Möglichkeiten, denen wir uns hingeben oder auch versagen können (vgl. Beils 1987, 94ff.).

Verschieben sich nun in unserem Zeitbewusstsein die Relationen dieser zeitlichen Dimensionen zueinander, dann tritt eine davon übermächtig ins Erleben und verwandelt unsere Selbst- und Welterfahrung. Auf die Psychopathologie hin gewendet lässt sich daraus ableiten, dass auch psychische Erkrankungen als allgemein-menschliche Phänomene zu erfassen sind, die sich als Abwandlungen aus den zeitlichen Dimensionen unseres geschichtlichen Daseins von sich selbst her sehen und verstehen lassen (vgl. Passie 1995, 202ff.).

Das zeigt sich in der Struktur des Zeiterlebens, etwa bei Zwangsstörungen, im Vorwegnehmen der Zukunft in starren Regeln und Prinzipien, die kein Auf-sich-zukommen-Lassen mehr erlauben. In anderer Weise sehen wir im manischen Modus des Zeiterlebens ein vorauseilendes, flüchtiges Vorwegnehmen der Zukunft, sodass es zu keinem Verweilen mehr kommen kann in der Gegenwart. Wiederum zeigt sich im depressiven Zeiterleben wie die zukünftigen Möglichkeiten konjunktivisch in die Vergangenheit verlegt werden, die jedoch als vergangene Möglichkeiten nicht zukünftig intendiert werden können.

Was uns phänomenologisch zu denken gibt, sind die zeitlichen Grundstrukturen, die im Leben und Erleben des Einzelnen bestimmend sind. Denn die Zeit ist ein Phänomen unseres geschichtlichen Daseins in der Welt. Wir leben in der Zeit und verhalten uns ihr gegenüber, sodass ein

Verstehen unserer Selbst nur möglich ist im hermeneutischen Horizont der Zeit. Damit ist zugleich ausgesagt, dass alle überlieferten Begriffe, die den Menschen als Vorhandenes feststellen und definieren, dieser phänomenologischen Sicht nicht mehr genügen, die zeitliche und geschichtliche Struktur unseres Daseins angemessen zu bekunden.

Existenz im Horizont der Zeit

Seit alters her sind wir Menschen an die Grenzen unserer Erkenntnis gelangt, das Geheimnis der Zeit zu ergründen. Immer wieder versuchen wir mit einem fragenden und reflexiven Bewusstsein das Wesen der Zeit zu verstehen, und nicht zuletzt nach einer Antwort, die über eine endliche Welt hinaus auf eine umgreifende, ewige Wirklichkeit verweist. Was aber am Ende gelten soll, Sein oder Nichtsein, das ist immer wieder jetzt wirkend im gegenwärtigen Leben. Nur hier und heute kann der Augenblick als das »Ewige in der Zeit« erscheinen, in den jeweiligen geschichtlichen Situationen, die für unser Dasein bedeutsam sind (vgl. Jaspers 1990, 38ff.).

Darum sollten wir uns dem Anspruch stellen, der vom Leben in der Zeit und ihren Eigenzeiten seine inhaltliche Bestimmung erhält. Diese Eigenzeiten eines Geschehens sind von unserem unmittelbaren Erleben her qualifiziert, insofern wir uns von Werten berühren lassen, die in uns eine Resonanz, ein emotionales Echo bewirken. Unser Erleben aber verlangt eine Haltung der Gelassenheit, die dem Begegnenden gegenüber wahrnehmend gegenwärtig ist. So werden wir offen sein und bereit, achtsam mit allen Sinnen, den Kairos zu erkennen um die gebotene Gelegenheit zu ergreifen.

Literatur

Beils, K.B. (1987). *Transzendenz und Zeitbewusstsein*. Bonn: Bouvier.

Betz, O. (1999). *Vom Umgang mit der Zeit*. Würzburg: Echter.

Ende, M. (2002). *Momo*. München: Goldmann.

Frankl, V.E. (1984). *Der leidende Mensch. Anthropologische Grundlagen der Psychotherapie*. München: Piper.

Gronemeyer, M. (1996). *Das Leben als letzte Gelegenheit. Sicherheitsbedürfnisse und Zeitknappheit*. Darmstadt: wbg.

Heidegger, M. (2006). *Sein und Zeit*. Tübingen: Niemeyer.

Heidegger, M. (2010). *Die Grundbegriffe der Metaphysik*. Frankfurt/M.: Klostermann.

Holzey-Kunz, A. (2014). *Daseinsanalyse. Der existenzphilosophische Blick auf seelisches Leiden und seine Therapie*. Wien: facultas.
Jaspers, K. (1954). *Psychologie der Weltanschauungen*. Berlin, Göttingen, Heidelberg: Springer.
Jaspers, K. (1990). *Vernunft und Wiedervernunft in unserer Zeit*. München: Piper.
Ottenberg, H.-G. (Hrsg.). (1998). *Briefwechsel zwischen Goethe und Zelter in den Jahren 1799–1832*. München: Hanser.
Passie, T. (1995). *Phänomenologisch-Anthropologische Psychiatrie und Psychologie*. Hürtgenwald: Pressler.
Virilio, P. (1992). *Rasender Stillstand*. München, Wien: Hanser.

Kontinuität im Wandel

Lebensgeschichtliche Perspektiven im Alter

Beständigkeit im Werden

Das Sein des Menschen ist beständig Werden und Wandel im Horizont der Zeit. Wir kommen und gehen von heute auf morgen – im chronologischen Verlauf – weiter voran. »Alles fließt [...]. Man kann nicht« – wie überliefert ist – »zweimal in *denselben* Fluss steigen« (Heraklit; zit. n. Eckstein 1974, 25). Stets bewegen wir uns *vor*wärtig – prospektiv – in nur *eine* Richtung, und wir sind nicht in der Lage, diese *Hin*richtung unserer Lebenswege umzukehren. Immer wieder verstehen wir uns auf etwas hin, das noch werden soll, das wir zu bewahren suchen oder bewirken wollen.

Mit dieser perspektivischen Sicht entwerfen wir unser Handeln einer offenen Zukunft voraus, die gegenwärtig im Alltag der Welt existenzielle Bedeutung gewinnt. Zwischen Herkommen und Hingehen, in allem, was wir vornehmen und anfangen, antworten wir immanent auf die Frage, wer wir zukünftig gewesen sein werden. Worüber wir heute entscheiden, das ist schon morgen Vergangenheit, die uns zunehmend als Wirklichkeit unseres Gewordenseins bevorsteht.

So ist nun jeder *Einzelne* in Anspruch genommen, sich auf ein Sein-Können zu besinnen, dass wir in der »Treue der Existenz zum eigenen Selbst« bewahrheiten und bewähren. Die Treue hat im Wortsinn der Wahrhaftigkeit eine ethische Qualifikation und zugleich eine *zeitliche Dimension*, weil sie hier und jetzt als Zusage wirksam ist, die sich *im Werden* erweist. Darum sind wir verantwortlich für die Folgen unseres Verhaltens wie auch eingegangene Verpflichtungen und gegebene Versprechen verbindlich gelten.

In der Treue zu seinen Worten und Werken gewinnt der Einzelne über den Tag hinaus Kontinuität und Identität in der Zeit, wann immer wir selbstverständlich »Ich« sagen. Ist es doch erstaunlich, dass in allen historischen Erscheinungen unserer individuellen Biografie dieses je eigene *Ich* mitgeht und gegenwärtig anwesend ist. Wie sehr wir uns auch verändern oder anders verhalten, wir sind, die wir geworden sind und sein werden, uns zu eigen, sodass wir in temporaler Sicht stets *zu sein haben*. Jeder ist sich selbst in seiner Freiheit gegeben und aufgegeben, sein je einmaliges Leben zu führen und zu verantworten.

Diese zeitliche Verfasstheit unserer Existenz gibt uns zu bedenken, mit welchen Begriffen wir die *geschichtliche* Struktur unseres endlichen Daseins ausdrücklich bekunden. Auf welches *Vor*verständnis sollten wir Rücksicht nehmen, wenn wir danach fragen, wie Veränderungsprozesse in den Dimensionen der Zeit als spezifisch *humane Phänomene* und als geschichtliche Erscheinungen verstanden werden können?

Das Prinzip Hoffnung

Von alters her wurde das *Wegmotiv* bezeichnend für das Sein der Menschen, die auf eine offene Zukunft hin Ziele verfolgen und ihr Dasein in der Welt zeitigen. Wer einen Weg gehen will, der muss seinen bisherigen Standort verlassen, um voranzukommen. Er muss sich herauswagen aus dem Gewohnten und wird sich zugleich dem Ungewissen zuwenden.

Dieses dynamische und intentionale Moment menschlicher Seinsweise präferiert Ernst Bloch mit seinem *Prinzip Hoffnung* (1978), und er verteidigt die »schöpferische Leidenschaft für das Mögliche gegenüber einer Herrschaft des Vorhandenen« – und ich füge hinzu: Er wendet sich gegen die Dogmen und Diktate einer »Normativität des Faktischen«, die man heute gern als »alternativlos« zu rechtfertigen pflegt. Das »Prinzip Hoffnung« richtet sich gegen metaphysische Prädestinationslehren aller Art, die – in welcher Form auch immer – den Lebensweg eines Menschen vorherzubestimmen vermeinen: »Wir Menschen streben nach einem Novum [...]. Jedes erreichte Ziel wird ständig zum Aufbruch, es weist in die Zukunft. Jede Ankunft ist ein neuer Auszug [...]. Ich *bin*, aber ich *habe* mich nicht. Darum *werden* wir erst« (ebd., 25).

Als »anfängliche« Wesen sind wir uns selbst schon voraus im Modus einer umsichtigen Sorge, der Vor- und Fürsorge, die bezeichnend ist für unser Leben. In Verbindung mit dem Wegmotiv verweist so auch der *Sinnbegriff* in existenzieller Sicht etymologisch auf Wortbedeutungen, die im Bild von Reisenden Ausdruck finden: Wanderer, die auf etwas hin unterwegs sind, Gesandte, die ein Land *er*fahren oder eine Mission erfüllen, wie auch Weggefährten, die *mit*gehen und sich begleiten. Und schließlich: Wer voran- und wer *an*kommen will, der muss den Weg unter *seine* Füße nehmen und seiner eigenen Ausrichtung folgen. Immer wieder wird er danach fragen, wo es langgeht, worauf es hinausgeht und wie es weitergeht.

Auf die Frage aber nach dem Woher und Wohin unseres Weges ist jeder als er *selbst* gemeint. Keiner kann an meiner Stelle antworten. So bleiben wir im Horizont lebensgeschichtlicher Perspektiven auf den *Einzelnen* bezogen, seinen subjektiven Erlebensweisen und Weltentwürfen zugewandt. Was für ihn im Kontext *seiner* Lebenswelt Bedeutung gewinnt, was ihn bewegt und wozu er sich verhalten will, darüber können keine allgemeinen Kenntnisse oder Konzepte gültige Auskunft geben. Darum möchte ich den entwicklungspsychologischen Prädikaten das Wegmotiv hinzufügen und es bevorzugen, weil es unserem *geschichtlichen* Dasein in der Welt ursprünglich erscheint.

Natürlich sind uns Veränderungsprozesse *generell* mit auf den Weg gegeben, wenngleich wir sie unterschiedlich empfinden und erfahren. Körperliche Merkmale und Reaktionsmechanismen, organisch-genetische Prägungen und Programme, Reifungs- und Alterungsprozesse, die – allen *unseren* Anfängen voraus – den Menschen biologisch angelegt sind. Zugleich werden wir in eine Lebenswelt und *Mitwelt* hineingeboren, die uns im Allgemeinen – nicht zuletzt im Gebrauch der Sprache – vertraut geworden ist. Über die naturgegebenen Entfaltungspotenziale hinaus begleiten soziale Verhältnisse, sogenannte Umweltfaktoren, wie auch kulturelle Institutionen und interaktionale Konventionen die Verhaltensmuster und Umgangsformen der Menschen.

Diese entwicklungsrelevanten, veranlagten oder erlernten Erbschaften lassen sich mit ihrem regelhaften Verlauf aus dem Vergangenen herleiten und aus einem Fundus herkömmlicher Erfahrungen mitunter vorhersehen und voraussagen. Dazu gehören spezifische Entwicklungsprozesse und Wachstumsphasen, infolge funktionaler Fortschritte die hinsichtlich ihrer kausalen und interaktionalen Wirkfaktoren systematisch erfasst, definiert und festgestellt werden können. Epigenetische Konstrukte einer empirischen Lebenslaufforschung verbinden damit die Vorstellung, dass *Ent*stehendes bereits im *Be*stehenden enthalten ist, sodass es sich unter günstigen Umständen entfalten kann.

Jedoch lässt sich unser *geschichtliches* Dasein nicht allein am Vorhandenen und am Bestehenden empirisch bestimmen: nicht an erworbenen

Merkmalen oder Fähigkeiten, die wir erlernen und erlangen, nicht an habituellen Eigenheiten, wie sie für Gegenstände oder Zustände bezeichnend sind. Vielmehr kann der *Lebensweg* eines Menschen stets vorwärtig vollzogen und begangen werden, auf etwas hin, das wir noch auszurichten oder zu erreichen suchen. Unterwegs bleiben wir dem Zukünftigen aufgeschlossen, dem Neuen, Unberechenbaren, dem Kontingenten, das noch nicht festgelegt ist, worüber wir im Vorhinein nicht schon befinden und verfügen können. Sind wir doch beständig zu Veränderungen herausgefordert, allem voran den Kairos zu erkennen, worauf es *heute* ankommt in einer konkreten nicht wiederkehrenden Situation, die im *Begegnenden* ihren Anfang nimmt.

Begegnungen sind im zeitlichen Verlauf unseres Lebens *Begebenheiten*, die sich auf dem Weg *ereignen*, die wir als *Widerfahrnis* weder vorweg- noch uns vornehmen können. Unter diesem Vorbehalt des Unverfügbaren kann vornehmlich eine hermeneutische Hinsicht zum Verstehen unserer geschichtlichen Existenz beitragen, die zu erschließen vermag, wie wir uns *in der Welt* befinden und erfahren. Hier zeigen sich die phänomenalen Gehalte, die fundamentalen Strebungen menschlichen Daseins, wie wir sie in unserem Alltagsleben selbstverständlich voraussetzen.

So ist mir in meinen Ausführungen daran gelegen, auf einige existenzielle Werdemöglichkeiten mit ihren spezifischen Daseinsthemen hinzuweisen: auf allgemeine und mögliche stationäre Übergänge unseres Älterwerdens und Alterns, die ein Vorangehen und Weiterkommen von uns erfordern.

Stationäre Übergänge des Alterns

Wir alle werden immer älter, solange wir leben. Das ist eine gute Nachricht. Wer lange leben will, dem ist daran gelegen, im Laufe der Zeit älter zu werden. Als Faktum unseres endlichen Daseins steht uns zunehmend das Altern bevor. Mithin mag man kaum bemerken, dass wir in die Jahre kommen, solange man innovativ mit Gewinn und Erwerb beschäftigt ist, mit allem, was zu machen ist, was wir noch optimieren oder maximieren können.

Kein Status quo aber, den wir erreicht und errungen haben, lässt sich für alle Zeiten konservieren. Was könnten wir bleibend bewahren oder ein für alle Mal in Besitz nehmen? So wird auf unseren Lebenswegen der Prozess des Alterns in bezeichnender Weise seine Spuren hinterlassen. Zumeist und vermehrt werden wir sie in sogenannten »Alterserscheinungen« leibhaftig sichtbar fühlen und erfahren. Chronische, körperliche oder kognitive Erkrankungen sowie Minderungen der Vitalität und Mobilität können die aktive und autonome Lebensgestaltung im Alltag der Welt erschweren oder einschränken.

Am Beginn der Altersphase, gemeinhin mit Beendigung der beruflichen Laufbahn, mag man sich zunächst noch entlastet und erleichtert fühlen: frei von täglichen Forderungen und Verpflichtungen, von Fremdbestimmung und Vorschriften, fernab einer Arbeitswelt, die im wirtschaftlichen Wettbewerb auf Fortschritt und Wachstum ausgerichtet ist. Wenn aber am Morgen – zur gewohnten Zeit – der Wecker *nicht* mehr klingelt, dann kann die oft ersehnte »späte Freiheit« mit dem Gefühl einhergehen, nichtig und nutzlos zu sein, nicht mehr gefragt oder gebraucht zu werden. Auch muss man in der Altersphase immer häufiger Abschied nehmen von jahrelangen Weggefährten und Vertrauten: den Zeitzeugen einer gemeinsamen Geschichte und gleicher Generation, die zur Gewissheit eigener biografischer Identität beigetragen haben. Und schließlich – wenn manche Gebrechlichkeiten zunehmen – wird man auf fremde Hilfe, auf fachliche Betreuung und Pflege angewiesen sein und infolge einer kurativen Versorgung Selbstbestimmung und Eigenständigkeit verlieren. Zuletzt werden wir im Leben an eine endgültige Grenze gelangen, die in Raum und Zeit dem irdischen Dasein des Menschen unausweichlich ist.

Dieser letzten Grenze gehen mitten im Leben mögliche Grenzerfahrungen voraus, die allem Beginnen zugleich ein Beenden gebieten, sodass wir unter dem Vorbehalt einer endlichen Lebensfrist uns *be-* und *ent-*scheiden müssen. An den Grenzen erfahren wir die Fragilität unserer vermeintlich sicheren Gehäuse, in denen wir so selbstverständlich leben und uns zu beheimaten suchen. Häufig sind solche Zäsuren im Horizont der Zeit mit krisenhaften Übergängen verbunden, die ein Ende signalisieren und mithin einen neuen Anfang ermöglichen. Offenkundig erweisen sich diese »live events« dem Werdegang eines Menschen förderlich, weil sie im biografischen Verlauf einen notwendigen Wandel initiieren und zu einem veränderten Verhalten führen. Wir sind herausgefordert, der existenziellen Sinnfrage nach dem Woher und Wohin weichenstellende Antworten zu geben, die im zunehmenden Alter unsere Existenz auf *Wesentliches* hin zentrieren. Mehr als je zuvor offeriert unsere Zivilisation im Zuge demografischer Entwicklung dem alten Menschen die Möglichkeit und Chance, ihre dem Leben hinzugefügten Jahre initiativ und aktiv mit Leben zu erfüllen.

Jedoch sollte man sich nicht dazu verleiten lassen, die mit Erwerb und Wachstum konnotierten Ideale wie auch den Lifestyle einer mobilen Leistungs- und Erlebnisgesellschaft in die Alterszeit hinein zu verlagern und zu verlängern. Geht doch heute dem Mainstream einer fortschrittlichen Wellness- und Fitness-Mentalität die Rede vom »erfolgreichen Altern« einher, die ein Mehrheitsverhalten am Leitbild der sogenannten »Neuen Alten« auszurichten meint. Mittlerweile wurden die tradierten defizitären Altersmythen durch sogenannte »Kompetenzmodelle« ersetzt, die beanspruchen, »vorhandene Kapazitätsreserven« auf ein »höheres Niveau« zu heben, die den »Lebensstandart in Quantität und Qualität zu verbessern« suchen.

»Mit 66 Jahren fängt das Leben an, mit 66 Jahren hat man Spaß daran.« Frohgemut und guter Laune singen rüstige und rockige Aktiv-Senioren von der Leichtigkeit des Seins, statt Lieder alter Tage schwerer Last. Man möchte nicht – oder zumindest noch nicht – zum »alten Eisen« gehören und darum alles nur Mögliche unternehmen, solange man dazu noch in der Lage ist, um das Leben als »Letzte Gelegenheit« nicht zu versäumen. So lauert hinter der Rede vom »erfolgreichen Altern« die Wahrnehmung des Alters als Problem, dass man irgendwann infolge verminderter Leistungsfähigkeit und mangelnder Flexibilität nicht mehr mithalten kann im Wertekanon einer mobilen und medialen Öffentlichkeit. Unter der Last alltäglicher Forderungen und Beschwernisse mag die Erfahrung verloren gehen, überhaupt etwas bewirken zu können und weiterzukommen, dieses oder jenes anzufangen oder zu verändern.

Wie soll man die gewonnenen Jahre einer »späten Freiheit« mit Leben erfüllen, wenn unserem Bewusstsein kaum noch ein *Woraufhin* gegenwärtig ist und die Zukunft *keine* Verheißungen mehr offenhält? Was kann uns tragen und trösten in Zeiten der Trennung und Trauer? Wo finden wir Hilfe und Halt, wenn schmerzliche Verluste und Belastungen uns zu schaffen machen? Und schließlich: Auf welche Vergangenheit werden wir schauen, der wir zukünftig mit unserem gelebten Leben entgegengehen? Werden die eingeschlagenen Wege unsere eigenen gewesen sein? Mit diesen Fragen lässt sich »erfolgreiches Altern« nicht allein reduzieren auf Ressourcen und Strategien, auf »Kapazitätsreserven« und lebenspraktische Kompetenzen, die vorrangig der Alltagsbewältigung wie dem jeweiligen Wohlbefinden zugutekommen. Vielmehr sind wir herausgefordert, Fragen zu formulieren und Antworten zu finden, mit denen wir *existenziell* Wesentliches erfassen: wie wir biografische Identität gewinnen und zur Gewissheit unseres Selbst gelangen, wie wir mit innerer Zustimmung als *die Sterblichen* zu leben lernen.

Diese lebensgeschichtlichen Fragen werden immer wieder aktuell, jedoch dringlich und konkret in Grenzzonen und Krisenzeiten, die ein Immer-auch-anders-werden-Können provozieren und initiieren. Einige Stationen und allgemeine Übergänge habe ich zuvor bereits erwähnt, biografisch bedeutsame Zäsuren, die im Prozess des Alterns zu Veränderungen führen und auf die ich nochmals genauer eingehen möchte.

»Wohlverdienter Ruhestand«

Zu den bedeutsamen Passagen im Lebenswandel eines Menschen gehört die Pensionierung oder Berentung, die sich jenseits familiärer und beruflicher Verpflichtungen als Beginn der Alterszeit soziologisch dokumentieren lässt. Mit Erreichen eines gesetzlich definierten Lebensalters werden zumeist effiziente Arbeitskräfte aus dem aktiven Erwerbsleben ausgegliedert und in den »wohlverdienten Ruhestand« versetzt. Von heute auf morgen gehen dem neu statuierten Ruheständler bewährte Ordnungen und tradierte Gewohnheiten verloren, die oft über Jahrzehnte hin dem Alltagsgeschehen Struktur und Stabilität sicherten: Regelmäßigkeiten, auf die man sich auch im Arrangement und Reglement des Zusammenlebens verlassen konnte. Ob es an der Zeit sei aufzustehen, was noch heute zu besorgen ist, welche Termine morgen einzuhalten sind: Viele Befristungen und Verhaltungen des täglichen Lebens, die zuvor durch die beruflichen Arbeitszeiten vorgegeben waren, bleiben infolge der Berentung dem Einzelnen zur freien Verfügung aufgegeben. Man ist – fremder Ansprüche ledig – nun endlich in der Lage, für sich selbst zu sorgen und souverän in eigener Sache zu handeln.

Gleichwohl haben die Menschen nicht genug zu einem gelingenden Leben, wenn sie in der Sorge um die eigenen Sicherheiten und Befindlichkeiten stets nur darauf aus sind, selbst über die Runden zu kommen. Wir wollen nicht allein unseren Alltag bewältigen, sondern Gutes bewirken und Werte verwirklichen. Wir wollen das Leben erleben, lieben und geliebt werden. Wir wollen gefragt sein und Anerkennung erfahren, am *anderen* Anteil nehmen und uns beteiligen. Und jeder möchte »Wer« sein, unverkennbar dieser oder jene, nicht Hinz und Kunz, nicht jedermann, sondern einmalig im Miteinander der Menschen.

Simone de Beauvoir (2000, 708) hat in ihrem bekannten Essay über das Alter auf diese existenzielle Dimension unseres Daseins hingewiesen und dafür geworben, ein möglichst engagiertes und gerechtfertigtes Menschenleben zu führen:

> »Wenn wir vermeiden wollen, dass das Alter zu einer spöttischen Parodie unserer früheren Existenz wird, so gibt es nur eine einzige Lösung, nämlich weiterhin Ziele zu verfolgen, die unserem Leben einen *Sinn* verleihen [...].
>
> Im Gegensatz zu den Empfehlungen der Moralisten muss man sich wünschen, auch im hohen Alter noch starke Leidenschaften zu haben, die es uns ersparen, dass wir uns nur mit uns selbst beschäftigen. Das Leben behält einen Wert, solange man durch Liebe, Freundschaft, Empörung oder Mitgefühl *am Leben anderer* teilhat.«

»Papa ante portas«

So wird nun auch der Übergang in einen neuen Lebensabschnitt der Altersphase für ein Miteinander markant, für Verhaltensweisen und Umgangsformen, die vornehmlich und *traditionell* in der Familie, im Eheverhältnis oder einer Partnerschaft zu verständigen sind.

Nachdem die Kinder das elterliche Haus verlassen haben und die berufliche Laufbahn beendet ist, bringt die Pensionierung beträchtlich durcheinander, was im Zusammenleben der Partner über lange Jahre hin zur täglichen Routine geworden ist. Nun muss die bisherige Rollenverteilung der Partner neu geregelt werden, will man sich nicht mit Missverständlichkeiten in die Quere kommen. Ein oftmals schwieriges und konfliktreiches Unterfangen, wie Loriots Filmkomödie *Papa ante Portas* anschaulich demonstriert. Hier wird das Chaos offenkundig, wenn der überraschend berentete Ehemann in Fortführung seiner beruflichen Talente und mit ordnendem Geschick das häusliche Territorium als neues Betätigungsfeld seiner Obliegenheiten entdeckt. Und das ist am Ende gar nicht lustig, weil dieser Mann in Not gerät, seine *Identität* zu verlieren, die er mit den Gepflogenheiten von Gestern zu konservieren sucht. Hier geht es ja nicht eigentlich und allein um praktische Rollenverteilungen oder Zuständigkeiten, die zu bereden und zu regeln sind. Haben doch unsere Tätigkeitsfelder und Aufgabenbereiche immer auch partizipatorische und identifikatorische Funktion, sodass wir uns zugehörig fühlen und gerechtfertigt erfahren.

Damit mag die verinnerte Forderung einhergehen, sich notwendig und nützlich zu machen und den Wert seines Daseins verdienen und erwirken zu müssen. Nicht nur in der Arbeitswelt wird dieses strebende Bemühen unterstützt durch das soziogene Moment eines gesellschaftlichen Ethos, das die Tüchtigkeit zur obersten Tugend erhebt, sofern man sich mit seinen Werken der Mitwelt tauglich erweisen muss und durch Leistung zu legitimieren meint. Wird aber der Wert und das Ansehen eines Menschen daran gemessen, was er zu schaffen vermag, dann hat er voraussichtlich im Alter – salopp formuliert – »schlechte Karten«, sollten die Beschränkungen funktionaler Fähigkeiten und vorhandener Potenziale freie Entfaltungsmöglichkeiten verhindern oder vermindern. Wenn die Arbeit entfällt und bereits erworbene Verdienste zu Denkmälern der Vergangenheit erstarren, dann sind wir um so dringlicher mit der existenziellen Grundfrage konfrontiert, wofür wir *heute* leben und da sein wollen. Jetzt wird diese Frage virulent, die infolge flüchtiger Geschäftigkeiten unter der Oberfläche praxisrelevanter Alltagspflichten weithin verborgen geblieben ist. Man hatte in Familie und Partnerschaft miteinander *zu tun* im Betreiben der Dinge, die einer gemeinsamen Wertpflege vorrangig waren.

Haben die Partner aber in früheren Jahren versäumt, ihre Beweggründe zu verstehen, ihren Gefühlen zu trauen und ihre Wünsche zu vertreten, so mag es ihnen jetzt gelingen, sich für sich gegenseitig zu interessieren, miteinander zu reden, aufeinander zu hören, von sich zu reden und den anderen zu meinen! In der Altersphase ist gute Gelegenheit, zum begegnenden Dialog sich fragend verbunden zu bleiben und *eigenes Erleben* mitzuteilen, dem eine emotionale, verstehende Anteilnahme möglich ist. Dieses Fundament eines »liebenden Miteinander« kann sich in guten und in schweren Zeiten – auch und gerade im höheren Lebensalter – tragfähig erweisen.

»Am Ende des Weges«

Am Ende des Weges aber – irgendwann – muss man für immer Abschied nehmen von einem Lebensgefährten, an dessen Seite man über viele Jahre durch manche Höhen und Tiefen gegangen ist. Der Tod eines Partners greift ein in alle unsere Lebensbereiche, an denen der Verstorbene seinen Anteil hatte, und er verschattet – wie uns scheint – die ganze Welt. Mit dem Verlust eines vertrauten Menschen muss der Verbleibende nun selbst sich zurechtfinden und zurande kommen in einer oftmals fremd empfundenen Wirklichkeit.

Will man sich irgendwann wieder dem Leben zuwenden, geht einer neuen Lebensperspektive die *Trauer* voraus. Sie führt von schmerzlichen Gefühlen begleitet in die Tiefe an den unbedingten Grund unseres Daseins, der auf eine *umgreifende* Wirklichkeit alles Vergänglichen verweist. Schließlich wird der Trauernde zurückschauen auf einen gemeinsamen Lebensweg, um das Gute in seiner bleibenden Bedeutung zu verinnern und das Vergangene im *Gewesensein* zu bewahren. Wer sich aber erinnert, dem stehen zugleich die nicht gelebten Möglichkeiten bevor: Versehen und Versagen wie auch manche Umsichten, die man sich und einem anderen schuldig geblieben ist. Was könnte zur Versöhnung beitragen, wenn nicht die *zusprechende* Solidarität der Sterblichen, die sich gegenseitig ermutigen, *anzunehmen, dass man angenommen ist.*

An der Seite eines Trauernden können *mitgehende* Menschen hilfreich und heilsam sein, die in der Lage sind, ihm einfühlend zu folgen und verstehend Anteil zu nehmen an je *seinem* Erleben und Erleiden. *Wenig* bedarf es zum Trost unserer wohlmeinenden *Worte* als vielmehr *empathische* Zuwendung und Verweilen im Mitsein *der* Menschen, die wahrhaftig anwesend sind. Trauerbegleitung braucht die Bereitschaft, mit einer bergenden Behutsamkeit in Beziehung zu bleiben, solange unser Beistand vom anderen her geboten ist. Wer Menschen verstehen will, wie ihnen in ihrer Welt zumute ist, der ist gehalten *hinzuhören* mit einer hermeneutischen Gelassenheit, die ein Sehen- und Sagen-Lassen ermöglicht. »Hättet ihr mir zugehört«, so klagt der leidende Hiob (21,2) seinen redlich redseligen Freunden: »Hättet ihr mir zugehört, dann wäre mir geholfen.«

»Endstation Altenheim«

Nun möchte ich – wenn es die Zeit erlaubt – auf eine mögliche Zäsur noch wenigstens hinweisen, auf einen biografischen Übergang, der – zumeist im höheren Lebensalter – zu Veränderungen herausfordert. Mitunter wird man im zunehmenden Alter auf fremde Hilfe und fachliche Betreuung angewiesen sein, die längst nicht immer von Angehörigen oder ambulanten Diensten übernommen werden kann. Häufig führt der Weg nach einem Krankenhausaufenthalt ins Altenheim. Der Pflegebedürftige muss, wie man gemeinhin sagt, in einer Senioreneinrichtung (»Seniorenresidenz«) »untergebracht« oder auch »eingewiesen« werden.

Mit dem Einzug in ein Altenheim gehen *soziale Beziehungen* verloren: fast alle Vernetzungen einer vertrauten Lebenswelt, mit denen wir Menschen uns regional verorten. Nun wird man mit 20 – vielleicht auch mehr – Mitbewohnern tagtäglich in einer Reihe oder auch *herumsitzen* und auf die nächste Mahlzeit warten. »Hier ist gut für dich gesorgt!«, sagen die Angehörigen, und übersehen oftmals, dass in einem Versorgungssystem vormalige Eigenständigkeit und Selbstbestimmung weithin aufgegeben werden müssen. Der Rundumservice einer funktionalen Versorgung und Abfertigungsmentalität verringert das Interesse an den Belangen des alltäglichen Lebens, wenn man in stationären Institutionen kaum etwas bewirken oder beitragen kann. »Ich hätte nicht gedacht, dass ich hier einmal *enden* würde!«, klagte mir gegenüber eine Bewohnerin: »Das schlimmste ist, dass man kein Ziel mehr hat!«

Eine verstehende Pflege und Betreuung sollte darum über alle praktischen Dienstleistungen hinaus die therapeutisch-intervenierende Antwort sein auf das, was Menschen bewegt: was sie beschäftigt und ihnen zu schaffen macht, woraufhin sie von heute auf morgen zu sein und zu sorgen haben. Jeder Einzelne will gesehen und angesehen werden mit seinen subjektiven Lebensweisen und Gewohnheiten, in seinem einmaligen Sosein und Gewordensein. Er will beachtet und geachtet werden mit Respekt und Rücksicht seiner individuellen *Biografie*, die zunehmend im Alter endgültige Gestalt gewinnt. In der Begleitung alter Menschen muss man sich mit ihrer Vergangenheit befassen, weil sie ihre *Identität* und Selbstgewissheit in einer biografischen und zeitgeschichtlichen Lebenswelt zu finden und sinnhaft zu verorten suchen.

Lebensbilanzierung

Je älter wir werden, desto häufiger gehen wir unserer Vergangenheit entgegen, die wir im Bewusstsein einer zeitlichen Befristung unserer Existenz resümieren und bilanzieren. Dabei wird nun die Erinnerung unserer Hinsichten und Absichten richtungweisend sein auf der Suche nach einem Sinnzusammenhang, der beides – Herkunft und Zukunft – miteinander verbindet.

Retrospektiv erst sehen wir, wie sich einzelne biografische Episoden, Geschehnisse und Erlebnisse in ein größeres Ganzes unserer Lebensgeschichte ineinanderfügen. Auf diese Weise werden wir in den zeitlichen Dimensionen unseres Daseins Kontinuität und Identität erfahren, indem wir rückschauend Geschichten erzählen, die sich im je eigenen Erleben zu einer Biografie vereinen lassen. So wirken wir erzählend in unsere Vergangenheit hinein und verwandeln gegenwärtig ihren jeweiligen Sinn. Nicht objektive Tatsachen, die historischen Daten und Fakten, bestimmen die narrative Struktur, sondern deren aktuelle Bedeutung und Bewertung, wie wir uns die Ereignisse von Gestern *heute* zu eigen machen (vgl. Kolbe 2014, 39). Zugleich leiten unsere *Zukunftsperspektiven* die Sicht auf das Vergangene nicht weniger als auf das Hier und Jetzt, auf unsere Einstellungen und Gestimmtheiten der Gegenwart.

So lässt sich eine reflexive Selbstgewissheit, die wir gemeinhin dem Begriff »Identität« subsumieren, in den zeitlichen Dimensionen unseres Daseins verstehen und artikulieren. Mit seinem psychosozialen Entwicklungs- und Konfliktmodell sieht Erik Erikson das letztgültige Resultat im Lebenslauf eines Menschen darin, dass er in der Lage ist, seine Vergangenheit in ein positives Selbstbild zu integrieren und mit sich ins Reine kommen. Am Ende seiner Identitätsentwicklung ist dem Einzelnen in der Altersphase aufgegeben, seinem einmaligen und einzigartigen Lebensweg als einem notwendigen zuzustimmen und dafür Verantwortung zu übernehmen. Dieses intergrative Einverständnis als Resümee einer biografischen Bilanzierung wird – mit Eriksons (1973, 118) Worten – zur Zuversicht und Lebenserfüllung führen oder anderenfalls in die Verzweiflung. Diese manifestiere sich in einem resignativen Gefühl, dass die Zeit zu kurz ist, ein anderes Leben zu beginnen, um die begangenen Fehler und vergangenen Irrtümer in seiner Lebensgestaltung korrigieren und revidieren zu können.

Endlich leben

Unser Leben ist endlich und irreversibel in seinem chronologischen Verlauf. Das ist Bedingung und Bürde unseres Daseins in der Welt: Wir sind uns selbst gegeben und aufgegeben, gegenwärtig darüber zu entscheiden, wer wir sein wollen und gewesen sein werden. Frankl (1984, 61) hat diese perspektivische Sicht prägnant formuliert: »Wir entscheiden in jedem Augenblick darüber, auf welche Vergangenheit wir schauen werden [...,] wir sind vor der Vergangenheit für unsere Zukunft verantwortlich.« So steht uns heute die Frage bevor, wohin wir gehen und wozu wir uns verhalten wollen. Es wäre fatal, wenn wir im Werden und Wandel des Alterns feststellen und uns eingestehen müssten, dass wir bei einer zunehmenden demografischen *Lebenserwartung*, immer weniger vom Leben erwarten würden – oder mit uns anzufangen wüssten.

Von dem weltberühmten spanischen Cellisten und Komponisten Pablo Casals wird Folgendes erzählt: Er war im hohen Alter – wohl über 90 Jahre alt –, als er gefragt wurde, warum er noch immer vier bis fünf Stunden am Tag Chellospielen übe. »Mir scheint«, so war seine Antwort, »ich *mache* Fortschritte.«

Literatur

de Beauvoir, S. (2000). *Das Alter*. Reinbek: Rowohlt.

Bloch, E. (1978). *Das Prinzip Hoffnung*. Frankfurt/M: Suhrkamp.

Die Bibel (1985). Luther Taschenbuchausgabe. Stuttgart: DBG.

Eckstein, F. (1974). *Abriss der griechischen Philosophie*. Frankfurt/M.: Hirschgraben-Verlag.

Erikson, E. (1973). *Identität und Lebenszyklus*. Frankfurt/M.: Suhrkamp: Deudike.

Frankl, V. E. (1984). *Der leidende Mensch. Anthropologische Grundlagen der Psychotherapie*. München: Piper.

Kolbe, C. (2014). Person und Struktur. Menschsein im Spannungsfeld von Freiheit und Gebundenheit. *Existenzanalyse, 31*(2), 32–40.

Auf Beweggründe antworten

Verstehende Pflege und Betreuung in der Gerontopsychiatrie

Menschen verstehen

Menschen verstehen ist Anliegen und Leitmotiv einer gerontopsychiatrischen Pflege- und Betreuungspraxis, die einen würdigen Umgang mit psychisch erkrankten, zumeist dement betroffenen Patienten und Bewohnern zu wahren und zu verwirklichen sucht. Diese Maxime einer verstehenden Pflege und Betreuung setzt bei allen Mitarbeitenden eine hermeneutische Haltung voraus, die dem Wesen der Person angemessen ist und jedem Menschen unseresgleichen Respekt abverlangt. So selbstverständlich es sein mag: In der Pflege und Betreuung haben wir es mit Menschen zu tun, denen wir nicht allein mit funktionalen Versorgungsleistungen gerecht werden.

Im Horizont einer humanistisch-christlich fundierten Anthropologie und einer am Dasein des Menschen orientierten ganzheitlichen Sicht ist pflegerisches Handeln immer wieder zu einem bleibenden Bemühen herausgefordert, menschliche Erlebens- und Verhaltensweisen aus ihren Beweggründen zu verstehen. Der einzelne Patient und Bewohner in seiner Einmaligkeit und Besonderheit, mit seinen je eigenen Lebensweisen und Gewohnheiten, seinem subjektiven Erleben und Erleiden, steht im Fokus der Beachtung, nicht vorrangig klinische Diagnosen oder funktionale Defizite, die ihn als »Pflegefall« definieren.

Sofern psychiatrische Symptome bezeichnend sind für die spezifischen und typischen Merkmale einer Erkrankung, die sich in diagnostischen Systemen kategorisieren lassen, ist eine *psychopathologisch* orientierte Pflege darauf ausgerichtet, diese zu »beseitigen.« Vor allem »Verhaltensauffälligkeiten« dement betroffener Patienten und Bewohner, die sich in einem Wohnbereich störend auswirken, wie latentes Rufen, Verweigerungen, unruhiges Umherwandern oder Weglaufen, sollen durch schützende und zumeist beschränkende »Maßnahmen« verhindert oder vermindert werden. Damit reagieren Pflegende auf eine »problematische Negativsymptomatik« der Heimbewohner mit einem »symptomspezifischen Maßnahmenkatalog«, wie er sich im Allgemeinen bei krankheitstypischen und symptomspezifischen »psychischen Veränderungen« verordnen und im Versorgungs- und Betreuungsalltag pragmatisch und programmatisch umsetzen lässt (vgl. Gutensohn & Schulz 2000, 19f.). Die Pflegeziele bei »gerontopsychiatrischen Leitsymptomen oder Verhaltensstörungen« lauten demgemäß: »aggressives Verhalten reduzieren und vermeiden, Angst beseitigen, Befinden verbessern, *Schreien mildern, Übergriffe vermeiden, das Essen anderer sichern*, Störungen verhindern u.a.« (vgl. Grond 1999). Mithin wird »störendes Verhalten« durch eine funktionale Pflege und häufig auch durch eine Abfertigungsmentalität der Pflegenden hervorgerufen, die wiederum »angemessene Reaktionen« erfordern, sei es nicht zuletzt mit allen möglichen Mitteln sedierender oder fixierender »Behandlungen«, deren Nebenwirkungen nicht immer dem Wohlbefinden eines Patienten und Bewohners zugute sind.

Gegenüber einer psychopathologischen, am Symptom orientierten und damit verallgemeinernden Sichtweise, ist eine *verstehende Pflege und Betreuung* vorrangig auf den einzelnen Menschen hin ausgerichtet. Sie bleibt stets bezogen auf sein subjektives Erleben, das in den jeweiligen Symptomen seinen Ausdruck finden kann, das im Zusammenhang eines aktuellen Geschehens und der eigenen Lebensgeschichte Bedeutung gewinnt. Darum wird verstehende Pflege und Betreuung die jeweils intervenierende und therapeutisch wirksame Antwort sein auf das, was einen Menschen bewegt, worauf sein Verhalten verweist und was es zu bewältigen versucht. Vorrangig sind nicht die Symptome einer Erkrankung, zum Beispiel die Symptome einer diagnostizierten Demenz, sondern vielmehr der verstehende Zugang zum erkrankten Menschen.

Zum Erleben dement betroffener Menschen

Einem dement betroffenen Menschen geht zunehmend die Orientierung verloren in Raum und Zeit, zur Situation und Person. Seine Welt »gerät aus den Fugen«. Sie geht »in die Brüche« wie bei einem Gefäß, das, wenn es zerbricht, in einzelne Scherben zerfällt. Die einzelnen Fragmente und Erlebnismomente lassen sich nicht mehr zusammenfügen. Der Sinnzusammenhang geht verloren. Die zuvor vertraute Welt wird dann bedrohlich empfunden. Der Betroffene mag sich vorkommen wie in einem dunklen Raum, in dem sich die Dinge nicht mehr verorten lassen. Immer wieder steht er vor einem Rätsel. Er kennt sich nicht mehr aus in dieser Welt und findet sich nicht mehr zurecht. Was zuvor selbstverständlich war, erscheint ihm jetzt sonderbar. Alles gerät durcheinander: Innen und Außen, Einst und Jetzt, Traum und Wirklichkeit. So wird es immer schwerer, den Tagesablauf zu strukturieren und zu organisieren, ihn auf Sinnvolles auszurichten. Dieser Realitätsverlust führt schließlich zur Entfremdung, zum Verlust der Identität und inneren Beheimatung. Eigene Gefühle werden nicht mehr verstanden und können nicht mehr gesteuert werden. Häufig ist auch das Sprachzentrum beeinträchtigt. Der Betroffene kann nicht mehr seine Gedanken und Gefühle in zutreffende Worte fassen und sein Befinden artikulieren, um seine Anliegen oder Dringliches mitzuteilen. So fühlt er sich in seiner umgebenden Welt nicht mehr verstanden und von anderen isoliert. Im progredienten Verlauf seiner Erkrankung weiß der Betroffene immer weniger von sich, seiner Familie, seinen Freunden und von dem, was um ihn herum geschieht. Auch kann er seine Gefühle nicht mehr differenzieren und den Situationen zuordnen. Aufgrund fortschreitender Verwirrung erfährt sich ein dement betroffener Mensch durch seine Hilfebedürftigkeit und Abhängigkeit mitunter gedemütigt und beschämt. Gerade im Anfangsstadium der Erkrankung wird er sich den als Bevormundung empfundenen Hilfsangeboten zur Wehr setzen und die Zuwendungen anderer abweisen. Lautes Schreien, Beschimpfungen und Beschämungen können die Folge sein, wenn er sich von zu vielen Außenreizen gestresst, gestört oder überfordert fühlt. Wenn der Betroffene sich nicht mehr mit Worten mitzuteilen vermag, dann ist Aggression eine der wenigen Ausdrucksmittel, die ihm zur Verfügung stehen, seine Eigenständigkeit und Selbstbestimmung zu bewahren. Mithin sind es auch banale Unachtsamkeiten, Nachlässigkeiten oder Versäumnisse aufseiten der Betreuenden, die in angespannten Situationen aggressives Verhalten hervorrufen oder begünstigen. Man ist jedoch gut beraten, aggressive Reaktionen nicht als gegen sich gerichtet aufzufassen oder gar im Affekt darauf zu reagieren. Ist doch der dement betroffene Mensch mit seinem Verhalten darauf bedacht, seinen Eigenwillen zu schützen und seinen Selbstwert aufrechtzuerhalten. Immer wieder wird eine verstehende Pflege und Betreuung danach fragen und versuchen herauszufinden, worauf ein Verhalten im demenziellen Erleben verweist, was es zu bewältigen sucht oder bewirken will.

Menschen verstehen im Modus der Einfühlung

Einen verstehenden Zugang zum Erleben eines Menschen finden wir nun darin, dass es analog dem eigenen Erleben zu erfassen und nachzuempfinden möglich ist. Verstehen bedeutet somit ein Sich-Hineinversetzen in die Erlebensweise eines anderen, die im Verhältnis der Einfühlung und der »Vergleichung mit sich selbst« (Dilthey) innerlich mitvollzogen werden kann, insofern jede Erkenntnis eines Fremden in Verbindung gebracht werden kann mit eigenen Gefühlen, Erfahrungen und Verhaltensweisen.

> »Die eigenen Gefühle sind der wichtigste Ansatzpunkt für die Entwicklung einer angemessenen Grundhaltung im Umgang mit Menschen, die an Kränkungen der Seele leiden [...]. Es gilt also zu lernen, die eigenen Gefühle und Verhaltensweisen besser wahrzunehmen: was löst bei mir Angst aus, wodurch werde ich traurig gestimmt, wie verhalte ich mich in bedrohlichen Situationen, wie zeige ich anderen Menschen meine Hilflosigkeit, was macht mich ärgerlich, wem offenbare ich aufrichtig meine Gefühle und Gedanken? Diese Suchhaltung ermöglicht mir, den anderen besser zu verstehen, da jedes Gefühl, das in ihm auftaucht, grundsätzlich auch von mir empfunden werden kann« (Dörner & Plög 1989, 43).

Das subjektive Erleben eines anderen steht jedoch unter dem Vorbehalt, dass wir es nicht vollständig erfassen können, weil es unserer Erkenntnis in allen Formen des Schon-Bescheid-Wissens unverfügbar bleibt. Wenn wir uns einem Menschen zuwenden, dann schauen wir auf das Einmalige und Besondere, wie es im Erleben des Einzelnen gegenwärtig erscheint. Dabei können unserer Wahrnehmung bereits vorhandene Kenntnisse, theoretische Konzepte oder kausale Erklärungen im Wege stehen, mit denen wir das Befinden und Verhalten psychiatrisch erkrankter, dement betroffener Menschen zu erklären suchen. Aus einem allgemeinen Wissensvorrat lassen sich darum Maßnahmen und Methoden ableiten, die wir erlernen und erlangen, die wir dann pragmatisch und programmatisch anwenden, wie es jeweils der »Fall« erfordert.

Wie jedoch einem einzelnen Menschen zu Mute ist, was ihn in Wechselwirkung mit seiner Welt bewegt, und was er mit seinem Verhalten bewirken will, das können wir allein von ihm selbst her in einer konkreten Situation erkunden und erkennen. Verstehende Pflege und Betreuung bleibt auf diese Weise fragend dem einzelnen Patienten und Bewohner zugewandt, auf ihn bezogen und ihm verbunden in der entschiedenen Bereitschaft und Bescheidenheit, nicht über ihn verfügen zu wollen. Diese fragende Haltung erfordert ein ständiges Anfangen. Sie ist immer wieder einzuüben, sofern der Prozess des Verstehens stets im Mitgehen vollzogen werden muss und immer ein Begleiten ist. Eine fachlich fundierte gerontopsychiatrische Pflege- und Betreuungspraxis setzt somit Empathiefähigkeit voraus, die auf den Patienten und Bewohner bezogen und ihm verbunden bleibt, um an seinem Erleben interessiert Anteil zu nehmen. Wenn aber die Pflegenden und Betreuenden in ihrem eigenen Leben und Erleben mit dem Phänomen unseres endlichen Daseins vertraut geworden sind, dann wird sich gleichermaßen der Horizont ihres Verstehens auf alles Menschenmögliche hin erweitern.

Aus gutem Grund werden in den Weiterbildungsseminaren und Supervisionsangeboten verstehender Pflege und Betreuung die Mitarbeitenden angeleitet zu Reflexion innerer Haltungen, zum Verstehen eigener Gefühle und Verhaltensweisen wie auch zum Austausch je eigener Erfahrungen in der Pflege- und Betreuungspraxis wie auch im Alltagsleben. Im Zusammenwirken aller Beteiligten im Team einer stationären Einrichtung ist darum jeder Einzelne zu einem persönlichen Engagement und zu eigenverantwortlichem Handeln herausgefordert, dass sich verstehend einem Menschen zuwendet und ihm begegnend gegenüber bleibt.

So ist verstehende Pflege und Betreuung immer wieder bemüht, wahrzunehmen und zu erkennen, was einem Patienten und Bewohnern fehlt, was ihn beschäftigt und zu schaffen macht, welche Fähigkeiten erhalten und vorhanden sind, die zur Alltagsbewältigung beitragen, die der Selbstgewissheit und der Erfahrung eigener vorhandener Kompetenzen förderlich sind. Das bedeutet zugleich, die Symptome eines psychiatrisch erkrankten, dement betroffenen Menschen als Daseinsphänomene zu sehen, die ein mögliches Befinden bekunden, mithin eine Angst oder eine Kränkung, ein Schamgefühl oder Schmerzempfinden, Trauer oder Einsamkeit, und was immer in Worten und im Verhalten der Menschen seinen Ausdruck finden kann. So ist häufig das Weglaufverhalten dement betroffener Menschen mit den Gefühlen der Verlassenheit und Verzweiflung verbunden, nicht mehr beheimatet zu sein in einer entfremdeten Lebenswelt. Fühlt er sich in seinem umgebenden Milieu nicht zugehörig und aufgehoben im Gewohnten und Vertrauten, dann braucht er umso mehr die emotionale Beziehung eines Betreuenden, der seine Gefühle ernst nimmt, mitvollzieht und bestätigt, statt seine Verhaltensweisen kognitiv zu korrigieren.

Darum sind einer verstehenden Pflege und Betreuung vermeidende und vermindernde Maßnahmen unzureichend, sofern sie beabsichtigen, Störungen zu beseitigen. Denn menschliche Verhaltensweisen sind stets wechselwirkend auf eine Lebenswelt bezogen, die sich im Zusammenhang einer konkreten Situation und im Kontext ihrer jeweiligen Daseinsbedingungen sinnhaft erfassen lassen. Es gehört zur existenzialen Verfassung unseres menschlichen Daseins, dass wir uns in der Welt befinden. Auf die Welt hin sind wir in unserem Handeln und Verhalten ausgerichtet, wann immer wir etwas zu erreichen suchen, das unserem Dasein bedeutsam ist: sei es mithin die Sorge um unsere Sicherheit oder der Wunsch, von anderen wertgeschätzt zu werden, wie auch das Recht auf Eigenständigkeit und Selbstbestimmung und was immer wir in unserem endlichen Dasein in der Welt bewirken und bewahren wollen.

Biografie und Zeitgeschichte als Verstehenshorizont

Diese Lebensmotive, die alle Menschen bewegen, haben nun bei jedem Einzelnen in der je eigenen Biografie und Lebensgeschichte eine besondere Prägung erfahren. Jeder Mensch hat im Laufe seiner Entwicklung Stimmungen und Strebungen ausgebildet wie auch Verhaltensweisen, Werthaltungen und Gewohnheiten, die mithin in seiner Persönlichkeit manifest geworden sind. Wer also Menschen verstehen will, der muss sich mit ihrer Vergangenheit befassen, vor allem, wenn es um alte und dement betroffene Menschen geht, die ihre Orientierung im Gegenwärtigen verlieren und darum ihr Selbst im Vergangenen bewahren und vergewissern. Wenn ein dement betroffener Mensch nicht mehr weiß, wo er sich heute befindet, weil die Leistungen seines Kurzzeitgedächtnisses nachlassen, so bleiben die Erinnerungen aus der frühen Zeit lange erhalten und werden häufig aktuell erlebt. Gegenwärtig sucht er im Vergangenen nun die Eltern, Geschwister und Freunde seiner Kindheit und Jugendzeit wie alles, was ihm in frühen Jahren vertraut gewesen ist, und er findet sich wieder in einer Welt, die er nicht mehr als die seine erkennt (vgl. Seidl et al. 2006, 298f.).

Das führt mitunter zu grotesken Situationen, wenn etwa ein dement betroffener Mensch seine Ehefrau oder seine Kinder nicht wieder erkennt, sich aber auf den Weg machen will, seine längst verstorbene Mutter zu besuchen, oder wenn ein Bewohner sich nicht mehr an die Person erinnert, die ihm gerade aus den Kleidern helfen will. Sollte er nicht diesen Menschen als eine Zumutung empfinden und seine Hilfeleistung, um die eigene Intimsphäre zu wahren, empört zurückweisen?

Diese Verhaltensweisen der »Verwirrten« müssen jene verwirren, die in ihrer gegenwärtigen Wirklichkeit nicht verstehen, was sich allein in einer biografischen und zeitgeschichtlichen Erlebenswelt sinnhaft verorten lässt. Darum ist verstehende Pflege und Betreuung an der Biografie eines Menschen interessiert: In welchem zeitgeschichtlichen und sozialen Verhältnissen ist er aufgewachsen, wo erlebte er seine Kindheit und Jugendzeit, welche Moralvorstellungen haben ihn geprägt, welche Lebensweisheiten wurden ihm auf den Weg gegeben, wo fühlte er sich zugehörig und aufgehoben, wie hat er gelernt seine Alltagsprobleme zu bewältigen, was war seine biografische »Normalität«? Diese Fragen eröffnen den Pflegenden einen lebensgeschichtlichen Verstehenshorizont, der es ihnen ermöglicht, sich auf den betroffenen Menschen zu beziehen, und sich seiner biografischen Identität gegenüber angemessen zu verhalten. Eine biografische Erhebung dient der Vergewisserung eigener Identität und Kontinuität im Bewahren und Wertschätzen des Gewesenen und Gewordenen. Im Vordergrund steht das Erleben des Einzelnen, seine emotionale Beteiligung an lebensgeschichtlichen Ereignissen, und nicht etwa ein chronologischer Lebensverlauf. Ein biografisches Gespräch fördert somit das Erzählen von Lebensgeschichte*n*, von Ereignissen, Episoden und Begegnungen, so wie sie gegenwärtig erinnert und bewertet werden. Redewendungen, Aphorismen und Lieder, wie auch Erinnerungsgegenstände, Tagebücher oder Fotoalben können im Gesprächsverlauf zur Vergewisserung eigener Identität beitragen.

Mithilfe der Biografie lassen sich zugleich bewährte Verhaltensstrategien reaktivieren, die schon in früheren Zeiten beigetragen haben, die Herausforderungen im Alltagsleben zu bewältigen. Mit diesen biografisch erworbenen Fähigkeiten und Eigenheiten können viele Betroffene sich noch immer im Alltagsleben kompetent erweisen und sich durch erlernte Werthaltungen, wie etwa Ordnungssinn, Pflichtbewusstsein oder Fürsorglichkeit, in einem gewohnten Rollenverhalten identisch erfahren. Pflegerische Hilfe sollte darum immer wieder bemüht sein, persönlichkeitsspezifische und lebenspraktische Ressourcen zu unterstützen und möglichst (lange) zu erhalten.

Milieugestaltung: Beheimatung in einer vertrauten Lebenswelt

Aus der individuellen Biografie und ihren zeitgeschichtlichen Bedingtheiten lassen sich reaktivierende Impulse und substituierende Interventionen für eine Beziehungs- und Milieugestaltung ableiten, die ein »Daheim« zu vermitteln vermag, in dem sich alte bzw. dement betroffene Menschen aufgehoben, zugehörig und heimisch fühlen. So kann die Berücksichtigung der Biografie und der zeitgeschichtlichen Normalität im Alltagsleben beitragen zu einer vertrauten Umgebung und zu einer an traditionellen Gewohnheiten bzw. Handlungsroutinen ausgerichteten Tagesstruktur, die eingebunden bleibt in eine über die Grenzen einer stationären Einrichtung hinausreichenden Lebenswelt. Diese umfasst alles, was wir gemeinhin mit dem Wort »Wohnen« bezeichnen: die vielfältigen Aspekte einer individuellen Lebensweise, die »eigenen vier Wände«, ein sicherer Ort, in dem wir unsere Gewohnheiten wiederholen und bewahren können, das gesamte Beziehungsgeflecht, in dem wir uns befinden und verhalten, vor allem aber die Beziehung zu Menschen, mit denen wir uns verbunden fühlen.

Die durch gesundheitliche Einschränkungen notwendig gewordene »Heimeinweisung« ist jedoch gekennzeichnet durch den Verlust einer bisherigen Lebenswelt und der sozialen Beziehungen, wie auch durch den Verlust einer eigenverantwortlichen und selbstbestimmten Lebensführung. Untersuchungen über mögliche Auswirkungen eines Heimaufenthaltes weisen auf, dass »mit dem Heimeintritt der Umfang der sozialen Kontakte merklich abnimmt und das Ausmaß der generellen Aktivitäten nachlässt, und es so zu einem deutlichen Altersabbau und der Persönlichkeit kommt« (Lehr 1974, 271).

Umso mehr sind die Heimbewohner auf eine stationäre Versorgung wie auf eine helfende Betreuung der Pflegenden angewiesen und werden abhängig von den fachlichen und praktischen Dienstleistungen, die dem Bedürftigen etwas ab- bzw. für ihn übernehmen, und die ihm zugleich auch etwas wegnehmen. »Hier ist gut für dich gesorgt!«, sagen die Angehörigen und übersehen oftmals, dass in einem Versorgungssystem Eigenständigkeit und Selbstbestimmung verloren gehen. Die Bewohner brauchen sich nicht mehr am Tagesgeschehen zu beteiligen, und das verringert ihr Interesse an den Belangen des alltäglichen Lebens und reduziert nicht zuletzt Eigenverantwortung wie auch Selbstvertrauen, wenn sie in den betrieblichen Strukturen einer stationären Einrichtung selbst nichts mehr verändern, keinen

Einfluss mehr nehmen und nichts mehr bewirken können. Darum brauchen Heimbewohner Hilfe und Anleitung zu praktischen Tätigkeiten und zu einer aktiven Beteiligung und Anteilnahme am Leben in ihrer Wohngemeinschaft. Auf diese Weise werden sie zugleich Beheimatung und Zugehörigkeit erfahren in einer ihnen vertrauten Lebenswelt, in der sie durch Rituale und Regelmäßigkeiten, durch bleibende Strukturen Halt und Geborgenheit erfahren.

Fehlt aber dieser geschützte Raum, dann werden Resignation und Ruhelosigkeit auftreten als Folge zunehmender Verunsicherung und Angst. Denn in der Angst gibt es kein ruhiges Verweilen, keinen Halt, kein Inne- und Anhalten. Die sogenannte »Weglauftendenz« oder auch »motorische Unruhe« dement betroffener Bewohner kann somit als Verhaltensweise eines gefühlten und gestimmten In-der-Welt-Seins verstanden werden, wenn ein Mensch auf der Suche nach Sicherheit keine Antwort findet. Man kann nicht leben ohne Vertrautheit umher und mit sich selbst, die einem »Ich« sagen und »Ich« sein lässt. Eine therapeutisch wirksame Milieugestaltung verstehender Pflege und Betreuung wird sich umso mehr bemühen, Vertrautheitserfahrungen zu vermitteln, die dem Bewohner Orientierung im Raum und Zeit ermöglichen und die durch konstante Beziehungen und durch eine Präsenz der Pflegenden, Flüchtigkeiten zu vermindern und zu vermeiden sucht.

Wenn die Mitarbeitenden in einem Wohnbereich sich nicht mehr einem Bewohner zuwenden und bei ihm verweilen können, dann wird eine bloße funktionale Versorgung Gefühle der Isolation und Resignation hervorgerufen, die mithin zu depressiven Verstimmungen, zu Apathie und Rückzugsreaktionen führen können. Wir Menschen gehen uns selbst verloren, wenn wir immer nur mit unseren eigenen Bedürfnissen und Befindlichkeiten beschäftigt sind. Wir brauchen die Welt, ein Gegenüber, auf das wir uns beziehen können. So ist einer verstehenden Pflege und Betreuung nicht allein daran gelegen, durch praktische Hilfeleistungen Gutes zu tun, sondern *Gutes zu bewirken*. Das bedeutet nun auch, den einzelnen und einmaligen Menschen zu sehen in seinem Sosein und Gewordensein, in seinen Eigenwillen zu achten und eine ihm mögliche Selbstständigkeit zu gewähren und zu bewahren.

Jedoch haben wir Menschen nicht an uns selbst genug, wir sind vielmehr unserem Wesen gemäß auf eine Lebenswelt hin ausgerichtet und auf etwas, das wir noch erreichen wollen. Solange wir leben, ist dieser »Wille zum Sinn« uns allen zu eigen: »Ich hätte nicht gedacht, dass ich hier einmal enden werde«, sagt eine Bewohnerin, »das Schlimmste ist, wenn man kein Ziel mehr hat.« Es reicht nicht aus für eine menschenwürdige Umgangsweise, die Patienten und Bewohner mit wohlmeinender Betriebsamkeit sicher zu verwahren und zu versorgen, weil Gefühle der Leere, Verlorenheit und Langenweile hervorgerufen werden, wenn sie nicht mehr auf ihre Welt bezogen Wertvolles erfahren, wenn nichts mehr zu wünschen und zu erwarten ist. Verstehende Pflege und Betreuung möchte darum Patienten und Bewohner motivieren und aktivieren, in der Lebensgemeinschaft mit anderen Menschen tätig zu bleiben, Anteil zu nehmen am anderen und sich am Alltagsleben beteiligen.

Eine präventive und rehabilitative Beziehungs- und Milieugestaltung berücksichtigt dabei die konstanten Grundstrukturen und fundamentalen Strebungen menschlichen Daseins, die wir alle in unserem Alltagsleben als selbstverständlich ansehen, wann immer wir danach fragen, wo wir in dieser Welt Halt finden, wie dieses Leben für uns Wert gewinnt, wie wir unseren Eigensein bewahren können und wofür wir sorgen und uns einsetzen sollen.

Wo immer wir mit Menschen zu tun haben, sind wir mitnichten fertig und vollkommen. Wir sind stets im Werden herausgefordert und gefragt, was wir verändern sollen und auf welche Weise wir Gutes bewirken können. Darum lässt sich ein Pflegekonzept keineswegs und ein für alle Mal installieren und als gelerntes Wissen schwarz auf weiß nach Hause tragen. Verstehende Pflege und Betreuung ist somit ein ständiger Prozess, an dem alle Beteiligten und jeder Einzelne mit persönlichem Engagement in seinem Wohnbereich und Arbeitsfeld beitragen kann.

Literatur

Dörner, K. & Plög, U. (1989). *Irren ist menschlich*. 5. Aufl. Bonn: Psychiatrie Verlag.

Grond, E. (1999). *Kompendium der Alters- Psychiatrie und Neurologie für Altenpfleger/innen*. 2. Aufl. Hagen: B. Kunz.

Gutensohn, S. & Schulz, U. (2000). *Arbeitshilfen für den Umgang mit psychisch veränderten alten Menschen*. 2. Aufl. Hagen: B. Kunz.

Lehr, U. (1974). *Psychologie des Alterns*. Heidelberg: Quelle & Meyer.

Seidl, U., Markowitsch, H. J. & Schröder, J. (2006). Die verlorene Erinnerung. In H. Welzer & H. J. Markowitsch (Hrsg.), *Warum Menschen sich erinnern können* (286–302). Stuttgart: Klett-Cotta.

Drucknachweise

Christoph Kolbe: Mit Zustimmung leben. Einführung in Existenzanalyse und Logotherapie | erstveröffentlicht (2014) in *Projekt Psychotherapie,* (01), 30–31.
Christoph Kolbe: Von der Kunst, erwachsen zu werden. Entwicklung durch Selbsterkenntnis | erstveröffentlicht (2018) in *Existenzanalyse. Zeitschrift der Internationalen Gesellschaft für Logotherapie und Existenzanalyse, 35*(2), 55–60.
Christoph Kolbe: Person und Struktur. Menschsein im Spannungsfeld von Freiheit und Gebundenheit | erstveröffentlicht (2014) in *Existenzanalyse. Zeitschrift der Internationalen Gesellschaft für Logotherapie und Existenzanalyse, 31*(2), 32–40.
Christoph Kolbe: Anthropologische Dimensionen der Existenzanalyse. Eine Übersicht: Hilfen zur Diagnostik | Erstveröffentlichung
Christoph Kolbe: Person – Ich – Selbst. Existenzanalytische Anmerkungen zur Ich-Struktur | erstveröffentlicht (2019) in *Existenzanalyse. Zeitschrift der Internationalen Gesellschaft für Logotherapie und Existenzanalyse, 36*(2), 4–11.
Christoph Kolbe: Existenzielle Kommunikation. Zugänge zum Wesentlichen in Beratung und Psychotherapie | erstveröffentlicht (2016) in *Existenzanalyse. Zeitschrift der Internationalen Gesellschaft für Logotherapie und Existenzanalyse, 33*(1), 45–51.
Christoph Kolbe: Gesundheit als Fähigkeit zum Dialog. Zum Personverständnis der Existenzanalyse und Logotherapie | erstveröffentlicht (2001) in *Existenzanalyse. Zeitschrift der Internationalen Gesellschaft für Logotherapie und Existenzanalyse, 18*(2+3), 54–61.
Christoph Kolbe: Wie fühlt sich das an? Verständnis und Bedeutung von Emotionen in der Humanistischen Psychotherapie | erstveröffentlicht (2019) in M. Thielen & W. Eberwein (Hrsg.), *Fühlen und Erleben in der Humanistischen Psychotherapie* (109–119). Gießen: Psychosozial-Verlag.
Christoph Kolbe: Warum tue ich nicht, was ich will? Emotionale Orientierung zum Umgang mit psychodynamischen Blockierungen | erstveröffentlicht (2012) in *Existenzanalyse. Zeitschrift der Internationalen Gesellschaft für Logotherapie und Existenzanalyse, 29*(2), 31–38.
Christoph Kolbe: Psychodynamik. Und ihre Bedeutung in der existenzanalytischen Psychotherapie | erstveröffentlicht (2010) in *Existenzanalyse. Zeitschrift der Internationalen Gesellschaft für Logotherapie und Existenzanalyse, 27*(2), 46–51.
Christoph Kolbe: Existenzanalytische Paartherapie. Spannungsfelder der Paarbeziehung und Grundzüge der Behandlung | erstveröffentlicht (2008) in *Existenzanalyse. Zeitschrift der Internationalen Gesellschaft für Logotherapie und Existenzanalyse, 25*(2), 4–11.

Christoph Kolbe & Helmut Dorra: »Wissen, dass man nicht weiß«. Existenzanalytische Perspektiven zum hermeneutischen Vorrang der Frage | teilweise erstveröffentlicht (2015) in *Projekt Psychotherapie*, (04), 30–31.

Helmut Dorra: Eigentlich leben. Sich selbst erkennen und vertreten im Mitsein der Menschen | Erstveröffentlichung.

Helmut Dorra: Sorge für die Seele. Hinwendung zu einem selbstbestimmten Leben | Erstveröffentlichung.

Helmut Dorra: »In der Schwebe des Lebendigen«. Zur Freiheit und Unverfügbarkeit der Person | erstveröffentlicht (2014) in *Existenzanalyse. Zeitschrift der Internationalen Gesellschaft für Logotherapie und Existenzanalyse, 31*(2), 27–31; sowie in meinen 2015 veröffentlichten *Hermeneutischen Besinnungen*, zusammengefasst unter dem Titel *Menschen verstehen* (39–54). Saarbrücken: Trainerverlag.

Helmut Dorra: »Hilfe, dem Menschen gemäß«. Beziehungsweisen einer solidarischen Gemeinschaft | erstveröffentlicht (2015) in meinen *Hermeneutischen Besinnungen*, zusammengefasst unter dem Titel *Menschen verstehen* (129–138). Saarbrücken: Trainerverlag. Der Text wurde überarbeitet.

Helmut Dorra: »Wohin gehst Du?« Selbstwerden in existenzieller Begegnung | erstveröffentlicht (2015) in meinen *Hermeneutischen Besinnungen*, zusammengefasst unter dem Titel *Menschen verstehen* (139–154). Saarbrücken: Trainerverlag.

Helmut Dorra: Fragend sich verbunden bleiben. Hermeneutische Haltung im existenziellen Dialog | erstveröffentlicht (2015) in meinen *Hermeneutischen Besinnungen*, zusammengefasst unter dem Titel *Menschen verstehen* (56–67). Saarbrücken: Trainerverlag.

Helmut Dorra: »Sein zum Ende«. Grenzerfahrung im Horizont der Zeit | erstveröffentlicht (2016) in *Existenzanalyse. Zeitschrift der Internationalen Gesellschaft für Logotherapie und Existenzanalyse, 33*(2), 21–25.

Helmut Dorra: Kontinuität im Wandel. Lebensgeschichtliche Perspektiven im Alter | Erstveröffentlichung.

Helmut Dorra: Auf Beweggründe antworten. Verstehende Pflege und Betreuung in der Gerontopsychiatrie | Erstveröffentlichung.

Elisabeth Petrow, Torsten Passie

Wenn Krankheit das Leben verändert

Über den Umgang mit Brüchen im bisher Vertrauten

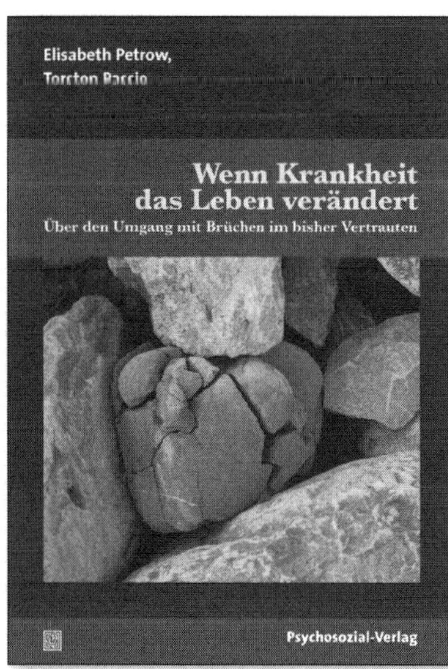

2019 · 310 Seiten · Broschur
ISBN 978-3-8379-2882-2

Dank der modernen Medizin überstehen viele Menschen schwere Erkrankungen oder Unfälle und müssen auf neue Weise leben lernen: mit bleibenden Behinderungen, zerstörten Lebensentwürfen oder der Aufgabe, ihrem Leben einen neuen Sinn zu geben.

Basierend auf Gesprächen mit Torsten Passie schildert Elisabeth Petrow den Umgang mit einer lebensverändernden Krankheit aus der Doppelperspektive einer betroffenen Ärztin, die zur Patientin wurde.

Die Autorin und der Autor verknüpfen die Innenperspektive mit einer kritischen und psychotherapeutisch inspirierten Reflexion über das neu zu lernende Leben mit einer Krankheit. Ein besonderes Augenmerk legen sie auf die vielen, von außen oft unsichtbaren Schritte, das stete Ausprobieren im Umgang mit den durch die Krankheit gesetzten Grenzen, das Zweifeln und die Hoffnung, das Scheitern und das Gelingen.

Betroffenen und ihren Angehörigen bietet das Buch direkte Hilfe: Es tröstet, ermutigt und gewährt Orientierung für den Umgang mit der neuen Lebenssituation. Professionell Begleitenden eröffnet es einen berührenden Einblick in das Erleben, Bewältigen und Gestalten von lebensverändernder Krankheit.

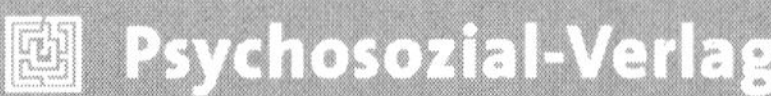

Manfred Thielen, Angela von Arnim, Anna Willach-Holzapfel (Hg.)

Lebenszyklen – Körperrhythmen

Körperpsychotherapie über die Lebensspanne

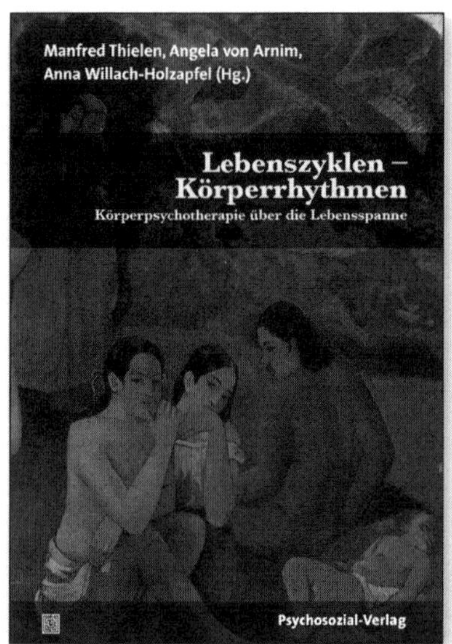

2018 · 385 Seiten · Broschur
ISBN 978-3-8379-2782-5

Von pränatalen Erfahrungen und Geburt über Kindheit und Jugend bis hin zum gereiften Erwachsenen, dem Älterwerden und der Sterblichkeit. Dieses Buch ist das erste, das aus körperpsychotherapeutischer Sicht die gesamte Lebensspanne betrachtet.

Das vorliegende Buch macht entwicklungspsychologische Erkenntnisse für die körperpsychotherapeutische Praxis nutzbar. Die AutorInnen behandeln dabei systematisch die gesamte Lebensspanne: angefangen bei pränatalen Erfahrungen und Geburt, über Kindheit, Jugend, sexuelle und geschlechtliche Entwicklung bis hin zum gereiften Erwachsenen und zu den Herausforderungen des Älterwerdens und der Sterblichkeit.

Chancen und Krisen in den verschiedenen Phasen der Entwicklung und Reifung, Verkörperungsprozesse unter traumatischen oder defizitären Bedingungen und Potenziale menschlicher Reifung und Verkörperung werden unter körperpsychotherapeutischer Perspektive beleuchtet.

Mit Beiträgen von Renate Abel, Julianne Appel-Opper, Angela von Arnim, Paula Diederichs, Werner Eberwein, Robert Fischer, Heide Gerdts, Ulfried Geuter, Thomas Haudel, Ernst Kern, Sabine Koch, Claudia Köhler, Doris Lange, Verena Lauffer, Gustl Marlock, Thomas Scheskat, Sabine Schrem, Leonhard Schrenker, Bettina Schroeter, Manfred Thielen, Joachim Vieregge, Elke Wagner und Anna Willach-Holzapfel

Walltorstr. 10 · 35390 Gießen · Tel. 0641-969978-18 · Fax 0641-969978-19
bestellung@psychosozial-verlag.de · www.psychosozial-verlag.de